U0317327

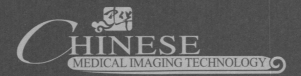

CHINESE
MEDICAL IMAGING TECHNOLOGY

中华医学影像技术学

MR 成像技术卷

主　编　李真林　　倪红艳

副主编　李文美　　丁莹莹　　宋清伟　　王世威

人民卫生出版社

图书在版编目（CIP）数据

中华医学影像技术学. MR 成像技术卷 / 李真林，倪红艳主编.
—北京：人民卫生出版社，2017
ISBN 978-7-117-25067-2

Ⅰ. ①中⋯　Ⅱ. ①李⋯ ②倪⋯　Ⅲ. ①磁共振成像
Ⅳ. ①R445

中国版本图书馆 CIP 数据核字（2017）第 217421 号

| 人卫智网 | www.ipmph.com | 医学教育、学术、考试、健康，购书智慧智能综合服务平台 |
| 人卫官网 | www.pmph.com | 人卫官方资讯发布平台 |

ISBN 978-7-117-25067-2

9 787117 250672 >

中华医学影像技术学
MR 成像技术卷

主　　编：李真林　　倪红艳
出版发行：人民卫生出版社（中继线 010-59780011）
地　　址：北京市朝阳区潘家园南里 19 号
邮　　编：100021
E - mail：pmph @ pmph.com
购书热线：010-59787592　010-59787584　010-65264830
印　　刷：人卫印务（北京）有限公司
经　　销：新华书店
开　　本：889×1194　1/16　　印张：16
字　　数：496 千字
版　　次：2017 年 9 月第 1 版　2020 年 4 月第 1 版第 2 次印刷
标准书号：ISBN 978-7-117-25067-2/R・25068
定　　价：118.00 元

打击盗版举报电话：010-59787491　E-mail：WQ @ pmph.com
（凡属印装质量问题请与本社市场营销中心联系退换）

编者（以姓氏笔画为序）

丁莹莹	昆明医科大学第三附属医院
于　群	华中科技大学同济医学院附属协和医院
王世威	浙江中医药大学附属第一医院
王秋霞	华中科技大学同济医学院附属同济医院
毛德旺	浙江省人民医院
邓　刚	北京煤炭总医院
古芝燕	四川大学华西医院
冯德朝	山东大学齐鲁医院
吕忠文	吉林大学中日联谊医院
孙文阁	中国医科大学附属第一医院
李文美	广西医科大学第一附属医院
李真林	四川大学华西医院
李晓会	西安交通大学第二附属医院
汪启东	浙江大学医学院附属第一医院
宋清伟	大连医科大学附属第一医院
张　荃	甘肃省第二人民医院
张爱莲	北京解放军总医院
张新廷	山东大学附属济南市中心医院
欧阳雪晖	内蒙古自治区人民医院
周高峰	中南大学湘雅医院
赵应满	海南省人民医院
钟镜联	中山大学孙逸仙纪念医院
倪红艳	天津市第一中心医院
徐绍忠	江西中医药大学附属医院
唐鹤菡	四川大学华西医院
窦社伟	河南省人民医院

中华医学影像技术学

丛书目录

中华医学影像技术学丛书编写委员会

主 任 委 员 余建明　石明国　付海鸿

副主任委员 高剑波　李真林　倪红艳

委　　　员（以姓氏笔画为序）

丁莹莹　马新武　王世威　王红光　冯　骥　朱　凯

刘广月　孙晓伟　李　萌　李小宝　李文美　宋清伟

陈　勇　陈　晶　罗来树　郑君惠　赵海涛　赵雁鸣

胡军武　雷子乔

中华医学影像技术学

主任委员简介

余建明

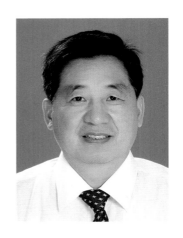

三级教授,主任技师,硕士生导师。现任中华医学会影像技术分会主任委员,伦琴学者,全国医学影像技术学科建设终身成就奖和首席专家,全国医学影像技术临床技能培训基地主任暨特聘教授。全国高等学校医学影像技术专业国家十三五规划教材评审委员会主任委员,全国高职高专医学影像技术专业教育教材建设评审委员会副主任委员,全国行业教育教学指导委员会委员,华中科技大学《医学影像技术学》精品课程负责人。中国医学装备协会普通放射装备专业委员会副主任委员。全国卫生人才评价培训研究和管理专家,全国大型医疗设备上岗考试命审题专家。湖北省医学会放射技术学会主任委员,湖北省放射医学质控中心副主任兼办公室主任,湖北省职业卫生技术评审专家,湖北省辐射类建设项目环境影响评价审查专家。《中华放射学杂志》等6本杂志编委。主持省部级课题8项,获得省科学进步二等奖,正副主编教材15本,正副主编专著10部,以第一作者或通讯作者在权威和核心期刊发表专著80余篇。

石明国

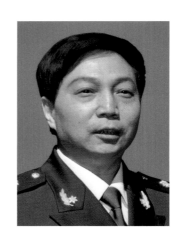

第四军医大学西京医院医学影像学教研室主任、教授;山东泰山医学院兼职教授、硕士生导师。荣立三等功2次、荣获国防服役金质奖章;全国、全军医学影像技术学科建设终身成就奖、"伦琴学者"。中华医学会影像技术学会第六届委员会主任委员、中国医学装备协会常务理事、中国医学装备协会CT工程技术专业委员会主任委员、全军医学影像技术专业委员会主任委员、陕西省医学会医学影像技术学会名誉主任委员。中华医学科技奖评审委员会委员,第一届全国高等学校医学影像技术专业教材评审委员会副主任委员。承担国家九五攻关课题一项、获陕西省科学技术二等奖2项、全军科技进步三等奖5项、承担国家自然科学基金项目2项、获国家发明专利3项。主编专著及教材16部,副主编4部,参编多部,在各类专业杂志发表论文160余篇。

付海鸿

男，1969 年生于云南省昆明市，高级工程师。泰山医学院兼职教授，硕导。现任中华医学会影像技术分会候任主任委员，北京医学会放射技术分会主任委员，北京医师协会医疗信息化专业委员会副主任委员。中华医学会医学工程学分会委员，北京医学会医学工程学分会委员，北京医学会理事。中国医学装备协会磁共振应用专业委员会副主任委员。国家卫生计生委人才交流服务中心全国卫生人才评价专家，全国卫生专业技术资格考试专家委员会委员，全国医用设备使用人员业务能力考评命审题专家。主编、副主编影像技术专业教材和专著 9 部。负责中国卫生经济学会课题 1 项，并获得中国卫生经济学会优秀课题奖。参加卫计委重大项目 1 项、国家自然科学基金 2 项、北京市自然科学基金 1 项。担任《中华放射学杂志》审定稿专家、《中国医疗设备》杂志编委。

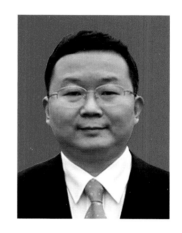

副主任委员简介

高剑波

医学博士，教授，博士生导师。郑州大学第一附属医院副院长，兼任放射科主任，影像学科学术带头人、医学影像专业负责人。担任中华医学会影像技术分会副主任委员、中华医学会放射学分会腹部专业委员会副主任委员、中国医学装备协会普通放射装备协会专业委员会主任委员、河南省医学会医学影像技术专科分会主任委员等学术职务。曾在美国霍普金斯大学短期访问学习。《中华放射学杂志》等国内外 10 余种学术期刊的常务编委、编委或审稿人。发表学术论文 300 余篇，其中 SCI 收录 40 余篇。主编及参编医学影像学专著和高校教材 10 余部。承担和完成国家自然科学基金等科研项目 20 余项。获省部级科技进步二、三等奖 9 项。获得河南省优秀专家、河南省优秀青年科技专家、河南省优秀中青年骨干教师、河南省卫生系统先进工作者、河南省师德标兵、河南省自主创新十大杰出青年、河南省"五一"劳动奖章等荣誉。

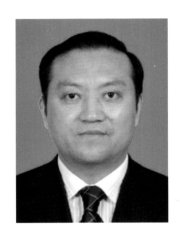

李真林

主任技师，硕士，硕士生导师。四川大学华西医院放射科副主任。中华医学会影像技术分会副主任委员，四川省医学会影像技术专业委员会主任委员；四川省医师协会放射影像技师分会会长；国际放射技师协会会员；四川省放射医学质控中心副主任，四川省有突出贡献的优秀专家，四川省卫计委学术技术带头人。获四川省科技进步一等奖，四川省卫生计生系统先进个人。担任国家卫生和计划生育委员会"十三五"规划教材（供医学影像技术专业用）《医学影像成像理论》主编，国家卫生和计划生育委员会"十三五"研究生规划教材《医学影像设备学》主编。主编教材 3 部、专著 2 部，副主编 3 部，参编 6 部。任 *The British Journal of Radiology* 审稿人，《实用放射学杂志》《临床放射学杂志》《中华放射医学与防护杂志》等编委。近 5 年，以第一作者、共同第一作者、通讯作者发表 SCI 论文 6 篇；中文核心期刊和 Medline 第一作者 5 篇，通讯作者 20 余篇。获国家自然科学基金 1 项，省级科研课题 5 项，四川大学教改课题 1 项。

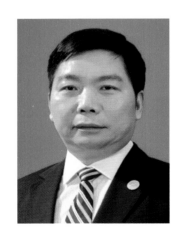

倪红艳

博士，研究员，硕士生导师，天津市第一中心医院放射科磁共振部门负责人。2003 年 7 月至 2006 年 1 月美国 Rochester 大学医学中心放射科访问学者。现任中华医学会影像技术学分会副主任委员，天津医学会影像技术学分会副主任委员，中国医学装备协会普通放射装备专业委员会常务委员，天津市放射诊断质控中心委员，天津医学高等专科学校影像技术专业学科带头人，中华医学会医学科学研究管理分会临床研究管理学组委员，天津医学会临床科研管理分会常务委员，天津市生物医学工程学会理事，天津市物理学会常务理事，《中华放射学杂志》通讯编委，《国际医学放射学杂志》编委，《天津医药》编委，《临床放射学杂志》和《磁共振成像》审稿专家。

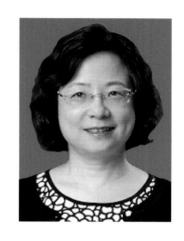

中华医学影像技术学

序

为了顺应医学影像技术学科的快速发展,在影像设备及其新技术周期不断变短的今天,经中华医学会影像技术分会主任委员会研究决定,组织全国影像技术知名专家编写中华医学影像技术学丛书,丛书的编写是推动医学影像技术学科建设向前健康发展的一个重大举措。对此,中华影像技术分会组织相应专家积极申报,人民卫生出版社通过评审立项,将丛书作为重点建设项目。

该丛书包括《中华医学影像技术学·影像设备结构与原理卷》《中华医学影像技术学·数字 X 线成像技术卷》《中华医学影像技术学·CT 成像技术卷》《中华医学影像技术学·MR 成像技术卷》《中华医学影像技术学·影像信息技术卷》5 个分册,内容涵盖了医学技术一级学科下影像技术二级学科中各个亚学科的内容。

中华医学影像技术学丛书是影像技术学科的一个整体,分门别类的叙述了各种影像设备及其附属设备的构造、性能特点、成像技术参数及其临床意义和成像原理,以及各种影像设备的安装要求;各种影像设备检查技术的临床适用范围、检查技术要点、图像质量控制措施等;医学影像信息技术是一个新的影像技术分支学科,与影像技术密不可分。

中华医学影像技术学丛书是医学影像技术学科及其亚学科内涵的大全,具有医学影像技术学科内涵的完整性、系统性、理论性、科学性和实用性。丛书的每个分册又自成一体,分别叙述了医学影像技术各个亚学科的发展历程,各种影像设备的检查技术,以及各个影像技术亚学科的发展趋势。

中华医学影像技术学丛书是影像技术人员的工具书,也是医学影像专业学生的辅导书,同时也是临床医师的参考书。本丛书在临床应用中不断地锤炼和完善,将对医学影像技术学科的发展具有极大的促进作用,必将造福影像技术学科和广大影像技术工作者。

中华医学会影像技术分会主任委员　余 建 明

2017 年 3 月

前　言

　　《中华医学影像技术学·MR成像技术卷》是中华医学影像技术学丛书之一。按照丛书编写要求，本书以全面、系统介绍磁共振成像理论与检查技术为指导思想，以构建磁共振成像理论与临床技能相融合的完整体系为目标，力求代表学会水平，引领学科发展。

　　全书共八章，以磁共振成像理论和检查技术的发展为线索，详细介绍了磁共振的发展史、成像理论、临床应用以及新技术与新应用。为了避免理论知识的枯燥，本书对磁共振成像理论采用循序渐进，深入浅出的方法进行介绍；为了实用和具有指导性，成像技术部分按照规范普通检查、灵活应对特殊检查的原则进行介绍。通过回顾历史、分析现状、展望未来，期望建立完整的磁共振应用规范和设备管理体系。

　　本书知识全面，理论与实践相融合。编者全部来自中华医学会影像技术分会，以医学院校附属三甲医院一线专家为主。他们不仅具备丰富的MRI临床实践经验，而且具有多年影像技术本科教学的经验。该书经过主编充分讨论后确定编写思路，各编委字斟句酌成稿，全体编委交叉互审和集中审阅成文。本书适用于医学影像学、医学影像技术学以及生物工程等专业学生使用。推荐作为医学影像学规范化培训学生的参考书，是从事医学影像技术工作的必备书。

　　鉴于编者水平有限，书中不足之处或缺点错误在所难免，恳请广大读者批评指正，以便改正。

李真林

2017年6月

第 一 章

总 论

第一节 磁共振成像简史

磁共振成像（magnetic resonance imaging，MRI）是利用原子核在磁场中发生共振所产生的信号，经过计算机处理而获得重建图像的一种成像技术。磁共振成像是在发现磁共振现象基础上，借助电子计算机技术和图像重建技术的进展和成果而发展起来的一种新型医学影像技术。

早在二十世纪初，分子束及质子磁矩等一系列物理基础理论的研究为磁共振研究奠定了主要基础。直到 1946 年，美国哈佛大学的爱德华·珀赛尔（Edward Purcell）和斯坦福大学的费力克斯·布洛赫（Felix Block）领导的两个研究小组精确测定了物质的核磁属性，并于 1952 年被授予诺贝尔物理奖。自此以后，磁共振开始真正进入实用技术研究领域。

1962 年，世界上第一台超导磁体的磁共振波谱测定仪在瓦里安公司诞生。

1971 年，美国科学家雷蒙德·达马迪安（Raymond Damadian）在实验鼠体内发现了肿瘤和正常组织之间磁共振信号 T_1 值存在明显的差别，从而揭示了磁共振技术在医学领域应用的可能性。

1973 年，保罗·劳特布尔（Paul C Lauterbur）和彼得·曼斯菲尔德（Peter Mansfield）分别发表文章，来阐述磁共振成像的原理。他们都认为用线性梯度场来获取磁共振的空间分辨率是一种有效的解决方案，这为磁共振成像奠定了坚实的理论基础。就在同一年，世界上第一幅二维 MRI 模型（两个并排在一起的充水试管）磁共振图像产生。1974 年，劳特布尔获得活鼠的磁共振图像。1976 年，曼斯菲尔德获得世界上第一幅人体断层图像。

1982 年，美国正式把磁共振成像技术用于临床医学，并逐渐成为无损的先进快速的医学诊断手段。

2003 年，诺贝尔生理学/医学奖授予美国科学家保罗·劳特布尔和英国科学家彼得·曼斯菲尔德，以奖励他们发明了磁共振（magnetic resonance，MR）成像技术并应用于人体结构的立体图像显示。

至今 MRI 设备被商品化并进入临床还不足 40 年。磁共振成像走过了从理论到实践、从形态到功能、从宏观到微观的发展历史。今天，MRI 已经确立了其在影像诊断中的重要地位，并取代了许多传统影像诊断技术。它在中枢神经系统中的应用已成为部分疾病诊断的金标准；在骨关节、软组织病变诊断中的作用举足轻重。特别是近几年来，超高场磁共振在脑功能成像、频谱成像、白质纤维束成像、心脏检查、冠心病诊断、腹部盆腔等脏器的检查技术中得到了飞速发展。

一、磁共振成像基础

磁共振成像是利用处在静磁场中被磁化后的人体原子核，在外加射频磁场作用下发生共振现象而产生影像的一种成像技术。它既能显示形态学组织结构信息，又能显示人体代谢的生化信息，被广泛用于人体各系统的疾病诊断。磁共振成像基础与以下重要的基本知识点密切相关。

（一）自旋与核磁

原子是由原子核及其周围轨道中的电子构成，而原子核中又有两种粒子，即中子和质子。其中电子负电荷，中子无电荷，质子正电荷。不同的元素质子数不同，但同种元素可以有不同的原子核，这些原子核中的质子数相同，只是中子数有所差异。

原子核按照一定频率绕着自身的轴高速旋转，

称为自旋。原子核的质子带正电荷，其自旋产生电流回路，并形成具有大小和方向的磁化矢量，产生磁场，该磁场称为核磁，因而以前把磁共振成像称为核磁共振成像。

当然不是所有的原子核都可以产生核磁。只有当质子为奇数，中子为奇数；或者质子为奇数，中子为偶数；或者质子为偶数，中子为奇数。这三种结构组合才能够形成自旋，产生核磁。

人体所含磁性原子核种类繁多。理论上人体中所有的磁性原子核都可用于磁共振成像，^{13}C、^{23}Na、^{31}P、^{39}K 等磁性原子核已逐渐用于磁共振波谱研究中。但目前常用于人体 MRI 成像的是氢质子（^{1}H），氢质子只有一个质子没有中子，常直接称为氢质子或者质子。氢质子是人体中最多的原子核，约占人体中总原子核数的 2/3 以上，可以产生较强的磁共振信号；氢质子的磁化率很高，也可以产生较强的磁共振信号；而且氢质子存在于人体的各个组织中，便于采集各个组织的信号。在没有特殊说明的情况下，一般所指的磁共振图像即为氢质子的磁共振图像。

（二）进入主磁场前后人体的不同核磁状态

人体在自然状态下没有明显的磁性。每个质子的小磁场都是随机杂乱无章的排列，此时宏观磁化矢量为零。而磁共振机器只能探测到宏观的磁化矢量改变，那就只有将人体置于大磁场中，使质子自旋产生的小磁场与主磁场平行排列，导致平行同向的质子多于反向的质子，产生一个与主磁场方向一致的宏观磁化矢量。

进入主磁场人体中的低能级和高能级氢质子，它的磁化矢量并不完全与主磁场方向平行，而是与主磁场成一定的角度。在主磁场的作用下，原子核磁矩绕自身轴旋转的同时又以主磁场的轴旋转摆动。这种旋转运动方式称为拉莫尔进动，进动的速度用进动频率来衡量。平行主磁场的分量以拉莫尔频率自旋运动，垂直于主磁场的分量以拉莫尔频率进动。处于低能状态的质子略多于高能状态的质子，因而产生纵向宏观磁化矢量。尽管每个质子的进动产生了纵向和横向磁化矢量，但是由于相位不同，只有宏观纵向磁化矢量产生，并无宏观横向磁化矢量产生。磁共振不能检测到纵向磁化矢量，但能检测到旋转的横向磁化矢量。

体内进动的氢质子要发生共振，首先需要外力的频率与共振系统的固有频率相同；外力对系统做功，系统内能增加；外力停止后，系统释放能量。通过射频线圈给处于主磁场中的人体施加一个频率与质子进动频率相同的射频脉冲，使低能级的质子获得能量后跃迁到高能级状态，产生磁共振现象。磁共振现象使宏观的纵向磁化矢量发生偏转，能量越大，纵向磁化矢量偏转角度越大。

（三）横向弛豫和纵向弛豫

当射频脉冲停止发射后，被激发到高能级的氢质子将会把吸收的能量释放出来，使它的相位和能级都恢复到激发前的状态，这个恢复的过程称为弛豫过程。

弛豫过程包含横向弛豫和纵向弛豫。横向弛豫指横向磁化矢量逐渐减小甚至消失的过程。纵向弛豫指纵向磁化矢量恢复的过程。这两个过程都对外释放能量。释放能量所需要的时间称为弛豫时间。人体不同器官的正常组织与病理组织的 T_1、T_2 时间有一定差别，这种组织间的弛豫时间差别，是磁共振图像的基础。

纵向弛豫中，定义 T_1 是纵向磁化矢量从最小值恢复至平衡态的 63% 所经历的时间。T_1 主要反映不同组织的纵向弛豫快慢的差别。横向弛豫中，定义 T_2 是射频脉冲停止后，质子的横向磁化矢量衰减至其最大值的 37% 时所经历的时间。T_2 主要反映不同组织的横向弛豫快慢的差别。

T_1 弛豫需要把质子群内部的能量传递到质子外的其他分子，因此需要的时间较长；而 T_2 弛豫的能量传递发生于质子群内部，即质子与质子之间，需要的时间较短。所以组织的 T_1 值都比其 T_2 值长。

（四）加权成像

磁共振中的加权成像主要用来反映不同组织间的 T_1、T_2 差别。加权是突出组织某方面特性的意思，使磁共振图像主要反映组织的某方面的特性，而尽量抑制显示组织的其他特性对磁共振信号强度的影响。加权成像中主要包含 T_1 加权成像、T_2 加权成像、T_2^* 加权成像等基本加权成像技术。

1. T_1 加权成像　T_1 加权成像是指图像中组织信号强度的高低主要反映组织的纵向弛豫差别。

当人体进入主磁场，第一个 90° 射频脉冲使人体内各组织产生宏观的横向磁化矢量，此时产生的各磁化矢量大小不同。射频脉冲关闭后，各种组织将发生纵向弛豫。第二个 90° 射频脉冲激发后，不同组织的宏观纵向磁化矢量将发生偏转，产生横向磁化矢量。这时马上检测 MR 信号，T_1 值小的组织信号高于 T_1 值大的组织。这种组织间的差别均取决于不同组织的纵向弛豫不同，故称为 T_1 加权成像。

2. T_2 加权成像和 T_2^* 加权成像 T_2 加权成像是指图像中组织信号强度的高低反映的是组织的横向弛豫差别。

磁共振系统检测到的信号是整个组织自旋磁矩的矢量和，在 90° 脉冲后立即采集信号，将观察到迅速衰减的振荡信号。这个信号是在没有任何外界干扰的情况下感应出的自由衰减信号，称为自由感应衰减信号（FID）。FID 信号按照 T_2^* 的指数曲线衰减，T_2^* 值远小于组织的 T_2 值。只有使用聚焦脉冲采集的自旋回波才能获得真正的组织 T_2 弛豫信息。

3. 其他加权成像技术 T_1 加权成像、T_2 加权成像都是磁共振成像中最基本的加权成像技术，主要体现组织的常规特性。在后续章节中还会详细提到其他用于反映组织的一些特殊性质的加权技术，如扩散加权成像（反映活体组织中水分子布朗运动）、灌注加权成像（反映组织的微循环状态）、磁敏感加权成像（反映组织的磁敏感性）。

（五）空间定位

在磁共振中主要利用三个梯度场 x 轴、y 轴、z 轴三维空间来定位。梯度线圈产生梯度磁场让不同位置的磁共振信号带有其不同空间位置的信息。磁共振信号包含层面层厚选择、频率编码、相位编码。

1. 层面、层厚选择 由于主磁场具有不均匀性，所有射频脉冲都是包含了一定范围的频率，可以通过控制射频脉冲的中心频率和频率范围来完成二维 MR 图像的层面和层厚选择。标准横断面成像利用 z 轴方向施加梯度场，标准冠状面成像利用 y 轴方向施加梯度场，标准矢状面成像利用 x 轴方向施加梯度场。

当进行横断面层面选择时，z 轴层面选择梯度在射频脉冲激发的同时进行，使横断面组织质子的共振频率与 z 轴的位置成线性相关。不同的共振频率对应于不同横断面的质子，这些平面垂直于 z 轴。在使用平面选择梯度的同时发射特定频率的射频脉冲，则只有对应于该频率的横断面内的质子发生共振。从而通过这样的差别来进行横断面的层面和层厚的选择。施加梯度场强越大，单位长度内的氢质子进动频率差别越大。对射频脉冲的频率及带宽和 Z 轴梯度场做不同的调整，层面和层厚将发生相应不同的变化。

在磁共振成像中，实际上是利用 x、y、z 三组梯度场的各种组合来进行层面和层厚的选择，从而进行任意断面的成像。

2. 频率编码 层面和层厚选择只是确定了被激发层面的中心位置和厚度。此时采集的磁共振信号包含了该层的所有信息，要对层面内的空间结构进行空间定位编码。层面内的空间定位编码包括频率编码和相位编码。

其中频率编码，主要是通过傅里叶变换解码不同频率的磁共振信号，不同频率代表不同的位置信息。以 x 轴方向为例，在检测信号期间接通频率编码梯度磁场，使沿 x 轴的质子具有不同共振频率，产生与 x 轴位置相关的不同频率的信号，这个编码梯度发生在 MR 信号的检测过程中，所以频率编码梯度也叫做读出梯度。需要注意的是频率编码梯度场必须在磁共振信号采集过程中同时施加，这样采集的磁共振信号才能够包含频率编码信息。

3. 相位编码 当频率编码识别了二维层面中左右或者前后方向的位置信息后。另一个方位的位置信息还需要编码。由于傅里叶变换只能识别一个方位的频率差别。因此在一个方向上进行了频率编码，则必须在该方向的垂直方向上使用相位编码。此时就需要第三个梯度，即相位编码梯度。

在临床磁共振成像中，相位编码方向和频率编码方向是可以相互切换的。相位编码梯度需在信号采集之前施加。在信号采集过程中，相位编码梯度又必须关闭。而频率编码必须在 MR 信号采集过程的同时施加。值得注意的是，每个 MR 信号的频率编码梯度场方向和大小是一样的，而相位编码梯度场强度方向是不同的。

4. K 空间及其特性 MR 信号代表一个层面内的无数个原子核发出的信号的总和。傅里叶变换应用于每个频率编码行的数据，提取出信号的频率成分，包含不同的频率、相位和幅度的 MR 信号，不同频率和相位代表不同的空间位置，而幅度则表示 MR 信号的强度。K 空间也称为傅里叶空间，而傅里叶变换就是把 K 空间的原始数据点阵转变成磁共振图像点阵的过程。

K 空间为 MR 图像原始数据的填充存储空间格式，填充后的资料经傅里叶转换，重建出 MR 图像。K 空间包含着图像所有空间频率的信息，低频成分集中在 K 空间中心，高频成分在 K 空间外围。低频成分决定了图像的对比度和大致结构，高频成分决定了图像的解剖细节。常规 K 空间的填充形式有对称、循序填充、螺旋式填充、放射状填充等方式。

其特性：矩阵为 256×256 的图像需要采集 256 条相位编码线来完成 K 空间的填充。K 空间的数据点阵与图像的点阵不是一一对应的，K 空间中每一个点具有全层信息。

二、磁共振成像基本构造与功能

（一）硬件

磁共振硬件系统主要由四大部分组成，即磁体系统、梯度系统、射频系统、计算机系统。各系统相互融合、相互推动、相互依存，缺一不可。

1. 磁体系统 磁体系统是磁共振系统中重要的组成部分，提供磁共振成像所必须的高强度均匀磁场 B_0。主磁体分为永磁和电磁，电磁又分常导和超导。按磁体的外形可分为开放式磁体，封闭式磁体，特殊外形磁体。

（1）永磁体：现有的永磁体多使用永久磁铁如铁氧体或钕铁的磁砖拼砌而成。分为闭合式和开放式。一般分为环形和轭形。环形主要是在内腔形成水平方向的磁场，磁力线从一个极面发出穿过空气到另一个极面，经磁体内部形成闭合回路，环形磁铁周围的杂散磁场很小。轭形主要是磁砖装在钢制框架上下梁的内侧，磁力线从一个极面出发垂直穿过内腔到另一个极面，沿着钢梁返回到原极面，轭形磁体周围的杂散磁场很小。

永磁体造价及维护费用相对较低，不消耗电能，不需要补充冷却剂；由于磁力线闭和，磁体周围的杂散磁场很少；磁力线垂直，可使用螺线管射频线圈，线圈效率高，有利于提高图像的信噪比；永磁型磁体容易制成开放式磁体，减少了病人幽闭恐惧症的发生，并且有利于关节动态检查和 MR 导引下的介入治疗。目前，永磁体的制造趋势是开放式磁体。

但其磁场场强较低，目前最大场强仅能达到 0.35T，增大场强会使已经庞大笨重的磁体重量进一步增加；磁场的均匀度较差；磁场稳定性低。

（2）常导磁体：常导磁体是根据电流产生磁场的原理设计的，当电流通过圆形的线圈时，导线的周围会产生磁场。由导线缠绕成圆柱状线圈，通电后产生磁场，磁场磁力线方向与磁体圆桶的轴平行，一般与病人的长轴平行，也有与之垂直的情况。其场强与导线的电流、导线的形状有关。常导型磁体的导线具有明显的电阻，这种磁体也称阻抗型磁体。常导型磁体导线是高导率的金属，如铜或铝。为了提高磁场均匀度及磁场强度，可使用平行并在

同一轴线上的 2 个、4 个或 6 个线圈。

常导磁体造价较低，制造安装容易，不需要补充冷却剂，而且可随时切断电源，关闭磁场。但需要消耗大量的电能，一般消耗功率高达 80kW，线圈电流约为 200A。产生的热量需要用水循环进行冷却；同时其场强较低，目前临床使用的多为 0.2～0.5T，这是因为线圈电流每增加 1 倍，其功耗将增加 3 倍；磁场的均匀度较低；常导磁体的磁场均匀度受到线圈大小和定位精度的影响。线圈越大，成像区磁场的均匀度越好，但线圈长度增加电能损耗；另外，每组线圈之间的位置、平行度、同轴度也会影响磁场的均匀性。磁场稳定性低，线圈电源的波动以及室温将影响磁场的稳定性。

（3）超导磁体：超导磁体主要采用铌 - 钛二元合金的多芯复合超导线。其线圈的绕制一般有两种形式：一种是以 4 个或 6 个线圈为基础，由于线圈之间存在相互作用力，要求线圈装在牢固的支架上；另一种是以螺线管为基础，为了得到截面上均匀的磁场，就需要增加补偿线圈，以弥补螺线线圈有限长度的不足。

超导磁体的结构最为复杂。为了保障低温环境，减少液氦的挥发量，在磁体内除浸泡磁体主线圈的液氦容器外，还要在液氦容器内外安装高度真空的真空绝热层，并设置低温气冷屏、磁体侧壁内外的高效绝热箔及其他一系列超绝热材料。另外，磁体顶上一般还安装有一个二级膨胀的制冷机，即冷头，它也是磁体的重要组成部分；与其配套的还有氦气压机和冷水机组，它们组成了超导磁体的磁体冷却系统。

超导磁体采用的屏蔽方式有无源屏蔽和有源屏蔽。无源屏蔽使用大量的铁板作为屏蔽材料，缺点是会影响磁场的均匀度；而有源屏蔽是在磁体外部用载有反向电流的线圈降低杂散磁场，可以使磁体外的偶极磁场按照距离的五次方衰减，也可以减小磁体的体积和重量。

超导型磁体的磁场强度较高，用于人体成像的设备最高可达 8.0T、12T 的超高场磁体，基本技术问题已有解决。目前临床一般使用 0.35～3.0T；具有高度的磁场均匀度；具有良好的磁场稳定性。但设备工艺复杂，造价昂贵；不断地消耗液氦等冷却剂、日常维护价格高；有可能发生"失超"的危险（即超导体变为导体，温度急剧上升，维护液氦大量挥发，磁场强度迅速下降）。

2. 梯度系统 梯度系统主要由一组线圈和梯

度功率放大器组成，作用是空间定位，产生信号。线圈通电后，在空间上产生梯度磁场，这个磁场叠加在主磁场上，为磁共振三维成像提供位置识别的编码信息。梯度线圈性能提高，使磁共振成像速度加快。梯度系统包含 3 套线圈，分别产生 3 个方向的梯度磁场，即 x、y、z 三个方向的磁场梯度 Gx、Gy、Gz。Gx 使 X 方向各点信号的频率与 x 有关，Gx 即频率编码梯度磁场；Gy 使 y 方向信号的相位与 y 有关，Gy 即相位编码梯度磁场；Gz 使 z 方向信号的频率与 z 有关。在 Gz 和一定带宽的 RF 磁场共同作用下，样品中只有与 z 轴垂直的一定厚度截层上的磁化强度才能产生 MR 信号，因此 Gz 即选层梯度磁场。

梯度功率放大器为梯度线圈提供电源，其功能为接受控制系统发出的梯度信号，放大后驱动梯度线圈工作。衡量梯度系统性能的指标有两个：梯度强度（mT/m）、最大爬升率[T/(m·s)]。梯度强度指梯度磁场系统产生的磁场随空间的变化率。最大爬升率是指梯度场强固定时，最大梯度场强与梯度场从零上升到最大梯度场强的时间的比值，即单位时间内梯度场变化程度。

梯度强度越高，可以扫描的层面就越薄，像素越小，图像的空间分辨率就越高。梯度强度越高，最大爬升率越快，成像的最快速度越大。但是并不是越快越好，需要综合考虑其对人体的影响，梯度爬升和下降对人体的刺激。快速切换梯度会产生很大的噪声并且人体感应电流对神经末梢的电刺激，限制了梯度线圈梯度强度和爬升率的提高。考虑到对人体的电刺激，对于肥胖患者或者大范围的扫描，需要选用性能较低的梯度线圈。对于小范围部位的扫描，如头部、关节等则考虑使用高性能的梯度线圈提高图像质量。

3．射频系统 射频系统分为两大部分：发射部分，主要产生人体内氢质子的射频场 B_1；接收部分，主要接收人体经过激发和编码后发射的信号。RF 线圈的种类很多，包括全容积线圈、表面线圈、部分容积线圈、腔内线圈、相控阵线圈。全容积线圈是能够整个地包容或包裹一定成像部位的柱状线圈。该线圈在一定的容积内有比较均匀的发射及接收 RF 场，主要用于大体积组织或器官的大范围成像，也用于躯干某些中央部位的成像，如体线圈和头线圈两种。表面线圈是一种可紧贴成像部位放置的 RF 线圈，其常见结构为扁平型或微曲型。该线圈形成的 RF 发射场和接收场极不均匀，表现为越靠近线圈轴线 RF 场越强、偏离其轴线后 RF 场急剧下降。部分容积线圈是由全容积线圈和表面线圈两种技术相结合而构成的线圈。这类线圈通常有两个以上的成像平面（或线圈），其 RF 线圈的均匀性介于全容积线圈和表面线圈之间。腔内线圈使用时须置于人体有关体腔内，以便对体内的某些结构实施高分辨成像，直肠内线圈是最常见的腔内线圈。相控阵线圈是由两个以上的小线圈或线圈单元组成的线圈阵列。这些线圈可以彼此邻接，组成一个大的成像区间，使其有效空间增大。各线圈单元也可相互分离。但无论哪一种连接方法，其中的每个小线圈均可同时接收对应小区域的 MR 信号，使小区域的信号有机地联系在一起。

射频发射通道用来产生扫描序列所需的各种射频脉冲，提供给射频线圈。包括射频振荡器、频率合成器、发射调制器、功率放大器等。射频振荡器是一种能够产生稳定频率的频率信号源，通常利用石英晶体振荡器作为频率信号源。

4．计算机系统 计算机系统主要承担数据的运算，控制扫描，显示图像。主控台计算机是磁共振系统的接口，提供用户交互界面。通过主控台选择扫描序列、扫描位置、扫描参数，并与其他计算机通信，控制其他计算机工作等。其中包含对梯度场的控制、射频脉冲的控制以及图像重建的控制。

（1）梯度场的控制：在大多数成像方法中，每个梯度磁场都有一定的形状；三个梯度之间有很严格的时序关系。梯度场的控制主要有直接控制法和间接控制法。直接控制法主要是由计算机直接控制，控制能力强，但扫描过程中占用 CPU 时间。而间接控制法，则是先采样梯度电流波形，得到梯度数据，将数据用存储器保存起来，扫描开始时，由存储器顺序输出梯度数据，供 D/A 转换器转换，从而得到所需的各种梯度信号。

（2）射频脉冲的控制：根据成像方法的需要，MRI 设备以一定的时间间隔，产生一定形状的 RF 脉冲波，其中包括 RF 脉冲波成形、相位控制、脉冲开关等电路，此外还包括 RF 接收的衰减及滤波控制。根据用户所选择的成像方法和成像参数，将 RF 波形数字化，再以空间顺序存储在 RF 存储器中，RF 地址计数器在时钟脉冲的控制下顺序存储单元地址选中个存储单元，取出存储在存储器中的波形数据送 D/A 转换器。

（3）图像重建：是由射频线圈接收 MR 信号，经过放大、A/D 转换后变为数字信号，作为原始数据存储在海量存储器中，再经过一系列的数据处理，如：去噪声、相位校正、傅里叶变换等处理方法，得到重建图像。图像重建对硬件的要求是需要海量存储器，用来存储大量原始数据；其次阵列处理机，加快数据处理速度，采用并行处理方法。

各大厂商拥有自己的设计理念。这些控制功能可以通过一台计算机完成，也可以通过多台计算机共同完成。

第二节 磁共振成像评价

一、磁共振成像特点

磁共振成像是继超声、X线、CT之后进入临床的又一现代医学成像技术。由于MRI能提供其他影像设备无法比拟的高质量软组织断层像，它使传统放射学、影像诊断学发生了革命性变化。

首先，磁共振成像对比CT和X线，其没有电离辐射危害，最大程度减少了对患者的伤害。磁共振成像因为具有无创、高清和功能成像的特点，是目前全身各部位（除了肺、心脏冠脉、胃肠道外）检查首选的方法。

其次，磁共振是多参数成像、任意方向成像。目前一般的医学成像技术都使用较为单一的成像参数，如CT用X线的吸收系数成像，超声使用组织界面的反射回波成像等。而磁共振设备主要利用质子密度、纵向弛豫时间T_1、横向弛豫时间T_2以及体内液体流速等参数来观测活体组织中氢质子密度的空间分布及其弛豫时间。这些参数既可以分别成像，也可以相互结合获取对比图像。磁共振成像可以通过调节三个梯度磁场来确定不同扫描层面的空间位置信息，从而获得横断面、冠状面、矢状面或不同角度斜状面的成像，检查过程中无需移动患者，可为临床提供丰富的图像信息，提高诊断的准确性。

另外，磁共振对于软组织的显示明显优于其他影像学检查。人体体重的70%是水，这些水中的氢核是磁共振信号的主要来源，其余信号来自脂肪、蛋白质和其他化合物中的氢质子。由于两者间磁共振信号强度不同，所以磁共振的图像具有高对比度的特点。磁共振成像的软组织对比分辨率最高，也没有骨伪影的干扰，对于软组织病变的检查有特别优势。

最后，磁共振成像还可以进行功能、组织化学

和生物化学等方面的研究。其中影像显示技术主要由脉冲序列、流动现象的补偿技术、伪影补偿技术和一系列特殊成像技术所组成。主要的特殊成像技术包括磁共振血管成像、磁共振水成像、灌注成像、弥散成像、功能性磁共振成像和化学位移成像等。在检查方法上还分为普通扫描和静脉注射对比剂后的增强扫描。此外，磁共振成像还涉及心电门控、呼吸门控以及各种线圈的应用。

二、磁共振成像局限性

随着磁共振设备硬件、软件的迅速发展，磁共振检查技术日趋完善。在该项检查技术发展初期存在的一些限制，有的已开始被克服，如成像时间长和少数病人产生幽闭恐惧感的问题，随着快速扫描序列、开放式磁体和短磁体设备的出现开始逐步解决。心脏起搏器植入患者进行磁共振检查的禁忌问题，随着磁共振兼容心脏起搏器的问世和应用，磁共振已成为该类患者检查的相对禁忌。

但目前仍然存在一定的限制。主要表现在：MRI与CT等成像手段相比，空间分辨力较低；对带有非磁共振兼容心脏起搏器或体内带有铁磁性物质的病人的检查受到限制；危重症病人因监护仪器、抢救器材不能带入MR检查室，不宜进行检查；对于不含或含少量氢质子的组织结构显示不佳，如骨骼、钙化灶在MR影像上呈低或无信号，不利于这些结构与相应病变的显示；图像易受多种伪影影响，MRI的伪影主要来自设备、运动和金属异物3个方面；设备昂贵，检查费用高等。

第三节 磁共振成像展望

磁共振技术的应用与发展，印证了MRI设备进入临床40年来医学、生物、物理、电子工程、计算机和网络通信技术的诞生与沿革。目前现代医学技术的提升与磁共振技术的发展相互融合、相互推动、相互依存、相互交叉的趋势已经成为共识。随着科学技术的进步，磁共振技术将取得广泛、深入的发展。

一、磁共振成像新进展

（一）体素内非相干运动

体素内非相干运动（intra-voxel incoherent motion，IVIM）可以敏感检测到弥散成像中的信号衰减。与传统表观弥散系数ADC成像不同，IVIM

可以区分造成信号衰减的微血管灌注和分子弥散。从而使得 IVIM 具备一次扫描同时获得灌注信息与弥散信息的能力，并且无造影剂的使用。IVIM 在肿瘤方面体现出重大的价值，如早期检测、诊断，肿瘤分级，检测肿瘤预后以及对治疗的早期反应等方面。

（二）扩散加权峰度成像

扩散加权峰度成像（diffusion kurtosis imaging，DKI）是新近出现的用来探查非高斯分布的水分子扩散特性的方法。在所定 b 值下，其描述扩散信号的衰减以表观扩散（the apparent diffusivity，Dapp）和表观峰态（apparent kurtosis，Kapp）的双指数方式进行。用来量化真实水分子扩散位移与理想的非受限高斯分布扩散位移的偏离大小，用来表征水分子扩散受限程度以及扩散的不均质性。对观察水分子在脑灰质内相对各项同性的扩散、脑白质内交叉和发散神经纤维的扩散优于当前的 DTI 技术；有利于描述在 Kärger 模型下的水分子交换过程；尤其对脑灰质不均质性的显示明显优于 DTI。对梯度硬件没有过高的要求，扫描时间不长，通过对目前临床 DTI 序列进行多 b 值多方向设定（≥3 个 b 值，≥15 个方向）即可实施扫描。可同时获得 DTI 的参量和 DKI 的参量。与 DTI 相比，对图像处理过程中混杂效应的干扰不敏感。目前，该技术在神经系统结构性病变及功能性研究中都表现出了重要价值。

（三）3D 高清血管编码

磁共振动脉自旋标记（arterial spin labeling，ASL）是近年来检测脑组织血流灌注情况的一项新技术，与传统注射对比剂的磁共振灌注成像方法相比，ASL 以动脉血内自由弥散的水质子为内源性示踪剂，不需注射外源性对比剂，可降低成本，并具有无创、简便、易重复等优点，是临床科研的热点和利器。高清的区域动脉自旋标记（territory arterial spin labeling，tASL）技术对标记层面内的目标动脉相位进行梯度编码，与选择性射频脉冲配合，标记各个供血动脉（左侧颈内动脉、右侧颈内动脉、椎动脉、基底动脉等），既能定量测量脑血流量，又能同时获得局部脑血流灌注的来源信息。在评价脑部侧支循环状况，动静脉畸形供血血管判断，局部血流灌注定量分析等研究方面具有重要的意义。同时，精准的单根血管标记，为 3D tASL 技术进入体部研究奠定了基石。

（四）神经系统磁敏感定量磁化率成像

磁化率加权成像（susceptibility weighted imaging，SWI）是一种通过采集组织的相关磁化率信息来获得脑疾病诊断信息的技术，但不足之处是，SWI 不能对组织内的磁化率信息进行定量分析，是临床科研工作的一大困扰。作为近年来发展起来的定量磁化率成像（quantitative susceptibility mapping，QSM）技术，可以给出磁化率定量图像。

（五）化学交换饱和转移技术

化学交换饱和转移（chemical exchange saturation transfer，CEST）成像是磁共振成像对比度的一种新方法，可通过质子交换间接检测代谢物的变化，可以称之为目前最靠近分子成像的磁共振技术。CEST 的观察对象从本质上可以被分为顺磁性介质和逆磁性介质两大类。该技术初期多被应用于高场、动物磁共振研究，鲜少在人体开展临床研究。目前科研团队对现有的 CEST APT 技术进行改进，创新性地引入 EPI 数据采集技术，大大缩短了图像的采集时间，可以在临床可接受时间内完成全脑 APT 数据采集，为该技术在临床科研中的应用奠定了基础。

（六）超高清扩散张量研究

传统 DTI 扫描受限于 EPI 序列采集的固有缺陷，无法在不增加形变的基础上获得高分辨率的图像。低分辨率的 DTI 图像并不能很好的刻画实际神经纤维情况，成为了科学研究的一大硬性障碍。高清纳米成像序列可用于全脑神经系统超高分辨率成像，其 DTI 成像分辨率可到纳米级别，能够获得解剖级水平高清成像。受专利保护的多次激发和运动相位矫正算法能产生纳米级的高清弥散图像，可以揭示微血管和微出血以及皮层纤维的精细结构。

（七）磁共振指纹打印技术

磁共振指纹打印技术（MR Fingerprinting）是近几年发展起来的最新磁共振技术，以一种全新的方法对数据进行采集、后处理和实现可视化。MRF 使用一种伪随机采集方法，取代了过去为获得个体感兴趣的参数特征而使用重复系列数据的采集方法，并使之具有唯一的信号演变或"指纹"，即同时获得所研究的不同物质特性的功能。数据采集后的处理过程涉及一个模式识别算法，将"指纹"与预测信号演变的预定义资料库匹配。然后这些"指纹"被转换成定量的兴趣区的磁性参数图。MRF 提供高准确度的 T_1、T_2、质子密度及扩散定量图。这为在影像生物标志物方面应用磁共振成像提供了一种全新方法，可以应用于神经、肿瘤、肌骨、心血管、代谢和胸部。

与传统的定性 MR 扫描相比，MRF 在单次成像时间内可以获得完整的定量结果，且没有在许多其他快速检查方法中存在的对测量误差高度敏感的特点。最重要的是，只要给予足够的扫描时间，MRF 有潜力同时定量检测很多 MR 参数，而当前的 MR 技术一次只能检测有限的参数。因而，MRF 打开了计算机辅助多参数 MR 分析的大门，类似于基因组或蛋白组分析，可检测从大量 MR 参数中同时获得的重要且复杂的数据变化。新的研究表明，有可能通过 MRF 获得扩散数据和灌注信息。MRF 可提供高度可重复性的多参数图像，在多中心 / 多机型研究中有很大的潜能。

二、磁共振成像展望

磁共振成像一经问世，就因其出色的软组织成像优势而受到广泛的青睐。而其成像时间长，SAR 值高等问题则逐渐成为了影响磁共振在临床广泛应用的制约因素。对于磁共振成像，每次临床检查都能获得最佳的图像质量始终是一个重大的挑战。在过去的几十年里，随着并行采集技术的应用，磁共振设备的接收通道及射频线圈单元数不断增加，磁共振应用的局限性正在改善。磁共振系统必须兼容更高的采集通道数，拥有更长的传输电缆。

近年来，磁共振设备采用全数字架构的全新磁共振系统彻底解决了这些问题，在获得卓越的图像质量的同时，也使得工作流程简化，患者流通量提高多至 30%。全数字架构是真正无限通道射频平台，显著降低了升级的经济和时间成本。全数字平台代表着磁共振技术发展的未来。

影像技术日新月异，如今心脏磁共振技术已渐趋成熟。最新的"全数字磁共振"已经实现了"数字线圈 + 数字线圈接口 + 全程数字传输"的全数字信号传输模式，能在保证患者舒适度的同时提供更快的成像速度，更高的信噪比和分辨率，以及更为复杂和精细的功能成像。

据悉，全球首台全数字磁共振已经拥有全数字影像链、四维多源发射、全性能大孔径、全新一代全程智能巡航四大革命性创新技术。这将是一款具有无限临床科研潜能与未来拓展能力的全能平台。

未来磁共振临床研究方面则更多关注功能、分子（DWI）、代谢（MRS、CEST），定量等新型技术的临床应用。随着 MRI 成像技术研究的不断深入和软硬件技术的快速发展，与 MRI 图像质量、成像速度和临床功能为一体化的影像模式迈上新的台阶，可提供更清晰的图像和先进的功能成像。总之，MRI 是医学影像中具有开发价值的领域。

第 二 章

磁共振成像辅助设备与功能

第一节 制 冷 系 统

采用超导磁体的高场 MRI 系统,需要液氦作为制冷剂来维持超导磁体超导状态。磁共振的超导线圈用浸泡在低温液氦中的方法以获得其正常工作的超低温环境,液氦压力设定为 4psi(1psi=6.894 76kPa),记录时若压力超出规定范围则表明故障。虽然磁体采用了真空绝热结构,但由于结构支撑等多种因素,不可能完全阻止热传导,所以液氦会以蒸发的形式带出导入的热量以维持 4.2K 的温度,正常情况 4K 系统液氦零消耗,10K 系统每月消耗 2%~3%。液氦是价格昂贵的制冷剂,在超导 MRI 正常运行的情况下,液氦的消耗主要是到达液氦容器的热量所引起的,通常称之为漏热。一个良好的、稳定的制冷系统,不仅是超导环境存在的重要保证,而且能大大降低液氦的挥发,减轻磁共振运行成本。近年来随着新型磁共振装置的不断改进,梯度系统和射频系统的功率不断提高,散热量也随之增加,制冷系统的工作状况直接决定了 MRI 设备的运行状况,故而制冷系统也成为决定 MRI 系统性能及稳定性的重要设备。制冷系统主要由氦压缩机、水冷机、空调系统三部分组成。当遇停电及氦压缩机、水冷机、冷头故障时液氦挥发将加剧,此时要及时维修,否则有失超危险。

一、氦 压 缩 机

压缩机作为 MRI 磁体制冷系统的核心,为冷头提供低温高压氦气,应用氦气膨胀进行制冷。氦压缩机中充以高纯度的氦气,并通过密封保温软管与冷头相连。工作时,由冷头返回的高温低压氦气,经过氦压缩机提升压力,在热交换器中与水冷机提供的冷却水、压缩机油进行热交换,使温度迅速下降,成为低温高压氦气,经油水分离器滤油,再经吸附器进一步过滤,通过密封保温软管进入冷头,在这里迅速膨胀产生冷头所需的冷量。膨胀吸热以后的氦气,又被送回压缩机,进行下一次制冷循环。氦压缩机工作流程如图 2-1 所示。

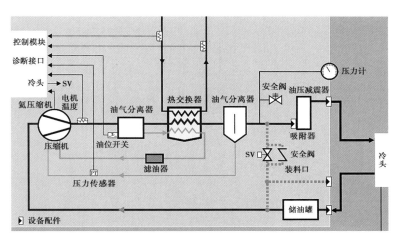

图 2-1　压缩机工作流程图

冷屏和冷头是利用氦压缩机制冷过程中必不可少的部件。液氦冷屏是磁体的组成部分之一，超导磁体的超低温杜瓦真空容器中分别设置了20K、77K两个冷屏，以减少辐射漏热。冷头的材料主要是丝绸胶木，两级缸套分别以铜丸和铅丸为蓄冷填料。冷头（图2-2）作为制冷部件被镶入液氦容器中，冷头体位于磁体外部，下端位于20K冷屏，中部与77K冷屏接触。冷头通过两级缸套端面的铟线圈将低温高压氦气传输到磁共振的两级冷屏上，为低温容器中的液氦降温，保持液氦中超导线圈的环境温度，以隔绝结构导热，降低液氦消耗。同时，经过氦压缩机压缩的低温高压氦气在冷头处膨胀带走周围的热量。

通常来说，冷头的额定工作寿命会在1.5～2年之间，活塞和旋转气阀作为冷头中的运动部件容易随着工作时间的延长而产生磨损，从而产生气密性不严、制冷效率下降等问题。除此之外，如果超期使用会使得填料松漏，情况严重时会导致活塞被卡死在缸套中，造成彻底的报废，由此造成氦压升高、液氦气化泄漏，致使磁体失超。冷头损坏的情况可以分为两种：①渐进式逐步扩大，例如一段时间内液氦的损失速度显著增加；②突然之间彻底不起作用了。压缩需要油润滑因此经过压缩机压缩后，氦气里会带有油雾，油滤过器可以滤掉其中的大部分油雾，剩下的则需要依赖吸附器吸附。因此吸附器是过滤氦气中油雾的重要组成部分，它的好坏直接关系到冷头的工作寿命长短。活性炭作为吸附器的主要作用成分，在一段时间之后就会产生饱和，从而失去吸附作用。通常而言，吸附器工作寿命会在10 000～20 000小时之间。一旦吸附器失去吸附作用，剩余的部分油雾就会随着氦气污染管道，进入冷头并冷凝在其中，从而加快活塞的磨损速度。所以，为保证冷头的工作情况，延长其使用寿命，应该定期更换吸附器。

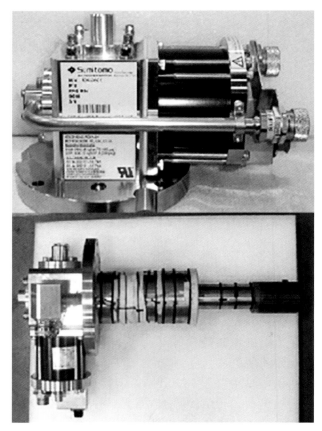

图2-2 冷头

二、水冷机

水冷机由制冷系统和水循环冷却系统组成，作为MRI系统关键的外围设备之一，有两个作用：一是对梯度线圈进行冷却；二是对液氦压缩机进行冷却。梯度线圈工作时产生的热量，由蒸馏水循环系统带走，在热交换器与水冷机提供的循环水完成热量交换。水冷机相当于氦压缩机的空调系统，经过热交换器给压缩机提供8～15℃的冷水，通过循环水带走氦压缩机产生的热量。其中，对氦压缩机的冷却要求水冷机24小时连续运行，这就对水冷系统的稳定性、可靠性提出了极高的要求。水冷机工作流程（图2-3，图2-4）。

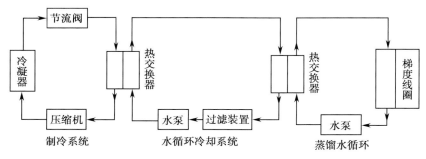

图2-3 水冷系统冷却梯度线圈工作流程图

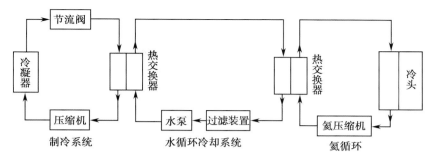

图 2-4　水冷系统冷却氦压缩机工作流程图

（一）制冷系统由以下几部分构成：

1．压缩机　压缩和输送制冷剂蒸汽。

2．冷凝器　输出热量。

3．蒸发器　吸收热量（输出冷量）从而制冷。

4．节流阀　节流降压，并调节进入蒸发器的制冷剂流量。

（二）制冷系统工作流程：

压缩机将氟利昂蒸气进行压缩，高压气体经油分离器将所携带的润滑油进行分离，然后进入冷凝器被冷凝成液体。液体氟利昂由冷凝器下部出液管经干燥过滤器，然后流经回热器，被来自蒸发器的低温蒸汽进一步冷却后，进入节流阀节流降压，之后送入蒸发器吸热汽化。此时氟利昂汽化吸热用于给水降温，从而达到制冷目的。汽化后的低温蒸气，经过回热器提高过热度后，被压缩机吸入重新压缩。

（三）水循环冷却系统经过热交换器对梯度线圈、氦压缩机进行冷却，其主要由以下几部分构成：

1．水箱　储存冷却用水，为防止结水垢，要定期更换水。

2．水泵　给冷却水加压，以保证水在密闭的管路里正常循环。

3．冷却管　带走梯度线圈及氦压缩机产生的热量。

4．压力表　测定冷却水出水口压力。

5．温度表　显示出水和回水的温度。

6．过滤装置　过滤冷却水中的杂质。

水冷机的循环水管长时间使用后由于腐蚀等原因会产生杂质，使水流不畅，影响热交换的效率；或者由于循环管道的渗漏、冷冻液的蒸发等因素引起冷冻液流失，都会导致水冷机发生故障，此时氦压缩机会因温度报警而立即停机，冷头即不制冷，冷屏温度逐渐上升，辐射漏热增多，液氦蒸发率将成倍提高；同时，梯度系统也因为水冷机故障而无法有效散热及降噪，发生温度报警停止工作。由此可见，水冷机是 MRI 制冷系统的基础，是 MRI 正常工作最重要的保障。

三、空调系统

MRI 空调系统具备制冷、加热、加湿、除湿功能及温、湿度传感器和控制器。空调控制系统采用微电脑智能控制器，显示系统能显示温湿度及机组内各组件运行状态的功能，具有大容量的故障报警记录储存的功能，具有过压、欠压、漏水等报警及故障诊断、报警记录功能，具有自动保护、自动恢复、自动重启动、断电恢复后顺序自动启动等功能。空调外机通常采用风冷型冷凝器，加装低温启动装置，满足足够的散热量需求。空调机组的风冷型室外机组采用风机调速装置，可根据冷凝压力的高低自动调节风机的转速，以保证系统冷凝压力的稳定。

由于 MRI 设备需要大量计算机分别控制梯度系统、射频系统、图像处理系统等，而计算机及交换机工作时要求 MRI 空调系统对机房进行精密的环境控制，主要包括以下四个方面：

1．温度控制　计算机运行时会产生大量热量，为保证计算机设备能正常运行并发挥最佳功效，机房温度最佳控制范围为 18～22℃，这就要求空调系统有足够的制冷能力和及时反应能力，以应对温度的急剧变化。

2．湿度控制　在机房中，过高或者过低的湿度都会对计算机造成破坏。湿度过高会使空气中的水分在计算机内冷凝，导致主机硬件短路或损坏；湿度过低会使机房内产生静电，造成计算机无法运行。这就要求空调系统对机房内湿度进行有效控制，机房相对湿度应控制在 40%～60%。

3．风量和洁净度控制　为迅速排除计算机及交换机工作时产生的大量热量，要求空调系统具有足够大的冷却循环风量和足够远的送风距离。机房要求每 3.5kW 制冷量配 850～1020m³/h 的风量。同时，空调系统需要提供足够次数的风量，以便于对空气进行过滤,保证机房内的空气洁净度。

4．全年运行和室外环境适应性　机房空调系统需要全年365天、每天24小时持续运转,在室外温度过低、过高的环境下也要能正常制冷运行,通常需要配备两套空调系统轮流运行来保证全年持续运转。

第二节　功　能　类

一、弹力成像剪切波发生仪

弹性是材料的一种力学属性,日常所说的"材料弹性好",就是说材料容易变形,而材料的弹性不好,就是指的材料不容易变形,当然这指的都是在相同的力作用下。在力学学科中,材料的弹性是指,材料在外力作用下发生变形并恢复原形的能力,一般用模量来表示,模量越大越不容易发生形变。在生物体,弹性也是一个很重要的物理特性。在人体组织中,不同组织的弹性不同,正常组织间的弹性模量的差异可超过五个数量级。同一组织在不同的生理状态下的弹性模量往往也不同,同一病变组织和正常组织的弹性模量也具有很大差异。因此通过检测组织的弹性特征,可以用于疾病的诊断。在临床上,触诊作为一项基本而有效的检查方法被广泛应用,医师可以通过感受不同组织的弹性差异区分异常及正常的组织,是一种行之有效的诊断手段。然而,触诊的应用往往仅局限于表面的器官,有较大的主观性,也受医师触觉敏感性及经验的限制。目前常规医学影像学技术,如CT、MRI和US,尚不能够定量地描述触诊的特性。有一种特殊的影像学技术可以量化评价人体组织的软硬程度,并将这种信息转成医生习惯的影像信息,即为弹性成像。弹性成像有多种技术实现方式,目前常用的是超声波弹性成像和磁共振弹性成像两种。不管哪种弹性成像方式,都需要产生组织的形变,通过观察和处理这些形变来推断组织的力学性质,并通常以图像的方式将结果显示给操作者。

磁共振弹性成像(magnetic resonance elastography,MRE)系统可以分为三部分,即弹性波激励装置、特殊的磁共振成像序列和专门的弹性重构算法。

弹性波激励装置:即能够在组织产生剪切波的仪器,被称为弹力成像剪切波发生仪。外部弹性波驱动有两类激励模式:第一类是准静态压力的方法,第二类是动态激励的方法。在准静态激励条件下,对组织施加宏观压力产生变形,再直接通过磁共振成像系统来测量组织的位移和形变。未施加静态压力的作为参照组,根据组织在静态激励条件下的应变关系,尝试用模型内部的应力分计算弹性,分析得出组织各部分的弹性参数。对于动态激励,有两种激励模式:一种是周期性的谐波态激励,指特定频率下多个周期的正弦运动或者双极性矩形方波运动,是单频或多频的连续振动;另一种是瞬态激励,指短时单个或多个脉冲激励。到目前为止,大多数MRE工作专注于使用谐波激励方式和准静态激励方式。稳态MRE技术是最早开始研究的,技术相对比较成熟,且弹性重构算法设计完善,在磁共振成像平台上容易实现,应用较为广泛。

特殊的磁共振成像序列:即通过施加特殊编写的MRE脉冲序列,来获取弹性波在组织器官中的传播信息,通过波动影像解析获得反映剪切波的传播情况的MR图像。

专门的弹性重构算法:用这种算法对波动MR影像信息进行反演得出组织或器官内部各点的弹性系数(反应组织硬度)的分布图(即弹性图)。

磁共振弹性成像可以在普通的MR设备中完成,基本流程是磁共振成像时需控制器产生与射频序列同步的触发信号,触发弹性波激励装置来产生剪切振动,这种机械装置产生的剪切波作用于组织或器官表面,从表面进入后,在其内部进行传播,质点会在垂直波的传播路径上产生周期位移,位移大小与质点的弹性(或硬度)相关。在剪切波传播的同时,进行磁共振位移相位成像,利用运动敏感梯度将质点的位移反映在磁共振相位图上,将位移图作为输入,对弹性力学的逆问题进行求解,进而利用反演拟合算法得出组织的弹性系数的分布图,即弹性图。并以组织或器官的弹性力学参数作为医学诊断的依据。磁共振弹性成像基本流程如图2-5所示。

磁共振弹性成像也被称为"影像触诊",它是一种新型的、无创伤性的磁共振成像技术。它能够将传统触诊结果机械化,定量化,同时不受诊断部位的限制。在大部分疾病发生时,其病变组织的弹性会随之改变,例如肝脏纤维化会导致肝脏的弹性降低;而恶性肿瘤则会使得组织的弹性增加,因此MRE可以运用于疾病诊断方面。目前,MRE已经作为一种安全可靠、无创伤性、可替代肝脏活检用来对肝脏纤维化进行分期的新型技术被运用于临床,用于评估慢性肝病患者的情况。当然,MRE

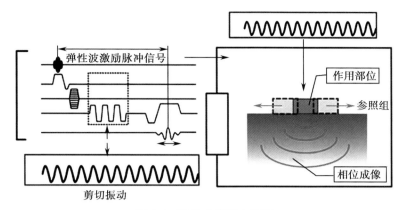

图 2-5 弹性成像基本流程

也可以用于其他器官疾病生理的评价，例如乳腺组织、脑组织、骨骼肌组织等等。

二、脑功能成像刺激仪

功能磁共振成像（functional magnetic resonance imaging，fMRI）是近年来迅速发展起来的一种新的成像技术，利用血氧水平依赖（blood oxygenation level-dependent，BOLD）测量来分析人类脑的高级功能。我们利用视觉、听觉、运动、触觉或是认知等刺激来激活脑部的不同区域，同时以具有高分辨率、非侵入性的功能性磁共振成像技术来检测这些激活区。目前，fMRI 技术已广泛的应用于神经学和心理学的研究，并在已作过大量研究的基础上逐步转入临床应用的阶段，功能磁共振成像技术已发展成为人类脑功能科学研究必备的工具。

脑功能成像刺激仪，由硬件和软件两部分组成。硬件部分包括：投影视觉子系统；双路无磁语音子系统；受检者响应反馈系统；同步系统；系统总控台和工作站机柜。软件部分包括：功能磁共振临床应用系统软件；刺激任务设计软件。可以根据各自的需求选用不同功能、不同型号的刺激仪。但对系统总的要求具备以下几点：

1. 为被试者提供清晰的视觉图像 实验设计者可以根据实验需要通过本系统向被试者显示包含特定信息的文字、图片或影片，给被试者提供一个明确的视觉信息刺激。

2. 为被试者提供清晰的语音信息 实验设计者可以根据实验需要通过本系统向被试者输出包含特定信息的声音，给被试者提供一个明确的语音信息刺激。

3. 为被试者提供反馈工具 可以根据实验设计者给出的图像或语音信息，需要被试者判断回答

的，通过响应控制按键盒给出被试者的反馈信息。

4. 为实验设计者提供一个实验设计平台 实验设计者可以在系统提供的计算机上，自行设计多种多样的刺激方案，进行视觉、语言、注意、记忆等认知功能刺激。

5. 刺激系统与 MRI 系统的同步 从时间上为刺激任务与 MRI 成像提供一个时间基准。为实验者与被试者之间提供清晰的语音对讲功能。为被试者提供一定的抗噪声保护。

6. 为实验设计者提供一个实验后处理平台 实验设计者可以在系统提供的计算机上，利用本系统提供的软件平台，对实验的图像数据进行后处理，以得出所需的实验结果。

第三节 其 他

一、心电监护仪

常规磁共振检查无需心电监护仪，心电监护仪是在特殊磁共振检查或特殊病情下使用的磁共振成像的辅助设备。根据心电监护仪的结构和作用不同，可分为单参数、多参数、便携式和无线监控四种。单参数监护仪，可以分别监护心电图、血压、血氧饱和度等；多参数监护仪可以同时监护心电图、血压、血氧饱和度、体温、呼吸等体征。磁共振使用的多为单参数、磁共振兼容的心电监护仪，也可以根据需要选择多参数型。基本的结构包括：传感器、前置放大器、显示器和计算机系统，以及磁共振兼容心电监护专用的心电电极，通常使用的是碳墨型，如 3M 型。心电监护的导联位置，应该放在心电显示比较明显的位置，且不受磁场对心电的影响。五个电极安放位置如下：右上（RA）即胸

骨右缘锁骨中线第一肋间；右下（RL）即右锁骨中线剑突水平处；中间（C）即胸骨左缘第四肋间；左上（LA）即胸骨左缘锁骨中线第一肋间；左下（LL）即左锁骨中线剑突水平处。心电监护的流程如下：①连接心电监护仪电源；②将患者平卧位或半卧位；③打开主开关；④用生理盐水棉球擦拭患者胸部贴电极处皮肤；⑤贴电极片，连接心电导联线，屏幕上心电示波出现；⑥将袖带绑在至肘窝上两横指处。监测心电图时主要观察指标是心率、心律及心电图的异常。监护注意事项：连接心电电极片时保证位置正确，粘贴紧密，防止电极片接触不良或脱落；导联线要固定好，防止牵拉、卡压，避免导线直接接触病人的皮肤；请务必连接好地线，保证波形的正常显示。监测心电图指标时，做必要的记录。

二、磁共振兼容高压注射器

高压注射器是磁共振中尤其是动态增强扫描成像必不可少的工具。可以根据需要快速、准确地将对比剂注射入患者体内，能及时捕捉到血管、器官或组织血液循环的不同期相，如动脉期、静脉期、平衡期、延迟期等，反映组织和病变的生理、病理特征，为诊断提供更多的诊断信息。

高压注射器有不同的品牌，单筒和双筒，磁共振常用的高压注射器应为磁共振兼容的双筒高压注射器，主要部件由注射头系统、支架、电源箱（或电池）、控制显示屏、手控开关和电缆线组成（图2-6）。

注射头系统在机房内，有双注射筒（一个盐水注射筒，一个对比剂注射筒）、注射筒固定块、注射筒支架，注射用推杆控制针筒的前进和后退键，针筒剂量显示灯显示针筒内盐水和对比剂的量，注射针筒接头连接延长管。控制显示屏在操作间，是操作注射器的计算机操作系统，用以设置和遥控注射器的运行程序，由电缆线连接两个主要的组件电源和注射系统。显示屏有电源开关（开启和关闭电源），可以手动设置注射参数，包括对比剂的用量、盐水的用量、流速、压力、和延迟时间等。高压注射器最大流速为15.0～25.0ml/s，最大流量通常为99.9ml，可以根据不同的检查设置不同的注射模式。通常的对比剂用量为0.1mol/kg体重，流速为1.5～2.5ml/s，盐水与对比剂为相同剂量与流速，对特殊的灌注扫描通常要双倍剂量和更快的流速。根据检查部位和检查目的不同设置不同的延迟时间。电缆线一般要求是光纤电缆，电缆线通过机房的墙连接注射头与控制显示屏，在通过机房墙时要严格做好射频屏蔽，避免射频干扰影响图像质量。

高压注射器的操作步骤：①开机：先开主机箱电源开关，再开触摸屏开关；②安装针筒，抽取造影剂；③接头皮针或套管针，排气；④设定注射程序；⑤进入预备装态；⑥开始注射；⑦关机：先关触摸屏开关，再关主机箱电源开关。

高压注射器使用注意事项及日常保养：①注射器有故障时，马上把注射器和病人断开，避免造

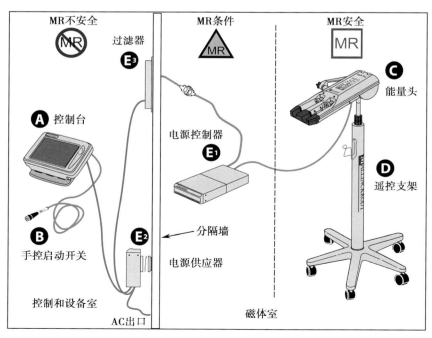

图2-6 磁共振高压注射系统组成

成伤害；②注射预备前必须确认管路中没有空气；③注射中如果管路中有阻塞或泄漏，马上把注射器和病人断开，避免造成伤害；④日常注意清洗滤网，检查风扇保证主机的正常工作；⑤随时清除触摸屏灰尘，定期校正触摸屏中心；⑥对注射头上的对比剂要及时擦除；⑦对使用电池的高压注射器，需要定期充电，不要长期插在机器上。

三、磁共振图像后处理工作站

大多数的磁共振检查在扫描结束后即已经完成，但是有一部分检查为了获得更多的信息，需要在工作站上做后处理。不同厂家的后处理设备具有差异。相同之处在于该后处理设备都以一台计算机作为主体，具有大容量的硬盘及高速计算能力及多种后处理功能。硬件和软件决定了后处理设备的性能。后处理设备具有主机常用的功能和特殊的后处理功能。常用的后处理包括：几何测量功能（长度、角度、面积、体积、信号强度等）、容积分析（2D/3D重建、容积再现重建、血管重建、神经重建等）、功能重建功能（ADC值测量，动态增强时间信号强度曲线、灌注图像后处理、扩散张量后处理、脑功能后处理等）、重组功能、神经纤维示踪技术等。

第 三 章

磁共振对比剂

第一节 对比剂增强机制

一、磁共振对比剂分类

磁共振对比剂可以从不同角度进行分类；可以根据作用机制、构成材料、磁共振信号增强或减弱等分类。我们根据对比剂的作用机制，在人体细胞液内、外分布，磁敏感性，对组织的特异性等分为三类：

（一）根据细胞液内、外分布分类

1. 细胞外液对比剂　它是目前临床最常用的对比剂，从血管进入人体内非特异性分布，可在血管内或细胞外间隙自由通过，引起组织中靠近对比剂的水分子有较大的净磁化矢量 M，T_1 加权图像中产生高信号。目前临床应用最常用、最广泛的细胞外液对比剂是钆 - 二乙烯三胺五乙酸（gadolinium diethyl triamine-pentoacetic acid，Gd-DTPA）。

2. 细胞内液对比剂　它从静脉进入人体后，立即从血中廓清并与目标靶器官组织结合，摄取对比剂的组织和不摄取的组织之间产生高低信号对比。此类对比剂常见的种类有肝细胞特异性对比剂，网状内皮系统对比剂，血池对比剂等。

（二）根据对比剂磁敏感性的不同分类

1. 顺磁性对比剂　由顺磁性金属元素组成，如 Gd，Mn；其化合物溶于水，呈顺磁性，常用其 T_1 效应作为 T_1 加权像中的阳性对比剂；如钆剂（Gd-DTPA）。

2. 超顺磁性对比剂　指由磁化强度界于顺磁性和铁磁性之间的各种磁性微粒或晶体组成的对比剂；如超顺磁性氧化铁（superparamagnetic iron oxide，SPIO）。

3. 铁磁性对比剂　它是由铁磁性物质组成的一组紧密排列的原子或晶体；如枸橼酸铁铵（ferric ammonium citrate，FAC）。

（三）根据对比剂特异性的不同分类

对比剂从血管进入人体后可以被体内的某种组织吸收、并在其结构中停留较长时间，称为这种组织或结构的特异性。特异性对比剂可做以下分类：

1. 肝特异性对比剂　对比剂通过多肽蛋白载体进入肝细胞内，造成吸收对比剂的正常肝脏组织高信号，而病变肝脏组织不能摄取对比剂为低信号，从而形成高低信号的反差对比图像。此类对比剂可分为肝细胞摄取的钆塞酸二钠（Gd-EOB-DTPA）和钆贝葡胺（Gd-BOPTA），以及网状内皮系统的摄取的超顺磁性氧化铁颗粒（SPIO）等。

2. 血池对比剂　用于 MR 血管造影、心肌缺血时心肌生存率的评价；肿瘤血管性能和肿瘤恶性度评价等。

3. 淋巴结对比剂　体内淋巴结有特异性摄取的对比剂，用于观察淋巴结的改变。

4. 其他组织特异性对比剂　如胰腺、肾上腺对比剂等。

二、磁共振对比剂增强原理

使用对比剂是为了进一步提高磁共振成像的组织对比度。磁共振对比剂是间接对比剂，不会产生影像，而是通过改变组织内质子的弛豫时间来发挥作用。磁共振成像的软组织对比度良好，组织的质子密度及其纵向弛豫（T_1）和横向弛豫（T_2）时间决定成像组织的信号强度。但是病理组织与周围正常组织之间弛豫时间往往有较大的重叠，往往造成两种组织之间没有显著信号差异，在观察图像时不利于发现病灶。从血管注入对比剂，可以提高病理组

织与正常组织之间的弛豫时间差异,改变病灶质子周围的局部磁场,缩短组织 T_1 和 T_2 弛豫时间,增强病理组织的信号强度,从而改善病变和正常组织之间的组织对比度。目前临床最有效的磁共振对比剂有以下几种:钆(Gd)、锰(Mn)、镝(Dy)和铁(Fe)。最常用的钆对比剂是钆 - 二乙烯三胺五乙酸(Gd-DTPA),钆有 7 对不成对电子,比较其他元素具有最强的改变邻近质子弛豫时间的能力,为顺磁性对比剂。总之,对比剂不仅可以提高病灶的检出率,动态增强模式还可用于器官的功能、代谢和组织血流的动态观察和分析。另外,MR 对比剂不良反应的发生率远远低于 CT 碘对比剂,有部分原因是 MR 对比剂的使用浓度和剂量明显低于 CT 碘对比剂。

第二节　临床应用

尽管 MR 具有多参数、多序列、多方位和三维成像以及较高的软组织分辨率,但在临床的实际应用中存在某些病变与正常组织的弛豫时间无明显差异;或者虽有明显的信号异常,但仍难以诊断和鉴别;或者病灶较小,仅平扫不易显示及鉴别。在这些情况下,我们需要依靠磁共振对比剂增强扫描,以发现病变并显示其特性。同时,磁共振对比增强也为那些 CT 检查异常,但因碘对比剂过敏不能做进一步 CT 增强检查的患者提供新的选择。随着磁共振对比剂在临床上的广泛应用,对比剂的使用已不仅仅局限于增加病变与正常组织间的信号对比度而进行定性诊断,越来越多新的成像技术如三维动态血管成像技术、灌注成像以及其他定量诊断技术等已局部进入临床应用。

一、磁共振对比增强

目前临床上 MRI 对比剂在各部位对比增强的应用非常广泛。

(一)头颈部

在颅脑疾病的临床诊断中,MRI 对比增强检查已广泛应用。钆剂经静脉注射,一般以 0.1mmol/kg 的标准剂量实施对比增强,多发性硬化和转移瘤可用至 0.2~0.3mmol/kg,以发现更多病变。

钆剂在颅脑的增强机制和血脑屏障的完整性有关。正常情况下,血 - 脑屏障可阻止钆螯合物进入颅内的组织间隙,使其被限制在血管内。当出现缺血、炎症、创伤、肿块等病理结构改变时,血 - 脑屏障被破坏,出现异常的对比增强。对比剂通

过血 - 脑屏障进入组织间隙,在其中聚集引起强化反应,使颅脑病变得以更清晰显示。病变的强化显示在注射钆对比剂后持续较长时间,除垂体以外一般的颅脑疾病在不同的时间点观察并没有太大的意义。

MRI 对比增强能更有效的检出颅内病变,如肿瘤、炎症、梗死等,同时显示病变的内部结构,对于颅内病变的定位、定性、分期及预后评估等具有重要的作用:①提高病灶的检出率,发现平扫未发现的病灶,尤其是脑外等信号的病变小于 5mm 的病灶;②区分强化后病灶与周围水肿,确定病灶边缘;③区分肿瘤性病变与非肿瘤性病变,活动程度与血 - 脑屏障被破坏程度有关,确定脑内肿瘤或脑外肿瘤,缩小鉴别诊断范围;④进一步显示肿瘤内部结构,为治疗方案的确定和肿瘤术后的疗效评价提供依据。

脑梗死发生后,T_2WI 一般在 8 小时后显示梗死区域,DWI 在梗死 6 小时之内可发现高信号。应用磁共振灌注成像可检出平扫难以发现的早期梗死征象,甚至在皮质梗死发生几分钟内检出异常。并且能准确显示出梗死的范围,以此来推算出脑梗死病变的进程。

脑膜瘤的 T_1、T_2 弛豫时间非常接近正常的脑灰质,MRI 平扫难以定性诊断,必须要借助于 MRI 对比剂,使血供丰富的脑膜瘤明显强化(图 3-1)。

MRI 动态对比增强扫描对于避免垂体微腺瘤漏诊非常重要,增强早期正常垂体强化呈高信号,微腺瘤呈低信号。随后肿瘤组织增强,显示出增强的肿瘤轮廓、边界。

眼眶部位的磁共振对比增强检查常结合化学位移脂肪抑制技术,使视神经炎的视神经强化呈高信号,T_2 加权成像(T_2WI)的脂肪抑制技术能鉴别神经胶质增生和水肿。眼球内肿块(黑色素瘤、转移瘤、血管瘤)在 MRI 动态对比增强中均强化显著,而脉络膜增厚、渗出及视网膜的渗出均无强化表现。

鼻咽部的磁共振对比增强检查对于鼻咽癌的诊断,确定肿瘤的大小、范围及浸润程度,明确是否有颅底转移非常有帮助,同时利于随访,评估鼻咽癌的疗效。

(二)胸部

磁共振成像可用于诊断胸腔和纵隔病变,但通常不需要应用对比剂增强检查。MRI 对比增强检查用于纵隔主要为了区分血管性病变和非血管性病

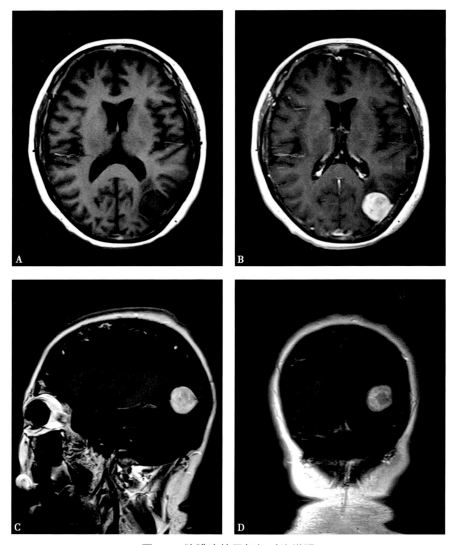

图 3-1　脑膜瘤的平扫加对比增强

A. 颅脑平扫横断位 T_1WI；B. 颅脑对比增强横断位 T_1WI；C. 颅脑对比增强矢状位 T_1WI；
D. 颅脑对比增强冠状位 T_1WI

变，对评价纵隔淋巴瘤的活动性残余病变和支气管肺癌的分期也有一定价值。

在心脏方面，磁共振对比增强扫描常用于评价心脏肿瘤的侵犯范围，而心脏灌注成像，可诊断心肌缺血或梗死，评价心肌活性。

乳腺动态对比增强 MRI（dynamic contrast enhanced MR imaging, DCE MRI）是乳腺 MRI 检查中最常用的方法之一，它采集的是 T_1 信号，不仅能够提供肿瘤的形态学特征，通过分析还能揭示病灶的血流动力学特点，反映肿瘤的微循环，从而来评估乳腺肿瘤的良恶性（图 3-2），提高乳腺癌的诊断准确率，减少误诊率，从而可避免部分乳腺良性肿瘤的切除术与穿刺术，在乳腺癌分期、治疗方案的制定和治疗后随访中发挥着重要作用。

（三）腹部

随着快速扫描（GRE）序列和脂肪抑制技术等磁共振成像技术的应用，磁共振成像在腹部的应用越来越广泛。在多数情况下，MRI 对比增强检查对可疑肿瘤病变的发现、定位和定性的诊断起着关键的作用，尤其是对碘剂过敏不能行 CT 增强扫描者。这一部位使用的对比剂种类繁多，根据用药途径的不同，分为静脉内对比剂和胃肠道对比剂；根据作用效果的不同，有阳性对比剂和阴性对比剂；根据作用机制的差异，可分为细胞外间隙对比剂（Gd-DTPA）、网状内皮系统对比剂（SPIO）、肝胆对比剂（Gd-EOB-DTPA）。它们有不同的适应证和禁忌证，可按照相应的对比剂说明书合理选择应用的对比剂的用法用量、MR 扫描序列和延迟时间。

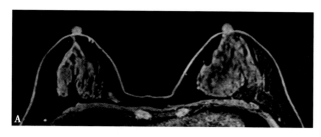

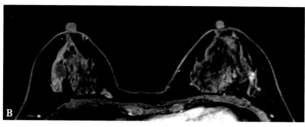

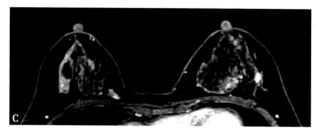

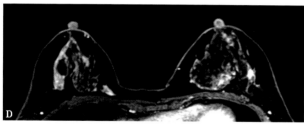

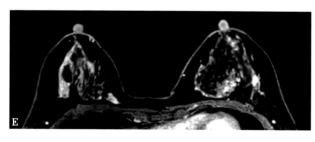

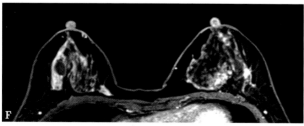

图 3-2　乳腺 MRI 动态对比增强扫描

乳腺 MRI 动态对比增强 1+5 扫描序列，扫描时间 5 分 55 秒。A. 动态对比增强对比剂注射前期；B. 动态对比增强对比剂注射后第一期；C. 对比剂注射后第二期；D. 对比剂注射后第三期；E. 对比剂注射后第四期；F. 对比剂注射后第五期

1. 腹部实质性脏器　与磁共振平扫相比，增强扫描能显示肝脏的更多病变特征，利于定性诊断肝脏病变。细胞外对比剂 Gd-DTPA 增强扫描时，需要快速动态 T_1WI 扫描，以获得不同期相的肝脏增强图像，使正常组织与病变之间形成良好的组织对比。在三期或多期动态对比增强 T_1WI 扫描图像中，血管瘤表现为持续强化，转移瘤常显示冲刷样边缘强化，诊断准确率高。当然也有一部分肿块因强化特征不典型，给定性诊断带来很大的困扰。

肝脏特异性对比剂可提高 MRI 诊断的特异性和敏感性，对于肝局灶性病变的显示优于平扫 MRI。例如，钆塞酸二钠（Gd-EOB-DTPA）注射后增强扫描有助于鉴别肝细胞性和非肝细胞性肿瘤；超顺磁性氧化铁颗粒可精确显示局灶性结节增生的特性。

钆贝葡胺（Gd-BOPTA）也是一种肝细胞特异性对比剂，它可以作为细胞外液对比剂进行常规的 MRI 对比增强，并能被肝细胞特异性摄取，而病变组织却不能摄取钆贝葡胺或摄取量不同，因而在 40~120 分钟的延迟相可提高正常组织与病变组织的对比度，即提高病变组织检出的敏感性。推荐使用剂量也是 0.1mmol/kg 体重。

胰腺磁共振成像对炎性疾病和肿瘤的显示已可与 CT 媲美，且对胰腺癌分期和胰岛细胞瘤的显示明显优于增强 CT 检查。但对一些小病变的鉴别与定性仍存在困难。

脾脏肿瘤，特别是淋巴瘤，在 MRI 平扫检查中与正常脾脏的信号强度极其类似，此时必须通过增强 MRI 检查来提高淋巴瘤诊断的准确性。常用的对比剂一般是 Gd-DTPA。

磁共振增强扫描可用于肾内、外肿瘤的诊断与鉴别诊断，可比较清楚地显示肾细胞癌的轮廓，有助于外科手术前肾肿瘤的准确分期。

对肾上腺病变进行磁共振增强扫描，应用屏气快速成像序列薄层成像，可对大部分肾上腺肿瘤、恶性肿瘤及嗜铬细胞瘤作出鉴别。甚至可以了解肿瘤的血供和灌注情况，分辨肿瘤组织的来源。

2. 胃肠道　由于呼吸运动、胃肠道蠕动以及磁化率伪影的干扰，使胃肠道 MRI 的应用大大受到限制。近年来，随着磁共振快速成像及线圈技术的发展，时间和空间分辨率的提高，胃肠道磁共振图像质量明显改善，使胃肠道 MRI 检查逐渐普及。遗憾的是，尽管各种阳性、阴性对比剂种类繁多，但目前临床应用中，还没有一种胃肠道对比剂能完全满足胃肠道所有部位的磁共振检查需求，必须按照临床检查的要求选择合理的对比剂，才能获得满意的胃肠道对比图像。例如，上消化道检查可选用水或水制剂；对小肠检查可选用顺磁性或逆磁性对比剂；直肠和乙状结肠检查则用钡剂灌肠为佳。另外，通过静脉注射胰高血糖素或654-2，降低肠张力、抑制蠕动及延长充盈时间，减轻胃肠道蠕动引起的运动伪影。

（四）盆腔

盆腔内脏器受呼吸运动的影响最小，是磁共振检查的优势部位。由于多方位、多序列、多参数的成像优势，使磁共振扫描被广泛应用于盆腔多种病变的诊断，甚至钆剂增强MRI检查在术前评价肿瘤和术后肿瘤复发鉴别方面远胜于CT增强检查。应用T_1WI增强MRI扫描有助于：①显示肿瘤分期和病变范围，三期多平面T_1WI动态增强对于评价肿瘤血供和边缘比普通增强更有价值；②鉴别子宫及卵巢的囊性或实性病变；③显示肿瘤的内部信息及外部结构。但不能鉴别在子宫或前列腺同时发生且形态相似病变是良性的还是恶性的。在盆腔扫描中，所有增强序列均采用脂肪抑制技术，以消除脂肪信号对图像的影响。

（五）脊柱

对于椎体肿瘤和椎管内的脊髓肿瘤，应用钆剂增强扫描有助于一些平扫时呈等信号、无明显占位效应的髓外小肿瘤的显示；能够明确生长在脊髓内伴有脊髓继发性空洞的肿瘤的实际范围，有效减少手术时不必要的探查和损伤；能够确定骨髓炎的范围和诊断感染性的椎间盘炎症；能够提高脊椎动-静脉畸形的检出率；对于脊髓内病变，通过对比剂增强扫描能够定位病变的位置是在髓内、髓外、硬膜内或硬膜外，区分病变与周围水肿、显示髓内囊性病变的特征及结构。

（六）肌肉骨骼系统

钆剂MRI增强扫描肌肉骨骼系统时敏感性近乎核素扫描，高于CT扫描。可以区分骨肿瘤、无菌坏死以及副交感神经营养不良性骨改变，并可大致区分骨肿瘤的组织学类型，为术前定位和定性提供依据。在区分治疗后（放疗或化疗）改变与肿瘤复发同其他部位类似，肿瘤复发多有异常强化，治疗后纤维化（除形成早期）通常无异常强化。

二、磁共振对比增强血管成像

磁共振血管成像（MRA）用于评价血管疾病已在临床上广泛应用。磁共振对比增强血管造影（CE-MRA）是利用顺磁性对比剂使血液的T_1值明显缩短，短于人体内的其他组织，同时由于血液T_1值明显缩短的持续时间短暂，因此采用T_1权重很重的超快速T_1WI序列采集显示图像，并获得最佳的图像对比度。

（一）CE-MRA临床应用

目前CE-MRA临床应用主要在以下几个方面：

1. 脑部及颈部血管作为常规MRA的补充检查，主要用于鉴别脑部和颈部动脉的狭窄或闭塞、动脉瘤、血管畸形等病变。

2. 肺动脉主要用于诊断肺动脉栓塞和肺动静脉瘘等，CE-MRA能够很好的显示亚段以上血管的栓塞以及供血动脉和引流静脉。

3. 主动脉CE-MRA主要用于诊断主动脉瘤、主动脉夹层、主动脉畸形等病变。

4. 肾动脉CE-MRA主要用于诊断肾动脉狭窄、动脉瘤等病变。

5. 肠系膜血管和门静脉主要用于诊断肠系膜血管狭窄或血栓、门静脉高压及测支循环的病变。

6. 四肢血管主要用于诊断肢体血管狭窄、血管畸形、动脉瘤等疾病。

通过静脉团注钆剂后，对比增强MRA检查（图3-3）能有效提高颈内动脉、主动脉、肾动脉和下肢动脉MRA的图像质量及诊断的准确性，减少漏诊和误诊。获得高质量检查图像的关键是在钆剂首过受检动脉时选择快速成像序列获取图像，否则血管内的钆剂将进入细胞外间隙，或使静脉血管强化，图像质量降低，影响诊断。

（二）在CE-MRA中对比剂的使用

一般CE-MRA检查多采用肘前区浅静脉或手背部浅静脉进行团注，其中对于下肢静脉、髂静脉或下腔静脉检查时最好采用足背部浅静脉团注。如肾动脉这种单个部位的动脉增强成像，采用单倍剂量（0.1mmol/kg）或1.5倍剂量，注射流速为1.5～3ml/s。如一次完成腹主动脉、髂动脉和下肢动脉检查这种多部位的动脉增强成像，由于时间较长，则一般需要2～3倍剂量，注射速率为1.5～2ml/s。而行肾静脉、颈静脉、门静脉等血管检查时，需要2～3倍剂量，注射速率需提高到3～5ml/s。

（三）特异性对比剂在心血管疾病的研究动态

目前分子影像学在心血管疾病方面的研究正处于研究热点，即通过一些特异性磁性物质，使某些病变细胞成像。例如，经静脉注射USPIO 24～

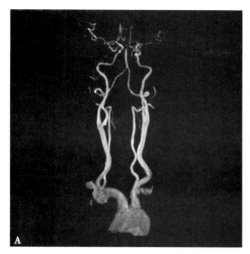

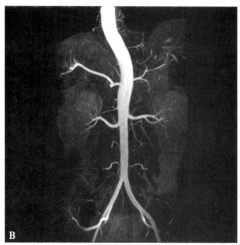

图 3-3 CE-MRA
A. 颈部动脉 CE-MRA；B. 腹部动脉 CE-MRA

48 小时后，采用磁敏感 T_2^* 梯度回波序列进行 MR 成像，可见存在局灶性铁微粒沉积斑块明显的信号降低，以此来评价斑块稳定性及动脉粥样硬化炎症过程；应用靶向 $\alpha_v\beta_3$ 整合素的顺磁性微粒作为 MR 的成像靶，使动脉粥样硬化中的新生血管出现对比增强，以此评价血管生成的分布与程度；应用靶向纤维蛋白的特异性顺磁性对比可使血栓进行 MR 成像。

第三节 对比剂不良反应

一、对比剂不良反应机制

目前临床最常用的钆类对比剂是化学毒性强的重金属离子钆的螯合物，此化合物虽然将钆的毒性灭活，但仍是对人体各脏器是有不同作用的异物。钆对比剂进入人体后主要是通过肾小球滤过和肾脏

排泄，也有部分钆剂从肾脏排泄的同时又从胆道排泄。国内外临床使用钆剂的数据表明，钆对比剂按标准剂量使用都是安全的；但是超标准大剂量对比剂的高渗透压可造成人体血管、红细胞和肾脏的损害，钆对比剂的高渗透压是造成不良反应物理作用的主要因素；钆对比剂化学合成时应尽量降低重金属离子钆的活性以达到毒性灭活状态，但是对比剂的化学合成形式仍然是产生不良反应化学作用的决定因素；钆剂对于人体各脏器仍是有不同作用的异物，加上对比剂的纯度不一，以上因素都会造成钆对比剂使用时出现的各种过敏反应。综合上述，钆对比剂的不良反应产生机制主要有三种：物理作用、化学作用和过敏反应等。

二、对比剂不良反应分类

对比剂的不良反应主要表现为皮肤症状、消化道症状、中枢神经症状等；按其不良反应的发生时间及症状可分为如下四种类型：

（一）急性不良反应

对比剂注射后 1 小时内出现的不良反应。根据不良反应的症状轻重，可以分为：

1. 轻度不良反应　一过性胸闷、鼻炎、咳嗽、恶心、全身发热、荨麻疹、瘙痒、血管神经性水肿、结膜炎、喷嚏等。

2. 中度不良反应　在上述反应加重并有低血压和支气管痉挛时。

3. 重度不良反应　喉头水肿、反射性心动过速、惊厥、震颤、抽搐、意识丧失、休克等，甚至死亡或其他不可预测的不良反应。

（二）迟发性不良反应

对比剂注射后 1 小时至 1 周内出现的不良反应。对比剂给药后可出现各种迟发性症状（例如恶心、呕吐、头痛、骨骼肌肉疼痛、发热），但许多症状与对比剂应用无关，临床须注意鉴别；与其他药疹类似的皮肤反应是真正的迟发性不良反应，它们通常为轻度至中度，并且为自限性。

（三）晚迟发性不良反应

通常在对比剂注射 1 周后出现的不良反应。肾功能不全的患者，注射钆对比剂后可能会引起四肢皮肤的增厚和硬化，最后可造成关节固定和挛缩，甚至可能引起致死性肾源性系统性纤维化（nephrogenic systemic fibrosis，NSF）。NSF 的发病机制尚不清楚；可能是因为肾衰竭患者钆清除时间明显延长，引起 Gd^{3+} 解离，血液中游离的 Gd^{3+} 可溶

性差，可与阴离子结合形成沉淀，堆积于肌肉、骨骼、肝脏、皮肤及其他器官，引起炎性细胞浸润，从而导致纤维化。

（四）注射部位对比剂外渗

个别患者可能引起皮下对比剂外渗积存，造成皮下组织肿胀、疼痛、麻木感，甚至溃烂、坏死等；极个别患者可能发生非感染性静脉炎。

三、对比剂不良反应的处理

MR 钆对比剂用量较少，其急性不良反应的风险比 CT 碘对比剂低，但仍可发生严重副反应，应引起高度重视。使用钆对比剂前，应向患者或其监护人告知钆对比剂使用的适应证、禁忌证、可能发生的不良反应和注意事项，建议签署"钆对比剂使用患者知情同意书"。对一般状况极度衰竭、支气管哮喘、重度肝肾功能障碍、透析的病人以及既往中度或重度急性钆对比剂不良反应史的病人原则上禁用；对于家族有过敏体质、曾经出现其他药物过敏、有痉挛发作史的患者以及孕妇、老弱病人应慎用。

（一）急性不良反应（非器官特异性）

急性不良反应是指对比剂注射后 1 小时内出现的不良反应。分为轻度、中度和重度不良反应三种。

1. 预防对比剂不良反应措施

（1）高危患者慎用，必要时可采取措施以降低急性不良反应的风险：选用其他检查方法替代；考虑使用其他钆对比剂；注入对比剂前加用预防性用抗过敏药物。

（2）用保温箱加温对比剂到 37℃ 才进行静脉给药。

（3）给药过程中，病人出现中、重度急性不良反应时，应立即停止注射对比剂，中断扫描并及时进入检查室查看或救治病人。

（4）患者注射对比剂完成检查后，仍需留在观察室进行医疗观察 30 分钟才能离开检查科室。

（5）检查室必须具备急救车、输氧装置、吸痰器等齐全的复苏药品和设备。

（6）检查室建立抢救应急通道，建立对比剂重度不良反应抢救的应急快速增援机制，确保病人发生重度不良反应发生后，能呼叫急诊室或其他临床相关科室临床医师及时赶到抢救现场进行急救。

2. 急性不良反应的处理措施

（1）轻度不良反应是一过性的，一般停止注药，建立静脉通道，监测生命体征，包括观察在内的支持性治疗。

（2）中度不良反应要求半坐位给氧，建立静脉补液，有荨麻疹时加入抗过敏给药如地塞米松；心动过缓、血压下降时加入阿托品；痉挛性咳嗽和呼吸困难时加注肾上腺素或氨茶碱等。

（3）重度不良反应是全身过敏样反应，休克时先进行心肺复苏术，再求助医院复苏急救小组；半坐位氧气面罩吸氧，注射肾上腺素，静脉补液加入地塞米松或多巴胺或氨茶碱等；必要时重复给药。

（二）迟发性不良反应

迟发性不良反应处理措施为对症治疗，与其他药物引起的皮肤反应的治疗相似。

（三）晚迟发性不良反应

钆对比剂晚迟发性不良反应特指肾源性系统性纤维化（NSF）。

1. 给药前针对严重肾功能不全高危患者采取甄别预防措施。高风险的患者为慢性肾脏疾病 4 级和 5 级患者[肾小球滤过率（GFR）<30ml/min]、透析患者与急性肾功能不全患者、孕妇以及新生儿。

2. NSF 的发病率很低（肾病患者中<0.1%），单 NSF 尚无有效的治疗方法，预后较差。故此对严重肾功能不全患者，需严格控制钆对比剂的用量，并在增强检查后及时进行透析以预防 NSF 的发生。

（四）钆对比剂外渗的处理

钆对比剂外渗分为轻度与中、重度两类。

1. 轻度外渗　注射部位的皮下组织多数损伤轻微，无需处理，嘱咐患者注意观察；如外渗加重，应及时就诊；对个别疼痛明显者，外渗局部给予普通冷湿敷。

2. 中、重度外渗　注射部位外渗造成局部组织肿胀、皮肤溃疡、软组织坏死和间隔综合征。应进行积极的处理：早期使用 50% 硫酸镁保湿冷敷，1 天后改硫酸镁保湿热敷；同时嘱咐患者抬高患肢，促进患侧肢体血液回流以减轻肢体肿胀。对于钆对比剂外渗及其严重的患者，在局部外用敷药基础上再请临床医师联合用药。

第 四 章

磁共振成像基本原理

第一节　磁共振成像物理学基础

一、原子核与核磁矩

（一）原子核的结构

任何物质都是由分子构成的，分子是由原子构成的。人体内最多的分子是水分子，水分子由氢原子和氧原子组成，由于水约占人体重量的65%，所以氢原子是人体中含量最多的原子。

原子又由原子核和绕核运动的电子构成。原子核位于原子的中心，由带有正电荷的质子（proton）和不显电性的中子组成。质子数量通常与原子核外的电子数相等，以保持原子的电中性。原子核中的质子数和中子数可有不同，质子和中子决定原子的质量，原子核主要决定该原子的物理特性。

（二）原子核的自旋特性

原子核不是固定不动的，而是不停地绕其自身轴进行旋转。原子核中的质子类似地球一样围绕着一个轴做自旋运动，正电荷附着于质子，并与质子一起以一定的频率旋转，称为"自旋"（spin）。由于质子带有正电荷，随之旋转的电荷则产生电流，即质子的转动就相当于一个环形电流。根据法拉第（Faraday）电磁原理，通电的环形线圈周围都有磁场存在，因此质子自身具有磁性，其周围产生微小磁场，并具有磁矩。质子磁矩是矢量，具有方向和大小。对于环形电流，其电流与环形电流形成的面积的乘积就称为环形电流的磁矩，用 μ 表示。总之，质子的自旋是产生磁共振现象的基础。

$$\mu = i \times s \qquad 公式（4-1）$$

公式（4-1）中 i 为环形电流，s 为环形电流形成的面积。

因为具有磁矩的原子核有一定的质量和大小，所以原子核还具有自旋角动量，用 P 表示

$$P = \frac{h}{2\pi}\sqrt{I(I+1)} \qquad 公式（4-2）$$

公式（4-2）中 h 为普朗克常数，I 为核自旋量子数。

I 代表原子核的固有特性，当原子核内的质子数和中子数都是偶数时，自旋量子数 $I=0$，即成对质子、中子的自旋互相抵消，原子核的总自旋角动量为零；当原子核内的质子数和中子数都是奇数，而两者的和为偶数时，自旋量子数 I 取整数值；当原子核内的质子数和中子数的和为奇数时，自旋量子数 I 取半整数。因此，只有具备奇数质子和奇数中子的原子核以及质子数和中子数的和为奇数的原子核，其总自旋角动量不为零，才能产生核磁共振现象，这样的原子包括 ^1H、^{13}C、^{19}F、^{23}Na、^{31}P 等百余种元素。在生物组织中，氢原子（^1H）是人体中含量最多的原子，^1H 占原子总数量的 2/3，而且 ^1H 核为磁化最高的原子核，所以目前生物组织的磁共振成像主要是 ^1H 成像。氢原子核内只有一个质子，不含有中子，所以氢原子核也称为氢质子。

角动量是磁性强度的反应，角动量大，磁性就强。一个质子的角动量约为 1.41×10^{-26} Tesla，磁共振就是要利用角动量的物理特性来进行激发、信号采集和成像的。

二、静磁场中的自旋核

在没有磁场的情况下，自旋中的磁矩的方向是杂乱无章的。因此，对一个原子核宏观聚集体而言，就不可能看到任何宏观的核磁性现象。如果将含有磁性原子核的物质放置于均匀磁场中，情况就不一样了。

（一）静磁场中的质子自旋和角动量方向

根据电磁原理，质子自旋产生的角动量的空间方向总是与自旋的平面垂直。由于质子自旋的方向总是在变化的，因此角动量的方向也跟着变，在自然状态下，角动量方向随机而变。当人体处于强大的外加磁场（B_0）中时，体内的质子将发生显著的磁特性改变。角动量方向将受到外加磁场（也称主磁场）的影响，趋向于与外加主磁场平行的方向，与外加磁场同方向时处于低能级状态，而与外加磁场方向相反时处于高能态，极易改变方向。经过一定的时间后，终将达到相对稳定的状态，约一半多一点的质子的角动量与主磁场方向一致，约一半少一点的质子的角动量与主磁场方向相反（图4-1）。

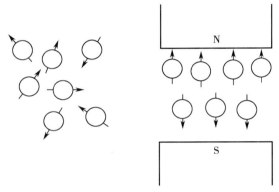

图 4-1　进入外磁场后质子的磁矩方向沿外磁场方向排列，与外磁场方向一致排列的质子数目比相反方向者略多

（二）进动

在外界静磁场的作用下，原子核自身旋转的同时又以 B_0 为轴做旋转运动，此称进动。它是一种围绕某一个轴心的圆周运动，这个轴心就是 B_0 的方向轴。由于质子磁矩是有空间方向性的，它绕着 B_0 轴而转。因此，磁矩方向与 B_0 轴的夹角决定了旋转的圆周大小。譬如陀螺自身在旋转时，它会出现自身旋转轴与地面垂直线有夹角的情况，这时陀螺本身的位置将围绕某一点作圆周运动，它的轨迹将是一个圆周。

进动是在 B_0 存在时出现的，所以进动与 B_0 密切相关。外加磁场的大小决定着磁矩与 B_0 轴的角度，磁场越强大，角度越小，B_0 方向上的磁矩值就会越大，因此可用来进行磁共振的信号会越强，图像效果会更好。此外，外加主磁场的大小也决定了进动的频率，B_0 越强大，进动频率越高，与 B_0 强度相对应的进动频率也叫 Lamor（拉莫）频率，原子

在磁场中进行拉莫尔进动时的角频率与磁感应强度之比称为该原子的旋磁比（γ），为一常数值。氢原子的旋磁比在 1.0 Tesla 的磁场中为 42.58MHz。B_0 等于 0.5 Tesla 时，质子进动频率为 21.29MHz。B_0 等于 1.5 Tesla 时，质子进动频率为 63.87MHz（图4-2）。

Lamor 方程表示：

$$\omega_0 = 2\pi f_0 = \gamma B_0 \qquad 公式（4-3）$$

其中 f_0 为原子核的旋进频率，由公式（4-3）可知，旋进角频率 ω_0 与旋磁比 γ 及核静磁场的强度 B_0 呈正比。

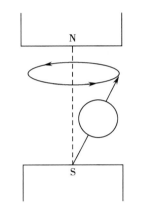

图 4-2　氢质子绕外磁场方向进动

三、宏 观 磁 化

前面提到，当人体进入外加静磁场（B_0）中一定时间达到相对稳定后，角动量方向与外加主磁场一致的处于低能级状态的质子数目要多于与外加磁场方向相反的处于高能态的质子数目。方向一致与方向相反的质子的磁矩绝大多数互相抵消，仅处于两种能级中质子数目有微弱差别部分的质子，即处于低能级的数目略多于处于高能级的那一小部分质子，其磁矩没有抵消而得以保持，其总和就出现了磁矩矢量叠加的总净值，形成一个相应的净宏观磁矩。这个净值是一个所有质子总的概念，不是指单个质子的磁矩和方向，因此，我们把它称为宏观磁矩，也称宏观磁化矢量，又称纵向磁化矢量（longitudinal magnetization），它的方向总是与外加静磁场的方向一致的。纵向磁化矢量可以被用于磁共振成像，用 M_0 代表。

在垂直于外磁场的方向（即横向），尽管质子的自旋轴与外磁场方向有一定的夹角，每个质子的磁化在横向均有投影分量，但是因为质子在不停地进动，每个时刻质子之间的方向，即相对于某一横轴

的夹角（即相位）不同，因此横向矢量叠加为零，此刻还不存在横向磁化矢量（图4-3）。

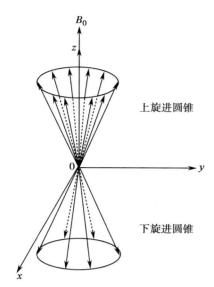

图4-3　氢质子进入外磁场后叠加产生净的纵向磁化矢量

四、射频场激励

因为纵向磁化矢量与外加静磁场方向平行，实际上也叠加于外磁场，和外磁场的磁力相比极其微弱，故无法单独检测出来，不能直接用于成像。如果要检测质子的自旋、收集信号，只有在垂直于静磁场方向的横向平面有净磁化矢量。所以为了设法检测到特定质子群的净磁化矢量并用于成像，则需使净磁化矢量偏离外磁场方向。为了达到这个目的，在磁共振成像中采用了射频（radio frequency，RF）脉冲作为激励源。

射频脉冲是一种电磁波，实际上就是一个在 x-y 平面（垂直于外加静磁场方向即 z 轴的平面）的旋转磁场，用 B_1 代表，在 MR 成像中仅作短促的发射。向外磁场内的氢质子施加 RF 脉冲后，产生两个同时发生的作用：一是低能级的质子吸收了 RF 脉冲的能量后跃迁到了高能级，使之在外磁场中排列方向由同方向平行变为反方向平行，进而又抵消了相同数目低能级质子的磁力，纵向磁化矢量变小。二是受射频脉冲磁场的磁化作用，进动的质子趋向于射频磁场方向而变为同步、同速运动，即处于同相（inphase）。这样，在 x-y 平面上叠加起来，形成了一个新的宏观磁化量，即横向磁化（transverse magnetization）矢量，用 M_{xy} 代表，M_{xy} 继续绕外加磁场的方向进动。因此，新的净磁化矢量偏离了外加磁场的方向（图4-4）。

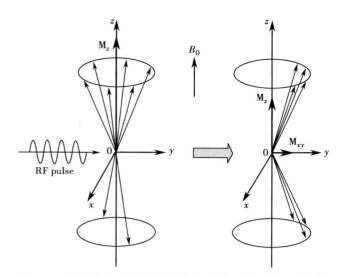

图4-4　射频脉冲对质子产生效应：纵向磁化减少，产生横向磁化

现在，新获得的横向磁化矢量已不再与主磁场叠加在一起，通过测定横向磁化矢量 M_{xy} 可得到生物组织的磁共振信号。

射频脉冲只是短时发射，射频结束时净磁化矢量 M 与 z 轴之间有一个夹角，称为翻转角（flip angle），翻转角为多少度，则该射频脉冲就叫做多少度射频脉冲，例如 90° RF 脉冲和 180° RF 脉冲，翻转角的大小与射频脉冲的强度及其持续时间呈正比。

五、磁共振现象

共振是一种自然界普遍存在的物理现象。物质是永恒运动着的，物体的运动在重力作用下将会有自身的运动频率。当外力反复作用在某一物体上时，而且有固定的频率，如果这个频率恰好与物体的自身运动频率相同，物体将不断地吸收外力，转变为自身运动的能量，这个过程就是共振。

上面讲的射频脉冲的激励，并非各种频率的电磁波都可以起作用，磁共振成像中的激发射频脉冲必须具备的一定的条件。质子在外加静磁场中，以 Lamor 频率进动，当射频脉冲的频率与 Lamor 频率一致，方向与 B_0 垂直时，进动的磁矩将吸收能量，改变进动角度（增大），进动方向将偏离 B_0 方向，B_1 强度越大，进动角度改变越快，但频率不会改变。质子的磁角动量在外加主磁场（B_0）的条件下，受到另一外加磁场（B_1）的作用而发生的共振现象，就是磁共振现象。

磁共振的作用，即射频脉冲的激励使纵向磁化矢量变小，同时形成横向磁化矢量。当在 x-y 平面设置一接收线圈时，由于 Mxy 的进动，相当于线圈内磁场大小和方向的变化，根据法拉第电磁感应原理，即通过闭合回路的磁通量发生变化时，闭合回路内产生感应电压，感应电压的大小与磁通量的变化率呈正比。线圈两端感应出交流电势，这个电势就是线圈接收到的磁共振信号，该信号同样具有进动频率，这就是 MR 信号。

第二节　弛豫与弛豫时间

一、弛豫与弛豫时间

弛豫（relaxation）是物理学的一种现象，外加能量激励后打破了物质系统固有的平衡状态，一旦激励除去后系统逐渐释放过多的能量恢复至原来的平衡状态就是弛豫，这种向平衡态恢复的过程称为弛豫过程（relaxation process）。

质子间与外界环境交换能量的方法不同，弛豫的方式也复杂多种，磁共振弛豫过程主要有两种，一个是纵向磁化矢量 M_z 开始恢复，称纵向弛豫（longitudinal relaxation）；一个是横向磁化矢量 M_{xy} 逐渐减小消失，称横向弛豫（transverse relaxation）。这两个过程都会向外环境释放射频加载的能量，质子由高能态释放能量返回到低能态所需要的时间称为弛豫时间（relaxation time）。

二、T$_1$ 弛豫

T$_1$ 弛豫也叫纵向弛豫或自旋 - 晶格弛豫（spin-lattice relaxation），是指自旋的氢质子把从射频脉冲中所吸收的能量释放到周围的晶格（分子）中回到它稳定状态的过程。当质子受到 90° 射频脉冲激励后，质子群虽然仍以相同的相位围绕 z 轴旋转振荡，但磁化矢量在 x-y 平面内的分量 M_{xy} 增大，z 轴方向的磁化矢量 M_z 则减小。当射频脉冲终止后，氢质子纵向磁化矢量开始逐渐恢复。纵向磁化矢量 M_z 恢复到 M$_0$ 平衡态（即 M_z 最大值）的过程见（图4-5），其函数曲线见公式（4-4）：

$$M_z=M_0(1-e^{-t/T_1})　　　公式（4-4）$$

公式（4-3）中 M_z 表示磁化强度垂直分量（z 轴分量），M_0 为平衡态纵向磁化强度矢量，t 为弛豫时间，T$_1$ 为纵向磁弛豫时间。

纵向磁化矢量以零值（最小值）为起点，恢复至 M_z 方向最大值的 63% 所经历的时间称为 T$_1$ 时间，每经过一个 63% 的恢复时间为 T$_1$ 周期（图4-6）。

高能态的质子释放能量的速度与其周围分子的自由运动频率有关，周围分子的自由运动频率越接近质子的进动频率，能量释放就越快。组织纵向磁弛豫越快，其 T$_1$ 越小，M_z 恢复越快，在磁共振的 T$_1$ 加权图像中信号越高。周围分子的自由运动频率明显高于或低于质子的进动频率，能量释放就慢，组织 T$_1$ 时间就越长 M_0 恢复越慢，磁共振信号越低。不同组织由于质子周围分子的自由运动频率不同，其纵向弛豫的时间也不同（图4-7）。

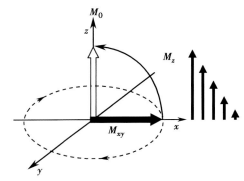

图 4-5　纵向磁化矢量 M_z 恢复到 M_0 平衡态（即 M_z 最大值）的过程

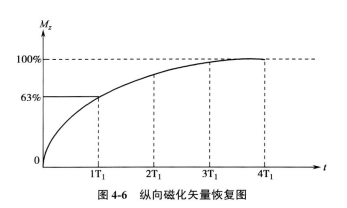

图 4-6　纵向磁化矢量恢复图

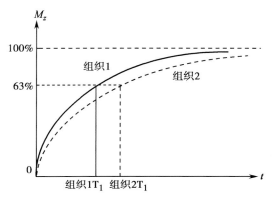

图 4-7　不同组织的纵向弛豫

三、T$_2$弛豫

T$_2$弛豫也叫横向弛豫（transverse relaxation），或自旋 - 自旋弛豫（spin-spine relaxation）。90°射频脉冲关闭后，原先以相同的相位进动的自旋质子群彼此间开始出现进动相位差，导致横向磁化矢量从 M$_{xy}$（最大值）逐渐衰减。当所有自旋质子间相位完全相反时横向磁化矢量消失为零（图4-8）。横向磁化矢量也是 M$_{xy}$维持的时间，T$_2$是由于质子间相位不同能量总和产生的，受激核系统的 T$_2$弛豫符合指数规律。横向磁化强度矢量 M$_{xy}$ 的恢复规律见函数公式4-5。

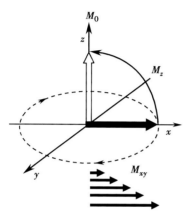

图4-8　横向磁化矢量

$$M_{xy}=M_0\sin\theta\, e^{-t/T_2} \qquad 公式（4-5）$$

公式（4-4）中 M$_{xy}$ 为横向磁化值，M$_0$ 平衡态磁化矢量，t 为弛豫时间，T$_2$ 为横向弛豫时间常数。

当射频脉冲终止后，氢质子横向磁化矢量 M$_{xy}$ 逐渐恢复到 M$_z$ 方向，把自旋 - 自旋弛豫磁化矢量 M$_{xy}$ 衰减至最小值的37%所经历的时间称为 T$_2$ 弛豫时间（图4-9），每经过一个37%的恢复时间为 T$_2$ 周期，T$_2$ 越大 M$_{xy}$ 持续的时间越长，磁共振信号越高。T$_2$ 越小 M$_{xy}$ 持续的时间越短，磁共振信号越低。不同组织的 T$_2$ 弛豫时间不同（图4-10）。

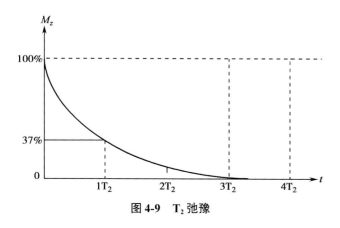

图4-9　T$_2$弛豫

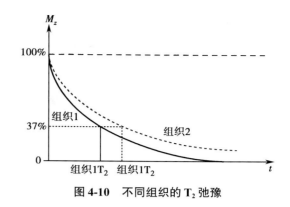

图4-10　不同组织的 T$_2$ 弛豫

四、T$_2$*弛豫

T$_2$ 衰减决于完全均匀磁场的自旋 - 自旋的相互作用，两者作用的结果称为有效 T$_2$ 或 T$_2$*弛豫。

完全均匀的磁场不可能存在，由于外磁场的不均匀性影响氢质子的进动频率不同步，这些频率上的差异导致质子的失相位。当自旋 - 自旋开始时它们的频率是一致的，此时 M$_{xy}$ 磁化矢量最大，随着自旋 - 自旋作用开始子彼此间的频率出现不同步（失相位），当所有的自旋相位相互作用相反时，它们的矢量总和将为零，这种不均匀的磁场在自旋 - 自旋的相互作用产生了 T$_2$ 的指数衰减。

当两个自旋质子彼此相邻时，一个质子的磁场会影响到邻近周围其他质子热波动影响，使质子的进动频率改变，虽然质子间的相互作用微小，但也可影响磁场均匀度的改变，造成质子彼此间失相位。这就加快了 M$_{xy}$ 方向的衰减效应，使得 T$_2$*衰减时间比 T$_2$ 要小得多，见图4-11。

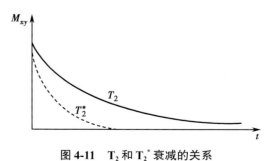

图4-11　T$_2$ 和 T$_2$* 衰减的关系

五、宏观磁化矢量的综合弛豫轨迹

宏观磁化矢量不是指单质子磁化矢量的变化，而是当射频停止后，所有的质子磁化矢量总的变化状态，综合弛豫过程包括 T$_1$ 弛豫和 T$_2$ 弛豫，也就是纵向弛豫和横向弛豫。

平衡状态组织中氢质子是按玻尔兹曼（Boltzmann）

分布或叫吉布斯（Gibbs）分布排列的，当外加射频脉冲和自旋氢质子发生共振时，使低能级的氢质子吸收能量跃升至高能态，质子能级系统就进入了高能级非稳定状态。当射频终止后，被射频激发成高能态的质子将受静磁场 B_0 的影响，把所吸收的射频能量逐渐释放出来并恢复到原来静止时的低能级平衡态排列（图4-12）。

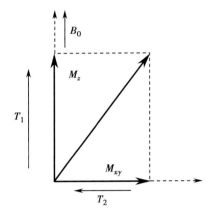

图 4-12 质子射频能量逐渐释放出来
并恢复到原来静止时的低能级平衡态

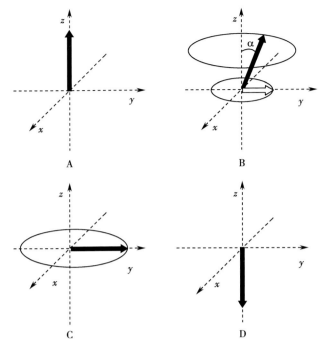

图 4-13 不同的射频造成宏观磁化矢量变化

当组织中的氢质子吸收进动频率一致的射频能量后，组织中的氢质子将由低能态跃升为高能态，射频能量使组织的宏观纵向磁化矢量偏离原来的平衡状态。在磁场中在没有激发射频脉冲之前，宏观纵向磁化矢量处于平衡状态如图4-13A。当射频以 α 角度激发时，组织的产生一个旋转较小的宏观横向磁化矢量如图4-13B。当射频使宏观纵向磁化矢量偏离90°时，组织中宏观纵向磁化矢量消失，形成一个较大的宏观横向磁化矢量（图4-13C）。180°脉冲激发后使组织中宏观纵向磁化矢量与主磁场方向相反大小不变如图4-13D。

90°脉冲使组织中的不同相位质子处于同相位进动，组织中的质子横向磁化矢量方向一致，总和相互叠加，产生了宏观的横向磁化矢量。90°脉冲关闭后宏观横向磁化矢量总和将出现衰减，组织中同相位进动的质子群逐渐出现了失相位，其宏观横向磁化矢量逐渐衰减直至完全消失（图4-14）。

T_1 弛豫是宏观纵向磁化矢量 M_z 恢复到 z 轴的最大值，T_2 弛豫是宏观横向磁化矢量 M_{xy} 恢复到 x-y 平面的最小值。他们磁化矢量的变化是两个独立的过程，宏观磁化矢量也就是宏观磁化矢量 M 的变化过程，宏观磁化矢量的综合弛豫轨迹（图4-15）。

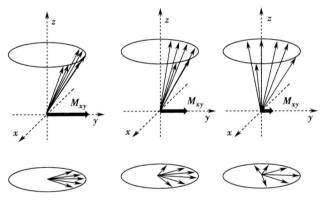

图 4-14 宏观横向磁化矢量总和衰减

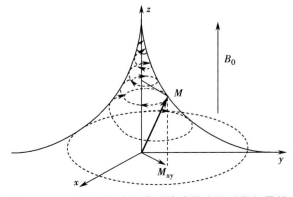

图 4-15 90°射频脉冲激发后造成的宏观磁化矢量的变化轨迹图

第三节　磁共振信号检测与处理

磁共振的激发和弛豫实际上是组织吸收和释放能量的过程。成像所用的激励脉冲非常短暂（仅持续数微秒），但功率较大，其磁场 B_1 沿着与 Z 轴垂直的方向作用于人体，使被检平面内的原子核发生共振；弛豫过程释放可以获取的自由感应衰减信号、自旋回波信号和梯度回波信号，本节讨论自由感应衰减信号的形成及处理。

一、自由感应衰减信号

（一）自由感应衰减

自由进动是指射频场作用停止后磁化强度矢量 M 的运动。对磁化的质子施加适当频率的射频脉冲后，质子趋向同相运动；在射频脉冲存在期间，磁化矢量 M 在快速绕 z 轴进动的同时，慢慢地绕 X 轴旋转（90° 或 180°）。

90° 射频脉冲之后，$M_y=M_0$，核自旋开始自由进动和弛豫，质子的相位相干现象逐渐消失，磁化矢量 M 慢慢地回到主磁场的方向，磁化矢量 M 的这种衰减过程叫做自由感应衰减（free induced decay，FID），这时的共振信号叫自由感应衰减信号，或简称为 FID 信号。尽管弛豫过程在激励接通的瞬间已经开始，MR 信号的检测却在射频脉冲终断后进行，这样做可以有效避免射频信号的耦合。

在旋转坐标系中看 FID 信号是下式所描写的指数衰减信号：

$$\begin{cases} M_z = M_0(1 - e^{-t/T_1}), \\ M_y = M_0 e^{-t/T_2}, \end{cases} \qquad \text{公式（4-6）}$$

如图 4-16 所示，T_2 由自旋-自旋相互作用所决定，自旋之间能量交换，引起相位发散，所以是本征横向弛豫时间，又叫相位记忆时间，这是不可逆过程；纵向弛豫 T_1 是由自旋-晶格相互作用决定的过程，描写了 M_z 向 M_0 恢复的速度。M_z 向 M_0 恢复总是比 M_y 向 M_0 的恢复要慢，通常情况下，$M_{xy} \rightarrow 0$ 比较快，$M_z \rightarrow M_0$ 比较慢，一般认为 M_z 经 $5T_1$ 时间已基本恢复到热平衡值 M_0，M_y 经 $3T_2$ 时间基本衰减到零。

暂态与稳态不同，在连续波稳态 MR 中，可直接给出频域信号，吸收峰可用示波器直接观察。而在脉冲暂态 MR 中，给出的 FID 信号是时域信号，必须对 FID 信号进行取样、数字化后再进行快速数字傅里叶变换，才能得到频域信号，这依赖于计算机技术支持。从物理原理来说，对 FID 模拟信号进行傅里叶变换，就可得到频域信号。

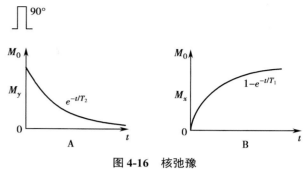

图 4-16　核弛豫
A. FID 信号；B. M_z 向 M_0 弛像恢复

（二）磁共振自由感应衰减信号的检测

为了描述自由进动的变化规律，可以通过求解相关的布洛林方程，分别得到射频源切断瞬间（τ 时刻）自由进动横向分量的瞬态表达式[公式（4-7）]以及射频源关闭（$t=\tau+t'$ 时刻）以后自由进动横向分量的瞬态表达式[公式（4-8）]。

$$M_{xy}(\tau) = M_0 \sin\omega_1(\tau) \cdot e^{-i(\omega_0\tau - \frac{\pi}{2})} \qquad \text{公式（4-7）}$$

$$M_{xy}(t') = M_{xy}(\tau) \cdot e^{-i(\omega_0 t')} \cdot e^{-\frac{t'}{T_2}} \qquad \text{公式（4-8）}$$

在自由进动中，M_{xy} 的幅值要随时间衰减，其特征时间为 T_2，如果这时在 x-y 平面放置一个检测线圈（图 4-17），则在 $\tau \rightarrow \tau + T_2$ 时间内就会在线圈两端产生一个由 $M(t)$ 感应出的自由进动信号，且它在 $(\tau + T_2)$ 时间之后消失。这就是 FID 信号。线圈两端接收到的信号波形，如图 4-17 所示。在这种情况下，$M(t)$ 与 FID 是没有区别的。自由感应衰减信号的衰减时间由外加恒定磁场的不均匀性和横向弛豫两个因素决定。

在切断射频源的时刻，公式（4-8）还可写为如下形式：

$$M_{xy}(t-\tau) = M_{xy}(\tau) \cdot e^{-i\omega_0(t-\tau)} \cdot e^{-\frac{t-\tau}{T_2}} \qquad \text{公式（4-9）}$$

上述表达式均为描写自由进动过程的基本关系式，也是 FID 检测的理论依据。为了进一步了解 FID 的检测原理，须简单回顾一下前面的相关内容。在垂直于静磁场 B_0 的 x 轴上施加射频场 B_1 后，就可以使静磁化强度矢量 M_0 偏离 B_0 一个角度 θ，θ 可取任意角度，这完全由 B_1 的振幅和作用时间 τ 决定，即存在如下关系：

$$\theta = \gamma B_1 \tau \qquad \text{公式（4-10）}$$

当满足

$$\tau = \frac{\pi}{2\gamma B_1} \ll T_2 < T_1 \qquad 公式（4-11）$$

时，射频脉冲作用期间的弛豫便可以忽略。在 $t=\tau$ 时关闭射频源，M 将倒向 xy 平面（以 90° 射频脉冲激励为例）。

至此，我们已推得 FID 信号正比于磁化强度矢量的横向分量 M_{xy}。由此可见，FID 信号确实反映了宏观磁化强度矢量 M 的变化。

由公式 $M_{xy}=M_x'+iM_y'=u+iv$ 推得：

$$M_{xy} = \left| \mathbf{M}_{xy} \right| = \sqrt{u^2 + v^2} \qquad 公式（4-12）$$

显然，自由进动的吸收信号 v 及色散信号 u 均对 FID 有所贡献。但是，根据公式 $v_{max} = \frac{M_0}{2}\sqrt{\frac{T_2}{T_1}}$，

在共振的条件下 v 取得最大值为 $\frac{M_0}{2}\sqrt{\frac{T_2}{T_1}}$，而 u 为零。可见这时 M_{xy} 仅由 v 决定，即 FID 表现的就是吸收信号。在 ω_0 附近，色散信号对 FID 的贡献逐渐增大，但 FID 仍主要受吸收信号的影响。如果 $|\Delta\omega|$ 进一步增大，则色散分量的作用加大，最终将使 FID 趋于零（图 4-17）。

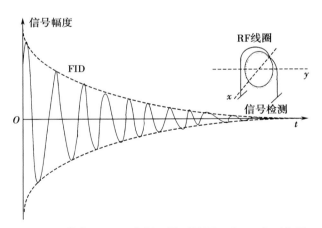

图 4-17 若在 xy 平面内置一检测线圈，则 M_{xy} 将以每秒 $\omega_0/2$ 的频率切割线圈，从而产生电势，这就是检测到的 **FID 信号**

FID 信号指的是在探测线圈中感应出的自由进动，因此又叫自由进动衰减，所以 FID 是 MR 的一种信号源。

二、FID 信号的傅里叶变换

FID 信号描述的是信号瞬间幅度与时间的对应关系。实际上各质子群的 FID 过程并不相同，所叠加在一起的总信号也不会是一个简单的指数衰减曲线。因此，有必要将振幅随时间变化的函数变成

振幅随频率分布变化的函数，傅里叶变换（fourier transformation，FT）就是将时间函数变换成频率函数的方法。傅里叶变换这一纯粹的数学方法在 MRI 中发挥着非常重要的作用，现今的 MRI 技术几乎全部应用了傅里叶变换原理。

傅里叶变换的基本思想首先由法国数学家和物理学家傅里叶系统提出，所以以其名字来命名以示纪念。从现代数学的眼光来看，傅里叶变换是一种特殊的积分变换，最基本的是级数变换，其中傅里叶级数变换是傅里叶变换的基础。在不同的研究领域，傅里叶变换具有多种不同的变体形式，如连续傅里叶变换和离散傅里叶变换。傅里叶变换能将满足一定条件的某个函数表示成正弦基函数的线性组合或者积分，通过对函数分析来达到对复杂函数的深入理解和研究。

任何连续测量的时序或信号，都可以表示为不同频率的正弦波信号的无限叠加。而根据该原理创立的傅里叶变换算法则利用直接测量到的原始信号，以累加方式来计算该信号中不同正弦波信号的频率、振幅和相位。FID 信号不仅提供幅值和频率，它还提供幅值和频率相关的相位的信息。

与傅里叶变换算法对应的是逆傅里叶变换算法，逆变换从本质上说也是一种累加处理，这样就可以将单独改变的正弦波信号转换成一个信号。因此，可以说，傅里叶变换将原来难以处理的时域信号转换成了易于分析的频域信号，可以利用一些工具对这些频域信号进行处理、加工，最后还可以利用傅里叶逆变换将这些频域信号转换成时域信号。

（一）傅里叶变换的数学定义

磁共振接收到的信号首先都是模拟信号。以某个模拟信号 $f(t)$ 为例，为了分析其频率成分，引入傅里叶变换为：

$$F(\omega) = \int_{-\infty}^{\infty} f(t)e^{-i\omega t}dt \qquad 公式（4-13）$$

$F(\omega)$ 是 $f(t)$ 的傅里叶变换结果，由频谱表示（图 3-3）。傅里叶变换是可逆的，知道频谱，可以计算相应的时域信号：

$$f(t) = \frac{1}{2\pi}\int_{-\infty}^{\infty} F(\omega)e^{i\omega t}d\omega \qquad 公式（4-14）$$

$f(t)$ 是 $F(\omega)$ 的傅里叶逆变换结果。

该变换一般用于从由已知变量（如时间）所表述的信号中提取以该变量的倒数（这里是频率 =1/ 时间）表述的成分；以同样方式，我们可以将图像（以距离为变量）和空间频率（频率 =1/ 空间距离）联系起来。

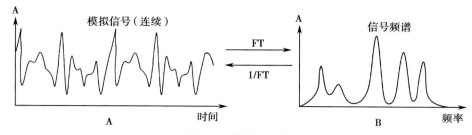

图 4-18 傅里叶变换

傅里叶变换可以确定一个模拟信号（A）的频率成分，它将由频谱（B）表示。傅里叶变换是可逆的，知道频谱就可以计算相应的时域信号。

（二）FID 信号的傅里叶变换

1. 样品中只有一个共振频率且等于射频脉冲中心频率（$\omega=\omega_0$）的 FID 信号 90° 射频脉冲后，时域信号为 FID 信号。

$$S(t)=M_y(t)+iM_x(t)=(M_0e^{i\omega_0t})\cdot e^{-t/T_2}. \quad \text{公式（4-15）}$$

在 xy 平面上以 ω_0 进动，同时以 T_2 时间常数弛豫衰减，其傅里叶变换为

$$F(\omega)=\int_{-\infty}^{\infty}S(t)\,e^{-i\omega t}dt=\int_{-\infty}^{\infty}M_0e^{i\omega_0t}\cdot e^{-t/T_2}\cdot e^{-i\omega t}dt$$

$$=\frac{M_0}{\dfrac{1}{T_2}+i(\omega-\omega_0)}$$

$$=\frac{M_0/T_2}{\left(\dfrac{1}{T_2}\right)^2+(\omega-\omega_0)^2}-i\frac{M_0(\omega-\omega_0)}{\left(\dfrac{1}{T_2}\right)^2+(\omega-\omega_0)^2}. \quad \text{公式（4-16）}$$

对比公式 $f(\omega)=\dfrac{T_2}{\pi}\dfrac{1}{1+(\omega-\omega_0)^2T_2^2}$，$F(\omega)$ 实部代表吸收信号线形，虚部代表色散信号线形[1]。ω_0 是载波频率，在旋转坐标系（ω_0）中看进动频率 $\Omega=\omega-\omega_0=0$，或经滤波器滤掉 ω_0 后，FID 是一个单指数衰减信号。

$$F(\Omega)=\frac{M_0T_2}{1+T_2^2\Omega^2}-i\frac{M_0T_2^2\Omega}{1+T_2^2\Omega^2}. \quad \text{公式（4-17）}$$

2. 样品中只有一个共振频率且 $\omega\neq\omega_0$ 的（off resonance）FID 信号 由于有频差 $\Delta\omega=\omega-\omega_0$，横向磁化强度矢量在旋转坐标系中以 $\Delta\omega$ 进动，滤掉 ω_0 后 $s(t)=M_{xy}(t)=M_y(t)+iMx(t)$ 是一个衰减振荡信号，如图 4-20A 所示，其频域信号的计算见公式（4-18）。

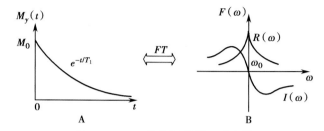

图 4-19 FID 信号及其傅里叶变换
A. FID 信号；B. FID 信号的傅里叶转换

$$F(\omega)=\frac{M_0/T_2}{\left(\dfrac{1}{T_2}\right)^2+(\omega-\omega_1)^2}-i\frac{M_0(\omega-\omega_1)}{\left(\dfrac{1}{T_2}\right)^2+(\omega-\omega_1)^2}$$

$$=\frac{M_0/T_2}{\left(\dfrac{1}{T_2}\right)^2+(\omega-\omega_0-\Delta\omega)^2}-i\frac{M_0(\omega-\omega_0-\Delta\omega)}{\left(\dfrac{1}{T_2}\right)^2+(\omega-\omega_0-\Delta\omega)^2}$$

公式（4-18）

$F(\omega)$ 的实部代表共振吸收峰，位于 $\Delta\omega+\omega_0$ 处，如图 4-20B 所示。

3. 样品中有两个共振频率（$\omega_1\neq\omega_2\neq\omega_0$）的 FID 信号 两个频率都不等于 ω_0 的 FID 中出现"拍"，如图 4-21A 所示。其傅里叶变换如图 4-21B 所示。

4. 样品中有很多频率（化学位移）的 FID 信号的傅里叶变换 若 FID 含有很多个共振频率，其傅里叶变换后则显示沿频率轴有很多共振线（图 4-22），线高代表信号强度或能量，这就是所谓的磁共振波谱。尽管时域信号 FID 复杂得难以辨认，然而经一维傅里叶变换后得到的波谱，就是各条谱线的线形函数。分子中同种核或不同分子中的同种核，由于其周围化环境略有差别，造成其局部场略有差异，因其共振频率有一个微小的位移，称为"化学位移"，这是我国著名学者虞福春和 Proctor 于 1950 年在布洛赫实验室工作时发现的，这一伟大发现形成了 MR 波谱分析的理论和实验基础（图 4-22）。

---

[1] 吸收信号和色散信号：在连续波 MR 中，M_x 与 B_1 平行，B_1 对 M_x 的作用力矩 $M_x\times B_1=0$，可见 M_x 与 B_1 之间不交换能量，M_x 是频率的函数，其曲线形状与介质色散有些类似，故起名叫色散信号。M_y 与 B_1 垂直，B_1 对 M_y 有作用力矩，故 M_y 与 B_1 之间可以交换能量。M_y 正是核磁矩从射频场吸收能量、共振跃迁形成的，故定名为吸收信号。

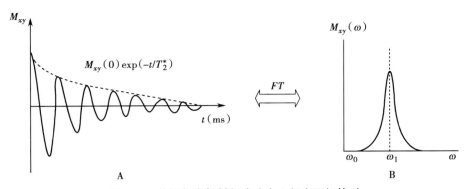

图4-20 共振频率与射频脉冲中心频率不相等时
A. 时域信号衰减振荡；B. 频域上峰位移动

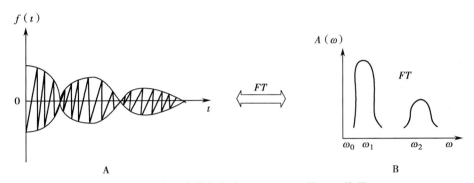

图4-21 有两个共振频率（$\omega_1 \neq \omega_2 \neq \omega_0$）的 FID 信号
A. 时域信号出现"拍"；B. 傅里叶变换后，在频域上有两条共振线

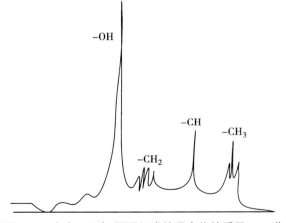

图4-22 由水、乙醇、丙酮组成的混合物的质子 MR 谱

第四节 磁共振图像的空间定位

一、梯度场与磁共振成像的空间定位

磁共振系统主磁体的作用在于产生一个静磁场，理想状态下该静磁场三维空间中任何一点的磁场强度保持均匀一致。当人体进入该静磁场之后，

所有的氢质子将以单一的频率进行进动。如果射频脉冲以该进动频率进行激励，则静磁场中的所有的氢质子都将被激发，获得的磁共振信号就包含了磁场中被成像病人的整个信息。也就是说，采集的信号并没有病人的任何空间位置信息，无法确定信号的特定起源点。为了对磁共振信号进行空间位置信息的编码，就需要引入梯度磁场。梯度磁场是磁共振系统的核心之一，在磁共振成像过程中起到极其重要的作用。

梯度磁场包括梯度线圈和梯度电源两个部分。为了获得各个方向的空间位置信息，需要在 x、y、z 每个基本轴线方向上都施加一个梯度磁场，因此磁共振系统有三组独立的梯度线圈和梯度电源，分别产生 x、y、z 三个轴向的梯度磁场。和产生主磁场的线圈不同，梯度线圈被设计为当电流在线圈中流动时，梯度线圈产生的是一个强度随空间位置变化的线性磁场。这种线性变化以磁体中心为基点，一侧为正向变化（磁场强度逐渐增加），一侧为负向变化（磁场强度逐渐减小），整体形成磁场强度由低到高的线性改变。相对于静磁场而言，虽然梯度磁场的强度非常微弱，但当其叠加在静磁场上后，足以使受检体在不同空间位置上的磁场强度产生变化，而且这种变化是线性的。相应地，处于该梯度方向上不同位置的氢质子就具有了不同的进动频率。换而言之，通过在静磁场中叠加梯度磁场，形成了频率的空间分布坐标。例如，在1.5T磁场的Z轴方向叠加一个梯度磁场，梯度磁场Z轴正向端强度为+0.0004T，Z轴负向端为-0.0005T，磁体中心点为0.0T。因此在整个磁体中就形成一端为1.5004T，另一端为1.4995T，磁体中心点1.5T这样一个线性变化的静磁场。相对应磁体一端氢质子共振频率为63.876 275MHz，另一端为63.833 715MHz，而磁体中心仍保持为63.855MHz。可见通过在Z轴方向上叠加梯度磁场，形成了一个氢质子共振频率的Z轴方向分布坐标（图4-23）。

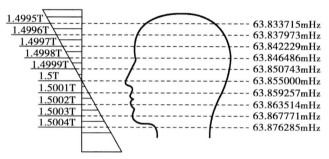

图4-23　叠加梯度磁场后主磁场场强和频率的变化

根据拉莫频率，如果通过控制射频脉冲的激励频率，就可以使z轴方向上相应位置的氢质子发生共振，这就达到了磁共振成像空间定位的目的。当然上述一个方向梯度磁场的应用只是完成了一个维度的空间定位，无法成为一幅图像。要获得被检体某一层面内各体素信息与图像像素信息的一一对应，则还需从不同的方向叠加梯度磁场，对层面内的信息进一步进行空间定位。层面内的氢质子的空间定位分别被称为频率编码和相位编码。磁共振成像系统x、y、z三个轴向的梯度磁场根据成像面（矢状面、横断面、冠状面）的不同，都可作为层面选择梯度、相位编码梯度和频率编码梯度完成磁共振成像的空间定位。

为了实现x、y、z三个轴向的梯度的线性变化，梯度线圈导线的缠绕方法各有不同（图4-24）。叠加梯度磁场以后，虽然在各个方向上产生了场强差异或者说频率差异，但所有氢质子仍沿主磁场z轴的方向进动。

作为磁共振系统的核心部件，梯度磁场有两个主要的性能指标，一是梯度场强度，另外一个是梯度切换率。梯度场的磁场强度是指梯度磁场能够达到的最大值，通常表示为mT/m（毫特斯拉/米）或G/cm（高斯/厘米）。梯度磁场越大，代表成像可以达到更小的FOV和更薄的层厚。梯度切换率是指最大梯度场强与梯度上升时间的比率，它反映了到达最大磁场强度的速度，表示为mT/（m•ms）[毫特斯拉/（米×毫秒）]。高的梯度场强和快速的梯度切换率（短的梯度上升时间）是磁共振系统高性能梯度的必备条件。目前1.5T磁共振系统高性能梯度的场强可以达到40～50mT/m，而梯度切换率可高达200mT/（m•ms）。

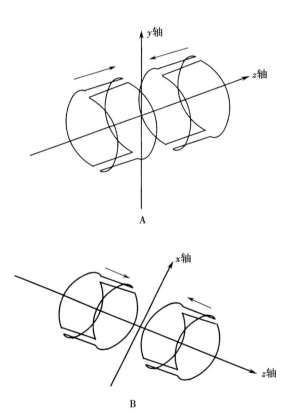

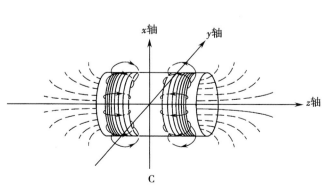

图4-24　x、y、z轴的梯度线圈
A.为x轴的梯度线圈；B.为y轴的梯度线圈；
C.为z轴的梯度线圈

二、选层与选层梯度

当病人被置于外磁场中时，发射一个射频脉冲，射频脉冲的频率虽然遵循拉莫频率的原则，当静磁场是一个均匀磁场时，处于其中的所有氢质子具有统一的共振频率，它们都可以接收同一频率的射频激发。因此，得到的自由感应衰减信号或者回波信号来自于病人处于磁场中的部分，没有任何空间信息，或者说获得的信号没有任何空间分辨率，不能确切知道它来自人体的某个确切部位。显然，这与我们需要获得特定厚度、某一水平层面信息的要求相背离。

由于共振的频率遵循拉莫方程，一个不符合拉莫频率的射频脉冲不会激发该频率范围以外的任何氢质子。当在主磁场的方向（z 轴方向）上叠加一个梯度磁场 G_z 后，该方向上任何位置的磁场强度发生线性变化，也就是说 z 轴上任何位置的磁场强度是不同的，因此在任何位置的氢质子，其共振频率也是不同的。如果此时向病人发射一个单一频率的射频脉冲，根据拉莫方程的原则，只有特定位置具有相同共振频率的氢质子可以接收该射频脉冲并产生信号，在此位置以外的氢质子由于共振频率不同而不受射频脉冲的影响（图4-25）。

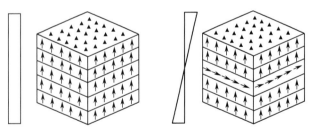

图 4-25　施加选层梯度后，与射频相同频率进动的质子群被激励

通过上述在 z 轴方向叠加梯度磁场的方法采集的信号仅来自某一特定的空间层面，达到了成像的第一步：层面选择。相应在该方向叠加的梯度磁场就是选层梯度。根据成像层面的要求不同，可以是横断面、冠状面或者矢状面，因此作为选层梯度可以是 z 轴梯度、y 轴梯度或者 x 轴梯度。当成像的层面是斜位时，就需要应用两个以上的梯度作为选层梯度，此时选层梯度的方向和大小是 x、y、z 三个方向梯度方向的矢量加，最后成为一个梯度但含有每个轴梯度场的成分，最后梯度的方向即为斜位扫描的方向，其净梯度场为 G。

可以说通过上述的选层梯度达到了层面空间位置选择的目的，但在实际成像过程中，层面不但有空间位置的选择，还需要有层面厚度的选择。

（一）射频与层厚的关系

如果向人体发射一个单一频率的射频脉冲，在选层梯度场的作用下，系统将接收到一个来自特定层面以该频率进动的磁共振信号，但它将会是一个无限薄的层面。如此无限薄层面的信息首先是微弱的，没有临床的应用意义，而实际发射的是具有一定频率范围的射频脉冲，这个频率范围就是射频的带宽。

如果激发射频的带宽为 100kHz，中心频率为 63.87MHz，则射频的范围为 63.87±0.05（63.82～63.92）MHz，与之频率对应的梯度场强度约为 1.4988～1.5012T。所以当以此带宽的射频进行激励时，只有在空间位置处于梯度场强 1.4988～1.5012T 范围之内的氢质子才会发生共振产生信号，其他部位或者说其他层面的氢质子由于拉莫频率与之并不匹配而不会被该射频激励（图4-26）。

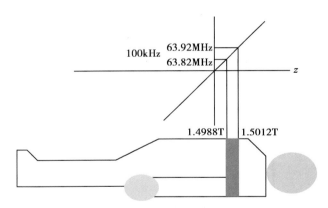

图 4-26　层厚和位置、频率和场强间的关系

当梯度场的强度固定一致时，所进行激励的射频脉冲频率带宽越窄，其激励的层面厚度越小；反之，射频带宽越大，激励的层面越厚，也就是说射频带宽与层面选择的厚度呈正比关系，如图4-27。

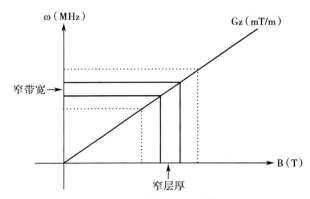

图 4-27　射频带宽与层厚的关系

理想状态下，射频脉冲频率范围的波形是一个矩形，因此在对连续层面进行射频激励时，每个频率范围均激励不同的层面，最终获得连续层面但又互相不干扰的信号。实际上射频脉冲的频率范围并不可能是绝对的矩形，相反可能是一个上下抛物线型或者呈现类似高斯曲线的形状。以此形状的射频进行连续激励时，由于彼此的频率范围互相接近而导致有部分发生重叠。这种重叠会使相邻层面的氢质子同时受到激励，产生层面间信号的互相干扰，这种现象被称为层间干扰。为了尽可能减少这种由于邻近频率带宽重叠导致的信号干扰，临床应用中需要在连续的带宽间保持一定的间隔。

（二）梯度场强度与层厚的关系

如前所述，梯度磁场有两个核心指标：梯度场强和梯度切换率。一个高性能的梯度系统需要具有快速上升，在高场强的状态下保持磁场强度恒定，然后快速下降的特点，整个工作波形表现为一个梯形波。除了射频脉冲的带宽之外，梯度的场强是影响层面选择的另一个重要因素。当射频带宽固定时，氢质子被共振激励的频率范围是固定的，但在不同梯度场强的环境中，该频率范围所对应的空间位置却是可变的。例如，对于一个 20mT/m 的梯度系统，如果成像面的长度是 50cm，则对应于每厘米空间位置上磁场强度的差异是 0.2mT。如果系统的梯度是 40mT/m，同样 50cm 的成像长度，则每厘米成像空间位置上磁场强度的差异是 0.4mT。因此，以某一固定宽带的射频进行激励时，40mT/m 梯度的系统受激励的层厚仅为 20mT/m 系统的一半（图 4-28）。

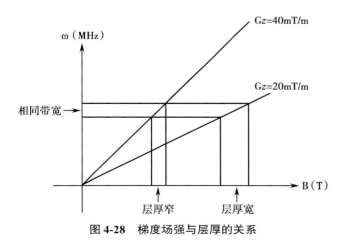

图 4-28　梯度场强与层厚的关系

降低射频脉冲的带宽可以降低层面的厚度，但射频带宽能降低多少，受到电子系统极限的限制。

增大层面选择梯度的场强同样可以降低层面的厚度，但梯度场强增加到多少，则受到梯度系统的硬件限制。两者的综合性能决定了磁共振系统进行成像时最薄层面的绝对极限。

三、频率编码与频率编码梯度

通过射频脉冲带宽和选层梯度的控制，可以获得特定厚度某一层面的信号，也就是说从一个空间位置上确定了信号来源。但是，该信号只有层面方向上的空间位置信息，并没有信号在层面内分布的位置信息。因此，该信号还无法转换为层面的图像。为了产生层面图像，还需要确切知道层面内每个体素所对应的信号大小，或者说需要进一步将成像的体素与最后呈现图像的像素进行一一对应。实现这一目的的方法就是继续对将要采集的信号进行空间编码，使其具有层面内空间位置的信息。完成这一步骤涉及两个部分：频率编码和相位编码。

选层梯度场（Gz）在 90° 脉冲的激励过程中打开，并在 90° 脉冲后关闭，同样地，在施加 180° 重聚脉冲时选层梯度场（Gz）再次打开和关闭，则回波信号来自于整个特定的层面。此时，该层面内的所有氢质子均以相同的频率进动，不具有层面内的空间信息。如果在层面内的一个方向上（如 x 梯度方向）施加另一个梯度场 Gx，那么在 Gx 的作用下，层面内 x 方向出现一个线性的梯度变化，该线性梯度同样使得层面内的氢质子在 x 轴方向上产生共振频率的线性变化。这个施加的梯度场就是频率编码梯度，它在信号读出时打开，信号采集完关闭。通过频率编码梯度场的作用，采集的回波信号是一个在频率编码梯度施加的方向（Gx）上有频率变化的信号，而在频率编码梯度的垂直方向上（y 轴）的氢质子仍将以相同的频率进动，也就是说通过频率编码梯度完成了层面内信号的一维编码，实现了层面内频率与位置的对应（图 4-29）。

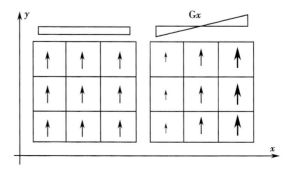

图 4-29　频率编码梯度施加后的频率变化（箭头大小表示频率大小）

四、相位编码与相位编码梯度

通过选层编码和频率编码，采集的回波信号实现了层面选择（Gz）和频率编码方向（Gx）上信号分量的区分。为了实现层面另一个方向（y 轴）的空间定位，还需要在 y 轴方向引入另一个梯度场 Gy，这个梯度称为相位编码梯度。

相位编码梯度通常施加在 90° 和 180° 射频脉冲之间，或者在 180° 脉冲和回波信号之间。在 90° 射频脉冲之后，选定层面内的所有氢质子都以相同的频率进动，在施加相位编码梯度前的任何一个时刻，所有氢质子都会指向相同的方向，它们之间不存在任何的相位差异。现在，对该层面施加一个 y 轴方向的梯度场 Gy。在 Gy 的作用下同样可以下 y 轴方向形成线性的场强变化，处于较高磁场强度的氢质子将以更高的频率进动，中间的氢质子进动频率不变，而较低净磁场强度下得氢质子则以较低的频率进动。那么在施加相位编码梯度场的任何一个时刻，处于不同梯度场强中的氢质子以不同的频率进动，彼此间出现相位差异。一旦相位编码梯度场关闭，所有的质子将再次以相同的频率进动，但原先由于梯度场 Gy 造成的相位差得以保留（图 4-30）。这样，通过相位编码梯度场的作用，实现了相位编码方向上（y 轴）不同位置氢质子的空间编码。

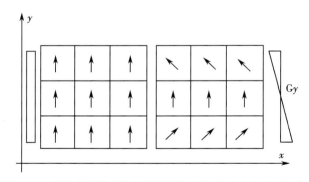

图 4-30　相位编码梯度施加后的相位变化（箭头方向表示相位）

综上，通过选层梯度（Gz）实现了层面的选择，通过相位编码梯度（Gy）和频率编码梯度（Gx）使得每个体素内的氢质子具有了各自独一无二的进动频率和相位，实现了各个体素的 x 轴和 y 轴坐标的编码（图 4-31）。

上述 Gz 为选层梯度，Gx 为频率编码梯度以及 Gy 为相位编码梯度的方法，是以横断位作为成像层面的。当成像层面变换时，相应作为选层的梯度场

也随之变换，如冠状面成像则 Gy 为选层梯度，矢状面成像时 Gx 为选层梯度，斜位成像时则可能使用两个以上的梯度作为选层。在同一个成像面的前提下，层面内作为频率和相位编码的梯度场也可以进行方向上的互换。总之，三个轴向的任意一个梯度场，均可实现上述三个编码梯度任一功能。

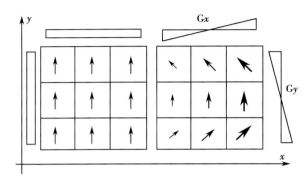

图 4-31　通过频率编码和相位编码，各体素内的质子具有独自的频率和相位

五、二维磁共振数据采集

二维磁共振数据的采集涉及射频脉冲的激励，三个梯度场的施加以及回波数据的获取等过程。图 4-32 是一个二维自旋回波的脉冲序列图，根据序列图简述这个过程。

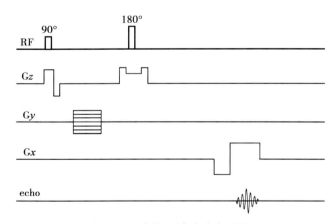

图 4-32　自旋回波脉冲序列图

选层梯度场 Gz 在 90° 和 180° 脉冲时施加，但如图中所示，施加的梯度波形并不是矩形波或者梯形波，因为该选择梯度除了起到层面选择的作用以外，还需要考虑到施加梯度场以后层面内氢质子自旋失相的问题。每次施加选层梯度时，均会造成层面内质子的失相。为了去除这个失相效应，在 90° 射频脉冲激励的同时施加 Gz 梯度场，并在 Gz 的后续有一个波形向下的反向梯度。这个反向梯度也

被称为重聚焦梯度，主要目的在于使层面方向质子的自旋强制同相。180°脉冲时的选层梯度可以施加也可以不施加，取决于采集的层面数。180°脉冲时刻施加的选层梯度，会采用一种被称为"损毁"梯度的方式（图 4-32 所示的梯度波形为凹型），两边正向凸起的部分就是损毁梯度，目的在于使回波信号在 TE 时刻达到最大的重聚焦。

相位编码梯度场 Gy 在 90°和 180°脉冲之间施加。由于一次的相位编码产生一种状况的相位位移，因此根据采集矩阵的要求需要重复多次才能完成整幅图像数据的编码和采集。也就是说如果采集矩阵要求相位编码方向上的分辨率是 256，则相位编码梯度场需要以不同的场强重复施加 256 次。

如果在读出回波时只施加一个频率编码梯度场 Gx，由于梯度造成的失相效应，在信号采集的中部时，信号强度减小，至读出梯度结束，失相达到最大值，信号也最小，信号损失最大。实际应用中，在读出梯度前先施加一个作用时间等于 1/2 读出梯度的反向梯度，在反向梯度后再施加正向的读出梯度。在反向梯度的作用下，自旋的氢质子在该梯度结束时产生最大的相位差，然后该相位差通过后续正向梯度的重聚相作用而重新同相。后续正向梯度的作用时间等于信号的取样时间，因此质子重新同相的时刻将正好处于读出梯度的中点，也就是处于 TE 时刻。随后，质子继续再次失相。

在一个 TR 时间内，系统通过射频激发、信号采集获得一个回波信号，填充数据空间的一行。因此要完成整个数据空间的时间取决于一个数据空间有多少行数，该行数等于相位编码的步数（Ny）。

采集时间 =TR×Ny×NEX，NEX：重复整个序列的次数。

第五节　图像重建与 K 空间

图像重建理论是 1917 年由奥地利数学家雷登（J-Radon）提出。后来有人陆续将其应用于射电天文学和电子显微镜技术中，以确定太阳发射微波的区域和重建生物分子结构图；1967 年，在英国 EMI 实验研究中心，从事图像处理和模式识别研究的豪斯菲尔德，将图像重建理论与 X 射线数据的处理相结合，发明了 X 射线 CT，从而开始了医学影像诊断的新纪元；1973 年，劳特伯首创用一组投影数据（实际为频率编码）重建磁共振图像的方法，从此，

图像重建法在磁共振成像中获得举足轻重的应用。

从信号产生和变换的角度看。磁共振成像过程可分为三个步骤：一是在 RF 脉冲和梯度磁场的作用下使自旋质子产生 MR 信号（FID、自旋回波或梯度回波等）；二是采集 MR 信号并将采样数据填入 K- 空间的适当位置；三是对采样数据进行傅里叶反变换以重建图像。

通过一次次的重复扫描，我们得到了一组足够重建一幅图像的数据，这就是所谓 K 空间数据组或称原始数据（raw data）矩阵。原始数据是含有各体素空间信息的 MR 信号采样值，显然，原始数据为频域的信号值。通过二维傅里叶逆变换将原始数据中所包含的磁化强度矢量之相位差和频率差分解出来，进而恢复体素的空间位置，这里的傅里叶变换为编码的逆过程，因而又被称为解码过程。将二维傅里叶反变换所得信号的幅度转换为灰度值，并且与其空间位置相对应，得到所需的二维灰度图像。

一、图像重建

所谓图像重建（image reconstruction 或 image rebuilding），是指从成像体素的 MR 信号求解出图像矩阵中对应像素数据的后处理过程。图像重建是根据 MR 复合信号的采样值计算出图像的纯数学过程，也是磁共振成像的最后一步，它通常由计算机来完成。

图像重建有多种方法，从数学的角度，可将图像重建法分为代数法和解析法两大类。代数法是通过求解代数方程而获得图像各像素值的，如逆矩阵法和迭代法等；解析法则包括各种形式的反投影法和分析傅里叶反演法。而先后用于磁共振图像重建的主要有投影重建法和傅里叶变换法两大类。其中后者为目前磁共振成像的主流方法，投影重建法则主要用在辐射扫描等快速成像技术所获数据的图像重建中，在 X 射线断层扫描中这种方法已经有许多专著。二维傅里叶变换图像重建法和投影重建法分属于代数法和解析法。

图像重建法应满足以下几方面的条件：尽可能不失真地求解图像矩阵以再现人体断层的图像信息、正确反映人体解剖结构；在理论和技术上均可行，即在实践中易于实现；重建速度要足够快。

目前，在 MRI 系统中常用的断层成像方法是二维傅里叶变换重建法，与其类似的一种方法称自旋—扭曲（spin warp）法。同时，这种方法也是 MRI 所特有，与 X-CT 中直接傅里叶变换算法有差别。

（一）MRI 二维傅里叶变换重建

二维傅里叶变换（two dimensional Fourier transform，2DFT）成像是将特别的编码技术与傅里叶逆变换（Inverse Fourier Transform，IFT）相结合而形成的图像重建法，也是现代 MRI 系统中普遍使用的成像法。它的特点是在每个坐标轴方向增设一个梯度磁场，用以逐次改变相应方向自旋质子的进动相位。如果将 z 向梯度作为层面选择梯度，则 2DFT 方法的实现步骤可表述为：z 向梯度场与选择性 RF 激励脉冲瞬间结合定义成像层面，分别在 x 和 y 方向施加梯度场对平面内的体素进行空间编码，采集具有空间特征的 MR 频域信号，经傅里叶反变换还原磁化强度矢量的空间分布，即重建磁共振图像。

二维傅里叶变换重建法的基本方法是：用 MRI 信号的频率储存成像断层空间某个方向（如 x）的信息；再用 MRI 信号的相位储存断层另一个方向（如 y，应与 x 正交）的空间信息。对空间信息既利用频率编码又利用相位编码。相位编码本质上也属频率编码，而 x–y 平面可由 ω_x–ω_y 平面表示。对于以一定方式采集到的 MRI 信号，经傅里叶变换后其幅值即代表像素的值，整个变换后的函数 $F(\omega_x, \omega_y)$ 即代表重建的图像。

1. MRI 相位编码　设在选择激励脉冲作用下，在 z 方向选取某一层面，该层中的所有自旋原子（如质子）的核磁矩于激励脉冲结束瞬间在进动圆锥上应都处同一相位（图 4-33）。若沿层面 y 方向加一梯度场，则经过一定时间后，由于不同位置的质子所受磁场强度不同，其核磁矩的拉莫进动频率 $\omega_y = \gamma B_0 + \gamma G_y y$ 沿 y 向递增，一定时间 t_y 后，各像素的磁化矢量在进动圆锥上所处位置不同，即其相位 $\phi = \omega_y t_y = (\gamma B_0 + \gamma G_y y) t_y$ 将不同。$\Delta\phi$ 与 y 呈正比，也即空间位置 y 可用相位编码（图 4-34）。

若沿 y 方向的梯度磁场持续作用 t_y 时间后撤消，转而沿 x 方向加一梯度为 G_x 的线性梯度磁场。刚加 G_x 梯度场时，各质子的初相已受 G_y 梯度场编码，将这些初相数据储存在计算机的存储器中，作为像素的 y 位置信息。在磁场 G_x 作用下，不同 x 位置质子的磁矩的进动频率 $\omega_x = \gamma B_0 + \gamma G_x x$ 将随 x 线性增加，此即空间位置 x 的频率编码。

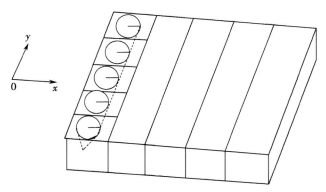

图 4-33　MRI 激励脉冲刚结束后，层中核磁矩相位处于一致状态

在上述梯度磁场的安排作用下，某 (x, y) 点的质子群的磁化矢量以 $\phi(y) = \omega_y t_y$ 为初相，以 $\omega_x(x)$ 为角频率进动着（即可根据其初相与频率唯一地确定它的空间位置）。图 4-35A 表示一层九像素断面在层面选择梯度场 G_z 及选择激励脉冲作用下，其各像素的磁化矢量相位是相同的。加上 G_y 梯度场后，经 t_y 时间，沿 y 方向各像素磁化矢量的相位逐渐拉开（图 4-35B）。随后，沿 x 方向加上 G_x 梯度场（此时，G_y 已撤消），则各像素的磁化矢量以图 5-3 中的初相开始进动，且进动频率沿 x 方向逐渐增加，在某一时刻 $t = t_x$ 如图 5-3C 所示的态势。

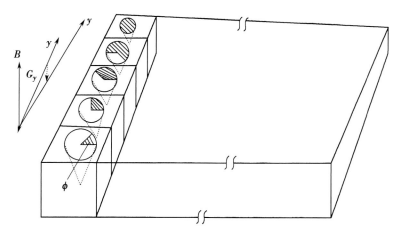

图 4-34　MRI 沿 y 方向加上线性梯度场后，磁矩在进动圆锥上的相位与 y 呈正比

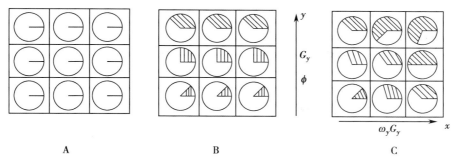

图 4-35 MRI 相位编码与频率编码

A. 未加 G_x、G_y 时；B. 加 G_y、t_y 秒后；C. G_x、t_y 秒后

可见，各像素的位置皆由相应位置磁化矢量的合成相位表达。

上述过程中，信号只在 G_x 施加期间采集，G_y 只提供信号的初相（图 4-36）。

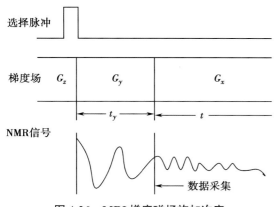

图 4-36 MRI 梯度磁场施加次序

（1）若不加 G_y，在层面选择后，直接加 G_x，则 MRI 信号 $s(t)$ 是同初相，但频率不同的许多谐波叠加。其一维傅里叶变换 $\Im_1(s(t))$ 的幅度代表以 y 为投影轴的投影。

（2）若插入 G_y 并作用 t_y 一时间后撤去，则 $s(t)$ 中包含不同初相位（每一初相位对应于同一 y 坐标上的质子）、不同频率（每一频率对应于同一 x 坐标上的质子）的谐波成分。其傅里叶变换 $\Im_1[s(t)]=F(\omega_x)$ 幅度仍为以 y 为投影轴的投影；但对应于每一 x 坐标的射线投影实际上是来自不同的 y 坐标（具有不同初相 $\gamma G_y \cdot yt_y$）但具有相同角频 ω_x 信号的叠加。若可从这一射线投影中提取出对应于各 y 点的信号，则断层图像就可得出。为此，只要取得与 y 方向上像素数目（如 N）相同的射线投影个数，原则上就能解出 y 上 N 个像素的信号。

在实用的 MRI 上，是施加 N 个不同的 t_y，相应取得 N 个不同的 MRI 信号 $s(t, t_{y_1})$、$s(t, t_{y_2})$、……、$s(t, t_{y_n})$，以求得 N 个不同的一维傅里叶变换或投影

$F(\omega_x, t_{y_1})$、$F(\omega_x, t_{y_2})$、……、$F(\omega_x, t_{y_n})$。也即求得了一维傅里叶变换 $F(\omega_x)$ 与 t_y 的函数关系 $F(\omega_x, t_y)$。又因 $F(\omega_x)$ 中含有不同初相、频率的信号。每一频率分量代表相应坐标 y 点的信号。信号幅值可通过借对 $F(\omega_x, t_y)$ 在时域中再次傅里叶变换得到。于是 $\Im[F(\omega_x, t_y)] = \hat{f}(\omega_x, \omega_y) = \Im_2[s(t, t_y)]$。就为 (x, y) 点信号强度的分布，即重建的图像，见图 4-37。

2. MRI 二维傅里叶变换成像法的数学描述 设沿 x 方向加上 G_x 梯度场后，MRI 信号的复数形式为

$$s(t) = K \int_{-\infty}^{+\infty} \int_{-\infty}^{+\infty} \rho(x, y) \exp(i\gamma G_x xt)\, dxdy$$

公式（4-19）

公式（4-19）中，$\rho(x, y)$ 为不同 (x, y) 处的自旋原子核密度。

若在 90° 脉冲后先加持续时间为 t_y 的沿 y 方向变化 G_y 梯度磁场，不计 T_2 的影响，则 MRI 信号的复数形式为

$$s(t, t_y) = K \int_{-\infty}^{+\infty} \int_{-\infty}^{+\infty} [\rho(x, y) \exp(i\gamma G_y yt) \exp(i\gamma G_x xt)\, dxdy$$
$$= K \int_{-\infty}^{+\infty} \int_{-\infty}^{+\infty} \rho(x, y) \exp[i\gamma(G_y yt + G_x xt)]\, dxdy$$

公式（4-20）

公式（4-20）实际上为 $\rho(x, y)$ 的二维傅里叶变换，其对应的傅里叶变量为

$$\begin{cases} \omega_x = \gamma G_x x \to t \\ \omega_y = \gamma G_y y \to t_y \end{cases} 或 \begin{cases} x \to t \\ y \to t_y \end{cases}$$

$\rho(x, y)$ 可通过公式（4-21）的傅里叶反变换得到：

$$\rho(x, y) = K \int_{-\infty}^{+\infty} \int_{-\infty}^{+\infty} s(t, t_y) \exp[-i\gamma G_x xt + \gamma G_y yt_y]\, dtdt_y$$

公式（4-21）

实现时，在某 $t_y = t_{y_1}$ 下，时间间隔 t 内，对 MRI 信号以一定采样间隔 τ 采样，可得到 $s(\tau, t_{y_1})$、$s(2\tau, t_{y_1})$、…、$s(N\tau, t_{y_1})$。τ 的选择应满足采样定理，即采样频率 $1/\tau$ 应是信号最高频率 $f_{max} = \gamma G_x L_x/2\pi$ 的 2 倍以上。在此，L_x 为断层在 x 方向的最大尺寸。理想情况下宜取如 $\gamma G_x L_x \tau = \pi$。采样点总数 N 取决于

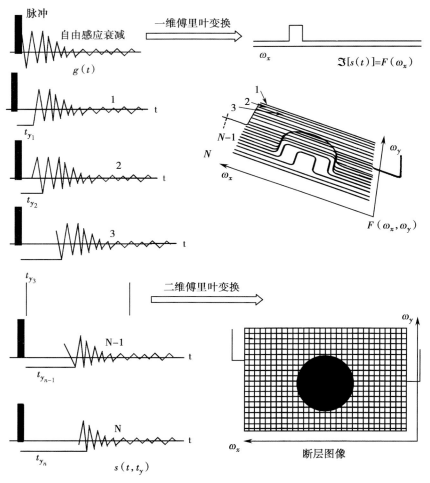

图 4-37 MRI 中的二维傅里叶变换

x 方向像素的数目（即 x 方向的空间分辨率，常选 $N=2^m$，m 为整数），以便利用快速傅里叶变换。

为进行 y 方向的傅里叶变换，应采集不同 t_y 时的 MRI 信号 $s(t, t_{y_1})$，$s(t, t_{y_2})$，……，$s(t, t_{y_N})$，$t_{y_{i+1}} - t_{y_i} = \tau$。如此可得到傅里叶系数矩阵 $s(t, t_y)$。对应每一 MRI 信号，即可对其进行傅里叶变换。为方便起见，变换可在两个射频脉冲间容许的弛豫恢复时间内完成。而二维傅里叶变换中（顺着矩阵的列进行变换）只能等所有数据采集完后才能进行。

另外，若 t、t_y 采样间隔相等即均为 τ，则在二维傅里叶变换情况下采样数据点呈矩形排列，在进行傅里叶变换前不必先作内插。而在投影重建情况下，投影数据的傅里叶变换分量沿径向作等距分布，在重建时需先进行内插再作傅里叶变换。

考虑到 $\omega_x = \gamma \cdot G_x \cdot x$，$\omega_y = \gamma \cdot G_y \cdot y$，公式（4-20）可写成：

$$s(t, t_y) = K \int_{-\infty}^{+\infty} \int_{-\infty}^{+\infty} [\rho(x, y) \exp i\gamma (G_y y t_y + G_x x t)\, \mathrm{d}x\mathrm{d}y$$

$$= K \int_{-\infty}^{+\infty} \int_{-\infty}^{+\infty} \hat{\rho}(\omega_x, \omega_y) \exp(i\omega_x t) \exp(i\omega_y t_y)]\, \mathrm{d}\omega_x \mathrm{d}\omega_y$$

公式（4-22）

其傅里叶变换可写成：

$$\mathfrak{I}[s(t, t_y)] = \rho(x, y) = \hat{\rho}(\omega_x, \omega_y) \quad 公式（4-23）$$

计 T_2 引起的信号衰减后，测得的 MRI 信号应为：

$$\tilde{s}(t, t_y) = \iint \rho(x, y) \exp i\gamma (G_y y t + G_x x t)\, e^{-\frac{t+\tau}{T_2}} u_0(t) u_0(t_y)\, dxdy$$

$$= s(t, t_y) e^{-\frac{t}{T_2}} e^{-\frac{t_y}{T_2}} u_0(t) u_0(t_y)$$

公式（4-24）

公式（4-24）的傅里叶变换为：

$$\mathfrak{I}[\tilde{s}(t, t_y)] = \mathfrak{I}_2[s(t, t_y)] ** \mathfrak{I}[e^{-\frac{t}{T_2}} e^{-\frac{t_y}{T_2}} u_0(t) u_0(t_y)]$$

$$= \hat{\rho}(\omega_x, \omega_y) ** \hat{\wp}(\omega_x, \omega_y)$$

公式（4-25）

如将 $\mathfrak{I}_2[\tilde{s}(t, t_y)]$ 看成质子密度 $\hat{\rho}'(\omega_x, \omega_y) = \rho'(x, y)$，则按公式（4-25），有：

$$\hat{\rho}'(\omega_x, \omega_y) = \hat{\rho}(\omega_x, \omega_y) ** \hat{\wp}(\omega_x, \omega_y) \quad 公式（4-26）$$

或写成 (x, y) 的函数为：

$$\rho'(x, y) = \rho(x, y) ** \wp(x, y) \quad 公式（4-27）$$

可见，据所测得的 $\tilde{s}(t, t_y)$ 按傅里叶变换求出

的质子密度 $\rho'(x, y)$ 是真实的质子密度 $\rho(x, y)$ 与 $\wp(x, y)$ 的卷积。在实际情况下，还有许多因素影响测量值，且 $\wp(x, y)$ 形式也更复杂。

在上面的重建算法中，所形成的图像反映哪个参数，应由所加射频脉冲序列形式决定。上述算法的概念经过扩展可变成三维傅里叶变换。采用三维傅里叶变换时，z 方向的组织与 x，y 方向的组织一样同时被激励，激励脉冲的频谱很宽。如此，则 G_x 不是用来选择某一层面，而是像二维傅里叶变换中的 G_y 一样作相位编码，同时以 G_y 和 G_x 两个方向作相位编码，在 G_x 二方向上作频率编码。

（二）spin-warp 傅里叶成像

今天，人们通常说的傅里叶成像指的就是 spin-warp 傅里叶成像，原始的傅里叶成像是库码、恩斯特等人于 1975 年提出，1980 年，Edelstein 等人为了克服原始傅里叶成像方法内在的缺点进行一个重要修改，并很快被普遍接受。现在的方法主要是修改 t_1 为固定时间段 τ，而让 G_y 为步进变量。第 n 步相位编码为：

$$\phi_{y_n} = \omega_{y_n} t_1 = \gamma G_{y_n} y t_1 = \gamma \tau y n \cdot \Delta G_y \qquad \text{公式（4-28）}$$

无论变 t_1 或 G_y，在弛豫不存在的情况下，两者是等价的。spin-warp 成像把 t_1 固定为 $t_1 = \tau$，连续扫描间 G_y 有一增量，如图 4-38 中梯度 G_y 的虚线所示。检测期频率编码、采样仍然照旧。

修改后主要的变化有两点：

（1）修改之后相位编码期内本征弛豫衰减对每次扫描都保持相同。

（2）修改后梯度磁场暂态非线性对每次扫描近似相同。修改前对短 t_1 和长 t_1 这种影响差别比较大，相位误差也较大，修改后会降低影响，从而减小

相位误差。

spin-warp 傅里叶成像克服了编码相位对梯度非线性和开关暂态过程比较敏感的缺点，因此，编码相位相对值比较准确，而被普遍采用。

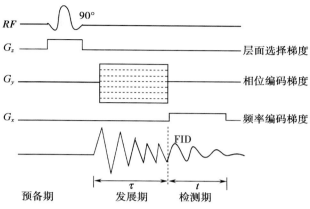

图 4-38　spin-warp 傅里叶成像序列

spin-warp 傅里叶成像可理解为把"梯度强度固定分步变梯度时宽"调换为"固定梯度脉冲宽度而分步变梯度强度"的傅里叶成像。

从投影重建到傅里叶成像属于概念上的飞跃，而从原始傅里叶成像到 spin-warp 傅里叶成像属于技术上的发展。

磁共振成像是一种数字成像技术。为实现该操作，应首先借助于模数转换器将天线所接受的模拟信号数字化。也就是先对信号采样（以固定步长对信号抽取的一组时间上离散的数值），然后化样本（使每一个样本对应某个 2 的幂数）。这样傅里叶变换就成离散傅里叶变换（discrete Fourier transform, DFT）（图 4-39）。

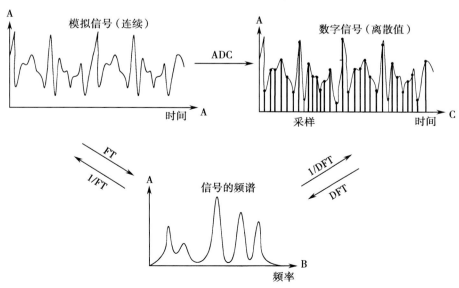

图 4-39　傅里叶变换和离散傅里叶变换

傅里叶变换用于确定模拟信号（A）的频率成分，可以将信号转化为（B）中所示的频谱，这个操作是可逆的，知道频谱通过傅里叶反变换就可以计算时域的信号，数字成像技术应首先借助于模数转换器（ADC）数字化模拟信号，这时傅里叶变换就成了离散傅里叶变换。采样是叠合伪影即假频现象的根源。根据香农定理，采样频率至少应为起始信号所包含的最高频率的两倍，如果不满足这样的条件，即欠采样，就会造成错误的信号，就会出现假频率。

DTF 计算起来太耗费时间，为了加速该运算，借助于快速傅里叶变换（FFT），其抽样数应为 2 的幂。

由此总结：①对周期函数的分解应采用傅里叶级数；②对任意函数采用傅里叶变换（模拟信号）；③数字信号采用离散傅里叶变换（DFT）；④为了加速计算，则采用快速傅里叶变换（FFT）。

对于一幅数字图像，应该在二维上分解（空间频率），由此将使用两重的一维傅里叶变换，即二维傅里叶变换（2DFT）。这个过程中就需要用 K 空间。

二、K　空　间

我们知道磁共振数据采集时采用两个梯度场对图像进行了空间编码，所得数据其实并不处于空间域，而是直接处于我们常说的频率域，叠加在主磁场上的梯度磁场将在切片的 x、y 两方向轻微改变质子的进动频率，而接收到的信号的频率偏移使得在空间中定位选层变得可行。所获得的信号是以其频率为特征的信号，而不是以空间坐标。允许接收原始数据的空间就是 K 空间（或称傅里叶空间）。从 K 空间到空间域（图像）的数学工具是傅里叶反变换。

图像在 K 空间中的表述有着相当多的特点，这些特点对于理解磁共振成像技术，特别是对新近发展的如快速成像技术以及磁共振血管造影术是极其有用的。

（一）K 空间的表述

通常，在磁共振成像物理原理和方法中 K 空间的数学定义为：90°RF 脉冲激发样品之后在三维正交线性梯度脉冲作用下，FID 信号自由衰减，表示为：

$$s(t) = M_\perp(r) e^{i(\gamma g_x x t_x + \gamma g_y y t_y + \gamma g_z z t_z)} e^{-(t_z + t_y + t_x)/T_2}$$
$$= M_\perp(r) e^{i(\gamma g_x t_x \cdot x + \gamma g_y t_y \cdot y + \gamma g_z t_z \cdot z)} e^{-(t_z + t_y + t_x)/T_2}$$

公式（4-29）

数学公式定义为：

$$K_x = \frac{\gamma}{2\pi} g_x t_x,\ K_y = \frac{\gamma}{2\pi} g_y t_y,\ K_z = \frac{\gamma}{2\pi} g_z t_z$$

公式（4-30）

K 被称为傅里叶波数，或空间频率。与时间频率相对应，空间频率是指单位长度物理量如自旋密度变化的周期数，其量纲为长度的倒数。对于线性梯度，$g_i (i=x, y, z)$ 是常数，K 是时间的显函数。因此，在 MRI 中 K 域就是时域。通常说 FID 或 echo 信号是时域信号，那自然是 K 域信号，K 域又叫 K 空间。

由公式（4-30）可以看出 K 的大小由梯度幅度和梯度存在时间来共同决定，K 方向与梯度 g 的方向一致。若 g 是以时间为函数的变量，则 $K(t)$ 定义为：

$$K(t) = \frac{\gamma}{2\pi} \int_0^t g(t')\, dt'. \qquad 公式（4-31）$$

上式表明，K 的大小由梯度对时间积分的面积来取得。

上式方向分量式可写为：

$$\begin{cases} K_x = \dfrac{\gamma}{2\pi} \int_0^{t_x} g_x(t')\, dt', \\[2mm] K_y = \dfrac{\lambda}{2\pi} \int_0^{t_y} g_y(t')\, dt', \\[2mm] K_z = \dfrac{\lambda}{2\pi} \int_0^{t_z} g_z(t')\, dt'. \end{cases} \qquad 公式（4-32）$$

将公式（4-30）代入公式（4-29），则 FID 信号也可表示为：

$$s(t) = M_\perp(r) e^{i2\pi K \cdot r} e^{-(t_z + t_y + t_x)/T_2}, \qquad 公式（4-33）$$

MRI 中 K 又是空间频率域，与 CT、傅里叶光学、晶格学中的 K 空间物理意义相同，是统一的（图 4-40）。然而，由于 X 射线速度似光速，焦物距短，射线穿越被成像物体，是瞬间完成，所以在 CT 技术中 K 是自然的空间频率，没有时间的概念，即与时间无关；而在 MRI 中不论是 FID 信号还是回波信号，其弛豫衰减需要时间，梯度由梯度线圈中的电流产生，电流上升、待续和下降都需要时间。因此在 MRI 中，由梯度时间脉冲面积决定的 K 是包含时间的。可以说，MRI 中的 K 空间又兼为时域空间，故有 $s(t) = s(K)$。

标记为 k_x 和 k_y 的坐标轴代表空间频率，而不是位置。要重建一幅图像，必须测量 K 空间的一个矩形区域内大量点的信号。这幅图中的每一个点都是进行自旋扫描时获取的一个数据，在每次读出脉冲期间获取一横排点的数据，随脉冲序列的推进，相

位编码梯度 g_y 值依次自下而上从一排数据点移向另一排数据点。

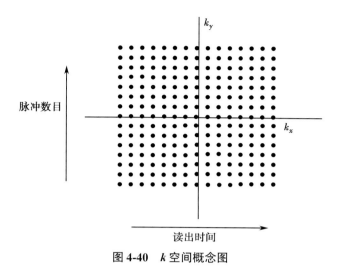

图 4-40 *k* 空间概念图

（二）K 空间的采样

在 MRI 中，图像的采集分别使用频率和相位两重编码来对 x 和 y 两个方向进行操作，图像的重建由此就需要在同样方向上的傅里叶变化，即一个沿 x 另一个沿 y。

在采集数据时，在以梯度场 G_x 选中切片之后，切片的空间编码首先在一个方向通过频率实现（图 4-41），然后在另一个方向通过相位实现（图 4-42）。为了实现整幅图像，相位编码梯度场（G_ϕ 或 G_y 或 G_p）和频率编码梯度场（G_ω 或 G_x 或 G_f）相继施加了同样多的次数，该次数实际上对应着矩阵的行数 N_p，通常即 128 或 256 或 512。相位梯度场在每一行步增。分隔两次施加（即"行"）的时间间隔已知就是序列的重复时间 TR。

频率梯度在接收信号时施加，并持续被记作观察时间 T_0 的一段时限。在物体长度 D 上，信号的每个采样点（总计 Nx 个）在采样周期 $Tec=To/Nx$ 的倍数处接收：第一个样本在时间 Tec 处采样，第二个在 2Tec 处，这样一直到最后一个样本在时间 $Nx×Tec$ 处。

借助变换 $k=\gamma\cdot G\cdot t$，每一个 $k_{x1}=\gamma G_x Tec$，$k_{x2}=\gamma G_x 2Tec$ 一直到 $k_{xNx}=\gamma G_x NxTec$ 都是 K 空间上的一个采样点，它们保留了由施加梯度场 G_x 期间产生的相散。因此在信号采集时其实就是直接填充 K 空间，即时域等效于空间频率域。

相位编码梯度场在接收信号之前施加并紧接着停止，该步骤在每次采集时重复（图 4-42）。其幅值从第 1 行到第 Ny 行由 G1 到 GNY 变化，其每次的施加时间 T 是一个恒定值。连续采集不同的行时的抽样点对应 K 空间的点 $k_{y1}=\gamma G_1 T$，$k_{y2}=\gamma G_2 T$，……，$k_{yNy}=\gamma G_{Ny} T$（图 4-43）。

K 空间上的不同点与两个梯度场 G_x 和 G_y 所引起的相移相对应，前者的相移程度是根据质子轴 G_x 的位置，后者的相移程度则是根据 G_y 的幅值。这样行 L 上的所有点是在施加同一梯度幅值 G_y，但是同一激励期间不同的时间点上获取的；而点 A_1 和 A_2 则是不同激期间同一时间点上获取的，也就是说它们的 G_y 是不同的。

总之，K 空间上的不同点与两个梯度场 G_x 和 G_y 所引起的相移相对应，前者的相移程度是根据质子沿轴 G_x 的位置（在同一激励期间采集），后者的相移程度则根据 G_y 的幅值（在不同期间采集）（图 4-43）。

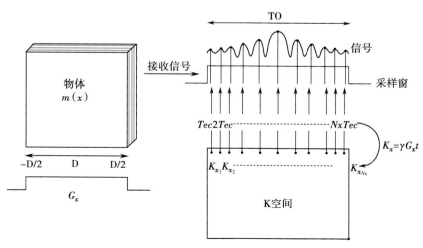

图 4-41 频率编码梯度场

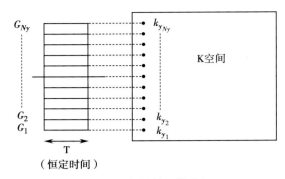

图 4-42　相位编码梯度场

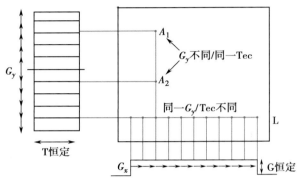

图 4-43　K 空间的抽样

（三）K 空间与傅里叶变换

在图 4-41 长度 D 上所接收到的信号 $s(t)$ 是该长度方向 x 上不同基本磁性 $m(x)$ 的综合[2]，这些基本磁性取决于物体的质子密度。为了简化证明，暂不考虑弛豫时间 T_1 和 T_2。

$$S(t) = \int_{-D/2}^{+D/2} m(x) e^{-i2\pi\omega t} dx \qquad 公式（4-34）$$

因为 $\omega = \gamma \cdot G_X \cdot X$，故而有：

$$S(t) = \int_{-D/2}^{+D/2} m(x) e^{-i2\pi\gamma G_x xt} dx \qquad 公式（4-35）$$

现在以 $k_x = \gamma \cdot G_x \cdot t$ 进行变量替换，则有：

$$S(t) = \int_{-D/2}^{+D/2} m(x) e^{-i2\pi K_x x} dx \qquad 公式（4-36）$$

也就是说：

$$S(t) = F(k_x) = \int_{-D/2}^{+D/2} m(x) e^{-i2\pi kx} dx \qquad 公式（4-37）$$

注意到 $F(k_X)$ 就是傅里叶变换，这种写法不过是使用了变量替换 $k_x = \gamma \cdot G_x \cdot t$。每一个 $k_{X1} = \gamma G_X Tec$，$k_{X2} = \gamma G_X 2Tec, \cdots, k_{XNX} = \gamma G_X NXTec$ 都是 K 空间上的一个采样，它们保留了由施加梯度场 G_X 期间产生的相散（图 4-43）。

为了获得图像上每个点的磁性的数值 $m(X)$，

只需要对 $F(k_X)$ 进行傅里叶逆变换：

$$m(x) = TF^{-1}[F(k_x)] \qquad 公式（4-38）$$

以上方程可以获取同一行中不同点的数值，在相位编码的方向上有同样的等式，只不过这一次是获取不同的行：

$$F(k_y) = \int_{-D/2}^{+D/2} m(y) e^{-i2\pi kyy} dy \qquad 公式（4-39）$$

其中 $k_y = \gamma \cdot G_y \cdot T$

在连续获取不同的行时，采样点对应着 K 空间中的点，$k_{y1} = \gamma \cdot G_y \cdot T$，$k_{y2} = \gamma \cdot G_y \cdot 2T$ 一直到 $k_{yNy} = \gamma \cdot G_y \cdot NyT$。

切片的信号总计为：

$$S(t) = F(k_x, k_y) = \iint m(x, y) e^{-i2\pi(kx + ky)} dxdy$$

$$公式（4-40）$$

其 $k_x = \gamma \cdot G_x \cdot t$，$k_y = \gamma \cdot G_y \cdot T$。

T 和 G_x 均为常量，而 G_y 在每个 TR 时间处都会改变。

每次采集时，在 K 空间中得到的结果是一组具有不同 k_X、相同 k_y 的采样。在一个 TR 时间之后，通过改变 G_y，再得到另一组不同 k_X、相同 k_y 的采样（图 4-42）。这样在所有的 TR 结束后，所有的相位和频率编码数据都将被存储下来，这从某种意义上说，等于完成了一次二维傅里叶变换 2DFT。通过二维傅里叶逆变换，即可以获得图像。

（四）K 空间的特性

1. K 空间的转换作用　K 空间数据并不直接代表人成像对象的物理位置。换句话说，K 空间的左边并不与病人的左侧直接相关。但是，K 空间内每个数据点对图像中的所有点均有贡献，其贡献大小完全取决于点在 K 空间的具体位置。

由公式（4-21）可知，K 空间数据与质子密度互为傅里叶变换对，因而对 K 空间数据进行一次傅里叶反变换，就得到所需的图像数据。这就是 K 空间又被称为傅里叶空间（Fourier space）、空间频率空间（spatial frequency space）或原始数据空间（raw data space）的原因。

因此，每幅磁共振图像都明确地与自己的 K 空间数据组联系。这就是说，图像及其 K 空间数据可以通过傅里叶变化互相转换，这是 K 空间的重要特点之一。图 4-44 表示 K 空间、图像和信号三者之间

---

[2]　将 $\vec{M}_0$ 的变化过程表述在单位圆上，可以将此向量分成正交的两部分，分别对应着其在 x 轴和在 y 轴上的投影；x 轴上的投影记作实信号；y 轴上的记作虚信号。这两部分对应着两个自变量为时间的正弦函数，其中，$M_x(t) = M_0 \cdot e^{-t/T_2} \cdot \cos\omega t$，$M_y(t) = M_0 \cdot e^{-t/T_2} \cdot \sin\omega t$。所测得的信号显然是一个复信号，即为这两个方程的加合，$S(t) = m \cdot (\cos\omega t - i\sin\omega t)$。

的关系。

2. K 空间与图像的关系　MRI 系统中主要采用线性梯度。因此，在 K 空间填充过程中相位编码梯度 G_{pe} 是以一定增量（ΔG_{pe}）不断变化的。由于采样数据在 K 空间的位置完全受梯度强度及其作用时间的控制，因而相位编码步与 K 空间数据行（又称为"view""子空间""野"或"视图"）是一一对应的。序列中有多少个相位编码步，K 空间就有多少条数据线。例如，一次 256 个相位编码步的数据采集将得到图 4-45 所示的二维 K 空间。图中的相位编码梯度是从零开始逐渐增大并不断交换施加方向的。K 空间每条数据线即 K_x 方向的点数决定于机器在频率编码方向的采样点数。

在成像序列的执行过程中，随着梯度场的增加，产生、采集并写入 K 空间的信号也在发生变化。这主要是梯度场增大了质子进动的相位差之故。梯度幅度越大，它所致的相位差就越大，因而信号的损失越严重（加大相位差与去相具有相同效果）。显然，K 平面中心点即 K_x 或 K_y 等于零处（对应于梯度场数值为零处）将填入幅度最强的信号。随着坐标绝对值的增大（对应于梯度场增大），空间频率与共振频率之差加大，测量的信号幅度会越来越小。这表明 K 平面原点附近的原始数据主要反映图像的信号强度，是对比度的决定因素。

K 空间边缘或外围数据点对应于更强的相位编码梯度。其信号强度虽然大大降低，但由于强梯度场使其产生更大的相位差，信号将含有更精确的质子定位信息。也就是说，与 K 空间中心的数据相比，外围数据点将生成更多的图像细节。

以上讨论说明，K 空间原始数据的存放具有如下规律：弱梯度或短作用时间（对应于小 K_x 和 K_y）的数据写入 K 空间的中心部位；强梯度或长作用时间（对应于大 K_x 和 K_y）的数据写入 K 空间的边缘部位。由此可见，通过梯度强度或作用时间的变化，不仅可控制数据在 K 空间的位置，还能控制图像的对比度和空间分辨率。位于 K 空间中心的数据点

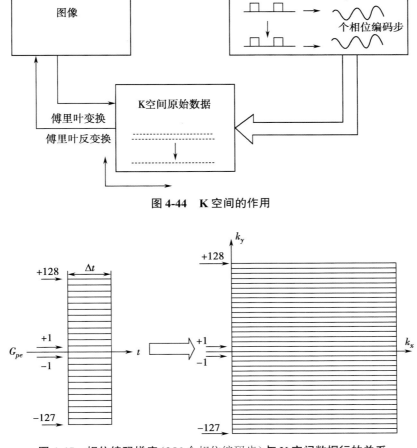

图 4-44　K 空间的作用

图 4-45　相位编码梯度（256 个相位编码步）与 K 空间数据行的关系

控制图像的对比度（对应于信号的幅度），位于 K 空间外围的点控制图像的空间分辨率（对应于信号的相位）。图 4-46 表示 K 空间不同区域与图像质量的关系。

为了强调 K 平面不同区域与图像质量的关系，通常把 $K_y=0$ 的线称为零傅里叶线（zeros Fourier line），而把临近零傅里叶线和远离零傅里叶线的 K_y 线分别叫做低空间频率傅里叶线（low spatial frequency Fourier line）和高空间频率傅里叶线（high spatial frequency Fourier line）。二者所分布的 K 平面区域可分别称为低频傅里叶空间及高频傅里叶空间。

3. K 空间与 FOV 的关系　成像的视野（field of view, FOV）与 K 空间的 ΔK 呈反比。这就是说，保持 K 空间大小不变，增加相位编码梯度的步长将使图像本身变小。这是图像的相位编码步长减少的原因。例如，用隔行采集技术进行扫描时，由于 K 空间的傅里叶线减少一半（ΔK 增加一倍），就使相位编码方向上图像的 FOV 缩小 ΔK 一半，扫描时间也随之缩短。需要注意的是，这时图像的分辨率并不降低，因为空间的大小没有变化。

利用上述原理而形成的扫描技术称为长方形 FOV（rectangular FOV）成像法。这种方法的特点是既节省扫描时间又不降低空间分辨率，缺点是图像信噪比下降。长方形 FOV 成像在脊柱、四肢、血管成像和体部成像中均可应用。

在长方形 FOV 成像中，ΔK 的取值不能过大，否则所得图像将由于 FOV 缩小太多而出现折叠。

4. K 空间大小与图像分辨率的关系　K 空间的大小定义为相位编码步数与 K 空间线距 ΔK 之

积。而 ΔK 是由 G_{pe} 的步长 ΔG_{pe} 所决定的。在 K 空间线距 ΔK 不变（G_{pe} 的步长 ΔG_{pe} 不变）的情况下，图像空间分辨率将随着 K 空间的增大（K_y 方向的相位编码步增多）而提高。例如，当 K 空间傅里叶线从 64 条增至 256 条即相位编码步数增加 4 倍时，体素尺寸将减小为原来的 1/4。显然，在 FOV 一定的前提下，图像空间分辨率将随着 K 空间的减小而下降。由于图像大小并未改变，K 空间数据线减至原来的 1/4 后图像像素将比原来"大"4 倍。另外缩小的 K 空间数据线仍将出现在零傅里叶线叶线两侧，这使图像的主要对比度得以保留。

因此，K 空间覆盖的面积越大，图像的空分辨率就越高。图 4-47 表示相位编码步、K 空间大小和图像分辨率三者之间的关系。图中显示 256×128，256×192，256×256 和 512×512 四种扫描矩阵下上述三者的变化。

如果保持 K 空间大小不变而仅增大梯度幅度，则意味着相位编码步数的减少和 K 空间行间距 ΔK 的增大，但图像的空间分辨率不会改变，原因是这时梯度场的最大值和最小值（负向梯度）得以保持、K 空间边缘部分的傅里叶线仍然存在。

通过调整梯度脉冲参数使 K 空间尽可能大，以保证更高的空间分辨率，但是，它对图像质量的改善很有限，主要原因是：① K 空间的填充需要时间，是在多个梯度脉冲的配合下完成的，梯度脉冲越多或序列执行周期越长，病人运动而形成的图像模糊或扭曲现象就越严重，这时 K 空间的扩大将失去意义；② K 空间的扩大导致信号强度降低。在感兴趣区一定的情况下，增加 K 空间尺寸即增加傅里叶线使每个体素中的质子密度减少，从而引起信噪比下

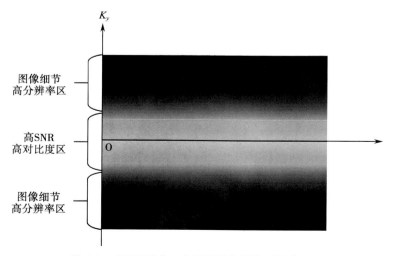

图 4-46　不同区域 K 空间数据与图像质量的关系

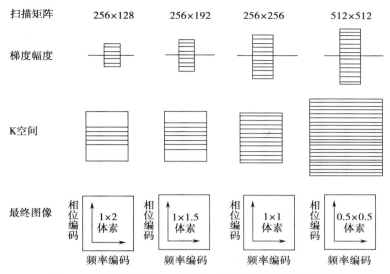

图 4-47 相位编码步、K 空间大小和图像分辨率间的关系

降；梯度强度的增加必然使梯度幅度带宽增加、磁场均匀性进一步下降，也导致信噪比降低；③增加梯度作用时间即加宽梯度脉冲会导致 TE 增加。由于受 T_2 弛豫的影响，TE 延长后信号强度将进一步降低。

5. K 空间的对称性　K 空间 K_x 方向的数据一般由回波信号采样所得，由于回波的形状是对称的，相位编码梯度具有对称的特点，因而又将得到对称于 K_x 轴的相位编码线，K 空间的这一特点被称为共轭对称性。因此，K 空间数据还具有轴对称的特点。所以，可将 K 空间的下半部分或右半部分看作上半部分或左半部分的"镜像"，见图 4-48。K 空间的对称性来自梯度场的对称性，利用这一条性质可以使序列采集时间减半。

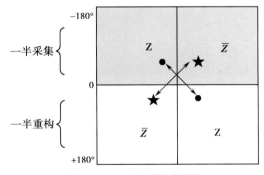

图 4-48　K 空间的对称性

相位编码由梯度的步级数来实现，对于 K 空间的一半（矩阵的一半行）相位为负（从 $-180°$ 到 $0°$），对于 K 空间的另一半（矩阵的另外半行）相位为正（从 $0°$ 到 $180°$），据此我们将 K 空间划分为两个半平面，两者包含一样的信息。一个半平面上的点和另一个半平面相应的点之间有着镜像关系，也就是互为共轭对称。

K 空间的对称性是有条件的，那就是主磁场必须足够均匀、梯度场的线性必须足够好以及无磁化率伪影等，因此绝对对称是不可能的。实际使用的 K 空间只能做到基本对称。

K 空间的对称性对于减少采样点数或行数以提高扫描速度的技术具有重要的意义，根据对称性原理可以通过傅里叶重建从正相位的一半开始重新构造矩阵负相位的另一半，半傅里叶成像便是基于这个原理。

实践中，由于强调扫描速度，在设计使用序列时有些技术不得不牺牲部分图像质量，另外一些技术则力图在合理的时间范围内获取较高的图像质量。

（五）K 空间应用简介

1. 线性 K 空间　线性 K 轨迹主要通过相位编码梯度的设计来控制，K 空间是以笛卡尔坐标（直角坐标）形式出现，其轨迹均为直线，通常将这种 K 空间称为线性 K 空间（liner K space）。线性 K 空间的特点是相位编码与频率编码梯度彼此独立，即首先施加相位编码梯度设定傅里叶线在 K 空间的位置，然后施以频率编码梯度来填充整条线。一般情况下，由于每个相位编码步只获取一行数据（1 个"view"），K 空间的填充都是顺序进行的。实际上，K 空间的写入没有固定规则，其顺序可以根据需要来改变。这就为设计者不断开发新的成像技术或脉冲序列提供了方便。

2. 非线性 K 空间 非线性 K 轨迹通常由两个以上梯度如相位编码梯度及频率编码梯度的共同控制来实现，相应的 K 空间用极坐标和球面坐标等形式进行表达，主要用在快速成像序列中。

（1）K 空间的辐射状填充：辐射状 K 空间填充（radial coverage of K space）又称为径向 K 空间填充。与此对应的成像技术就是辐射扫描或径向扫描（radial scan），辐射 K 轨迹由多条轨迹组成，其中的每条直线轨迹称为轮辐。相邻两条轮辐间的夹角叫做轮辐角。辐射状 K 空间的填充过程，就是在反复旋转中以一定时间和轮辐角不停地获取轮辐数据的过程。在这一过程中，更多的数据点将从 K 空间中心（高信号）获得。辐射采集的 K 空间数据只能采用投影重建法得到图像。

（2）K 空间的螺旋填充：螺旋轨迹（spiral trajectory 或 helical trajectory）是一种 K 空间曲线标记方法。从成像的角度，它又被称为螺旋扫描（spiral scan 或 helical scan）或 K 空间螺旋填充（spiral traversal of K space）。螺旋填充是一种高速的数据采集策略，已广泛用在 EPI 等各种快速成像技术中。

（3）锁孔成像：动态开始之前完全扫描 K 空间，先获得单幅高质量图像，并将数据贮存，在之后的动态扫描中用该幅图像数据中的高 k_y 值，去补充快速动态扫描中丢失的那些数据。由于高 k 值是从静态图像中获得的，它不能反映微小区域的动态变化，但至少要优于根本不用高 k 值技术的图像。

锁孔成像属部分扫描 K 空间技术，在某些动态研究中具有特殊应用价值。在某些动态扫描中，信号变化非常快，应用锁孔成像技术能满足快速获取图像的需要。

实践中，我们可以设计不同的序列对应实现多种方式 K 空间填充，例如径向填充 K 空间的方法曾经使用过，今天仍然在一些特殊应用中使用，是大家熟知的投影重建法。数据采集有多种可供选择的重建方法，选择重建方法是十分重要的，一种重建方法产生的伪影可能在另一种重建方法中消除，虽然新的重建方法可能会引入新的伪影，但是如果新方法带来的伪影比旧方法的伪影更容易接受，就可以选择新的重建方法代替旧的重建方法，成为实际应用中使用的重建方法以及实际填充 K 空间的形式。

第 五 章

磁共振成像序列

磁共振成像的实质就是一个通过脉冲序列（pulse sequence）获得所需的回波信号并将其重建为图像的过程。脉冲序列是磁共振成像的中心环节，它控制着系统施加射频脉冲、梯度场和数据采集的方式，并由此决定图像信号的加权、图像质量的高低以及显示病变的敏感性。目前临床常用的脉冲序列包括自旋回波序列（spin echo，SE）、梯度回波序列（gradient echo，GRE）、反转恢复序列（inversion recovery，IR）和平面回波序列（echo planar imaging，EPI）等。本章主要阐述脉冲序列的构成和分类以及临床常用序列的基本形式和特点。

第一节　脉冲序列的概述

一、基本概念

磁共振成像受很多因素的影响，如各种成像参数及人体组织的质子密度、T_1值、T_2值等。如果这些影响因素无序地掺杂在一起，就无法确定图像上组织信号的变化源于何种因素，更无法通过图像上的信号强度变化对正常组织和病变组织进行正确的判断，这显然对于诊断疾病是非常不利的。因此，不同的成像目的，需要通过调整成像参数，使某一个影响因素对组织的信号强度及对比度起主要作用。

在实际应用中，可以调整的成像参数主要包括：射频脉冲的发射方式、梯度场的引入方式及磁共振信号的读取方式等。射频脉冲的调整主要包括带宽（频率范围）、幅度（强度）、何时施加及持续时间等；梯度场的调整主要包括梯度场施加方向、梯度场场强、何时施加及持续时间等。我们把这种射频脉冲、梯度场和信号采集时刻等相关参数的设置

及其在时序上的排列称为磁共振的脉冲序列。

针对不同的成像要求，可以调整相应的成像参数，相应参数的调整可以产生不同的成像效果及图像权重。磁共振成像脉冲序列的构成非常复杂，脉冲序列构成因素的些许不同，就可能产生不同的成像脉冲序列。磁共振技师需要深刻理解各种成像序列，特别是常用脉冲序列，在临床应用中根据不同的疾病及检查目的进行合理选择，并正确调整成像参数，以期获得满意的磁共振图像。

二、脉冲序列构成

一般脉冲序列的一个周期是由射频脉冲、梯度磁场和信号采集进行的有序组合，完成一个层面的扫描和信号数据采集需要重复多个周期。

射频脉冲是指具有一定宽度、一定幅度的电磁波，它是磁共振信号的激励源，因此，在任何脉冲序列中，必须具备至少一个射频脉冲；梯度磁场主要包括层面选择梯度场、相位编码梯度场和频率编码梯度场（也称读出梯度场），用以进行空间定位；信号采集是脉冲序列的最终目的，形成的磁共振信号也称为回波。因此，脉冲序列一般由射频脉冲、层面选择梯度场、相位编码梯度场、频率编码梯度场和磁共振信号五部分构成。这五部分排列顺序通常是从上往下，而每一部分的时序从左到右，并采用不同的波形符号来分别描述脉冲序列、梯度磁场和信号采集，以及它们之间的时间对应关系，这种脉冲序列的表达方式称为时序图。时序图是最直观、最常用的脉冲序列表达方式。下面以SE序列的时序图为例来介绍脉冲序列的基本构成（图5-1）。

图5-1的第一行是射频脉冲，常规的SE脉冲序列由90°激励脉冲和180°重聚焦脉冲及随后产生的

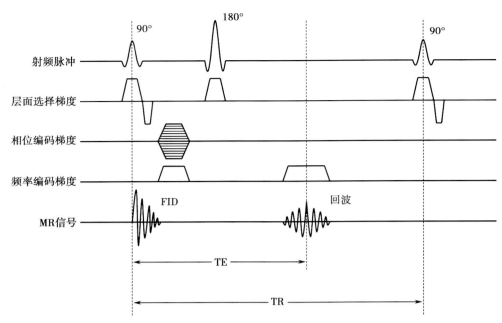

图 5-1　SE 脉冲序列的时序图

单次自旋回波多次重复构成。第二行是 SE 序列的层面选择梯度，施加在 90° 激励脉冲和 180° 重聚焦脉冲的时候。第三行是 SE 序列的相位编码梯度，施加在 90° 激励脉冲后，180° 重聚焦脉冲前面。第四行是 SE 序列的频率编码梯度，必须施加在自旋回波产生的过程中。第五行是 SE 序列产生的磁共振信号。SE 序列中 90° 激励脉冲后质子受到激励，纵向磁化矢量被翻转到横向产生一个最大的宏观横向磁化矢量，停止 90° 激励脉冲后，由于质子的弛豫，宏观横向磁化矢量呈指数式衰减，纵向磁化矢量开始恢复，这种过程中产生的信号变化方式称为自由感应衰减（free induction decay，FID）。由于 180° 脉冲的重聚相位作用，使失去相位的质子在 TE 时刻相位重聚，产生一个回波，在 SE 序列中称自旋回波。上述过程是脉冲序列的一个周期，而完成一个层面的扫描和信号采集需要重复多个周期。

三、脉冲序列分类

目前应用于临床成像的脉冲序列有很多种，而且随着设备硬件和软件的进步，脉冲序列的发展很快，临床应用的范围也在不断扩展。磁共振脉冲序列名目繁多，而且分类方法不一，下面给出脉冲序列常见的几种分类方法：

（一）按检测到的磁共振信号分类

1. 磁共振信号分类　磁共振脉冲激励序列通过接收线圈采集的信号有两种，即自由感应衰减（FID）信号与回波信号，目前在实际临床应用的大

多数序列，接收线圈采集的并不是 FID 信号，而是回波信号。回波信号又可以分为自旋回波信号与梯度回波信号。

（1）自由感应衰减（FID）信号：由于外加磁场的不均匀性和质子间的自旋 - 自旋作用，受激励后的质子群在进动过程中不断失相，造成信号矢量在 xy 平面内大小的不断衰减。在该过程中，接收线圈获得的是一个随时间呈振荡快速衰减的信号，称为 FID 信号。FID 信号的衰减速度很快，一般在 20ms 内即衰减至零。

（2）自旋回波信号：自旋回波信号是指在质子群完全失相之前射频脉冲的施加使其重聚相，然后采集的信号。

（3）梯度回波信号：梯度回波信号是指质子失相后的相位重聚通过梯度场的切换来实现重聚相，这种方法采集的信号称为梯度回波信号。

2. 根据磁共振信号进行脉冲序列分类　按检测到的磁共振信号分类是目前最常用的脉冲序列分类方法，根据系统检测到的信号可以将脉冲序列分为三大类：①检测自由感应衰减（FID）信号的序列，如饱和恢复序列与反转恢复序列等；②检测自旋回波信号的激励脉冲序列，如自旋回波序列与快速自旋回波序列等；③检测梯度回波信号的激励脉冲序列，如扰相梯度回波序列与稳态自由进动序列等。

（二）按使用目的分类

根据使用目的，磁共振脉冲序列分为常规序列、专用序列与研究序列三大类。

1．常规序列　是指用于人体各组织常规显像的序列，如自旋回波序列，快速自旋回波序列等。

2．专用序列　往往针对组织器官某项特定功能或组织特性，成像结果具有差别于常规序列的特点，如电影成像序列、血管成像序列、弥散成像序列、磁敏感成像序列以及脑功能成像序列等。由于它们特有的优势，专用序列也可能逐渐成为常规序列，致使两者间的区分不断变化和模糊。

3．科研序列　是指为了某个科学研究而专门设计的脉冲序列，它也包含了磁共振厂家某些尚未进入临床应用的脉冲序列，及存在某些不足、有待改进的序列等。随着磁共振成像技术的发展及应用扩展，科研序列将越来越多地被开发、完善并应用于临床。

（三）按扫描速度分类

根据脉冲序列的成像速度又可分为普通序列和快速成像序列两大类，如自旋回波序列（SE）与快速自旋回波序列（fast spin echo，FSE）。平面回波成像（echo planar imaging，EPI）技术是目前最快的MR成像技术之一，几乎可以与所有的常规脉冲序列进行组合，从而大大提高磁共振成像速度。

第二节　自旋回波序列

自旋回波（SE）序列是磁共振成像的最基本序列，SE序列的特点就是在90°脉冲激发后，利用180°复相位脉冲，以剔除主磁场不均匀造成的横向磁化矢量衰减。

处于静磁场中的人体组织质子群经射频脉冲激发后，将产生宏观横向磁化矢量，射频脉冲关闭后，横向磁化矢量将开始逐渐衰减，其原因是同相位进动的质子群逐渐失去相位一致。造成质子失相位的原因有两个：一个是真正的 T_2 弛豫；另一个为主磁场的不均匀。为了使MR图像反映的是真正的 T_2 弛豫对比，必须把主磁场不均匀造成的质子失相位效应剔除，所采用的办法就是利用180°复相位脉冲。

180°复相位脉冲纠正这种质子失相位的前提是主磁场的不均匀必须是恒定的，也就是说甲处的磁场强度略高于乙处，这种差别是保持不变的，这样引起甲处的质子进动频率略高于乙处，这种质子进动频率的差别也是保持不变的。180°复相位脉冲使失相位质子相位重聚作用可以图5-2来演示。

图5-2中，我们沿 Z 轴方向看 xy 平面的横向磁化矢量变化，假定质子的进动方向为逆时针方向（圆圈上箭头所示），且进动方向保持不变。图5-2A示90°脉冲激发后质子的横向磁化分矢量相位一致（质子1～4）；图5-2B示随着时间推移，由于主磁场不均匀，质子的横向磁化分矢量逐渐失相位，质子1进动最快，其相位走在最前面，质子4进动最慢，相位落在最后面；图5-2C示施加180°复相位脉冲后，所有质子的相位反转了180°，即进动最慢的质子4的相位到了最前面，进动最快的质子1的相位落到最后面，我们把90°脉冲与180°脉冲的时间间隔称为Ti，与施加180°脉冲前（图5-2B）相比，各质子的相位先后顺序倒排，但相位的差值保持不变，180°复相位脉冲后，各质子将以原来的频率继续进动，即质子1依然进动最快，而质子4依然进动最慢；图5-2D示经过一个与Ti相同的时间后，进动最快的质子1正好赶上进动最慢的质子4，各质子的相位重聚，产生一个回波。我们把这个回波称为自旋回波。

一、自旋回波序列的基本形式

SE序列组成的基本单元是1个90°激发脉冲后随1个180°复相位脉冲，1次90°激发脉冲后随1个180°复相位脉冲后仅能产生一个MR信号（自旋回波）。由于相位编码的需要，例如要生成一幅矩阵为256×256的MR图像就需要用不同的相位编码梯度场编码并采集256个回波方能完成K空间的填

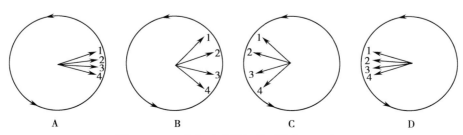

图5-2　180°复相脉冲的相位重聚作用示意图
A．90°脉冲后；B．质子失相位；C．180°脉冲后；D．质子相位重聚

充，也就是说需要进行 256 次 1 个 90°激发脉冲后随 1 个 180°复相位脉冲的重复。

SE 序列是由一连串 90°、180°脉冲构成的（图 5-3）。90°激发脉冲后一定时间（Ti，为 90°激发脉冲中点与 180°复相位脉冲中点的时间间隔）给予 180°复相位脉冲，再经过一个 Ti 后，将产生一个自旋回波，把 90°激发脉冲中点与回波中点的时间间隔定义为回波时间（echo time，TE）。由于 90°激发脉冲后随 180°复相位脉冲需要反复进行，相邻两个 90°激发脉冲中点的时间间隔定义为重复时间（repetition time，TR）。

二、加权成像

SE 序列可以进行 T_1 加权成像（T_1-weighted imaging，T_1WI）、T_2 加权成像（T_2-weighted imaging，T_2WI）及质子密度加权成像（proton density weighted imaging，PDWI）。SE 序列中，组织的纵向弛豫特性（T_1 值）在图像中所充当的角色，也就是说图像的 T_1 成分，主要由重复时间（TR）决定；组织的横向弛豫特性（T_2 值）在图像中所充当的角色，也就是说图像的 T_2 成分，主要由回波时间（TE）决定。如果选用的 TR 很长，在下一个 90°脉冲激发前各种组织的纵向弛豫已经完成，则图像的对比几乎不受组织纵向弛豫的影响，即选用很长的 TR 可以基本剔除组织的 T_1 值对图像对比的影响（图 5-4A）。如果选用的 TE 很短，每一次 90°脉冲产生的宏观横向磁化矢量还没来得及发生横向弛豫就已经采集信号，则图像的对比几乎不受组织横向弛豫的影响，即选用很短的 TE 可以基本剔除组织的 T_2 值对图像对比的影响（图 5-4B）。

图 5-4 中，细曲线为甲组织的弛豫曲线，粗曲线为乙组织的弛豫曲线。图 5-4A 为两种组织的纵向弛豫示意图，如果选用的 TR 很长，那么在每一次 90°脉冲激发时（向下粗空箭所示），甲、乙两种组织的纵向磁化矢量都回到平衡状态，因此采集到 MR 信号几乎不受组织纵向弛豫的影响。图 5-4B 为两种组织的横向弛豫示意图，如果选用的 TE 很短，那么每一次 90°脉冲产生的横向磁化矢量还没有开始衰减前即采集了 MR 信号（向下细空箭所示），则采集到的 MR 信号几乎不受组织横向弛豫的影响。

通过对 SE 序列的 TR 和 TE 调整，我们可以决定在 MR 图像中所含有的 T_1 和 T_2 成分，获得不同的加权图像。

（一）T_1 加权成像

在 SE 序列中如果我们选用一个很短的 TE 基本剔除了组织 T_2 成分对图像对比的影响（图 5-5B），

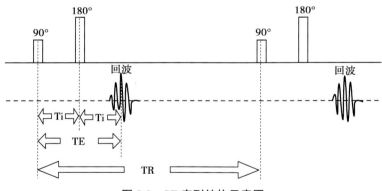

图 5-3　SE 序列结构示意图

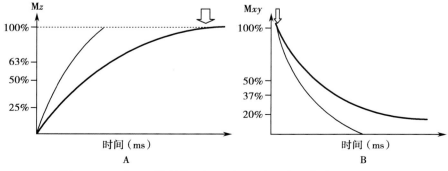

图 5-4　TR 和 TE 控制着组织 T_1 和 T_2 成分在图像对比中的作用

而选择一个合适短的 TR，这样在每一次 90° 脉冲激发前不同的组织由于纵向弛豫的快慢不同，已经恢复的宏观纵向磁化矢量就不同（图 5-5A），90° 脉冲后产生的宏观横向磁化矢量就不同，这时很快利用 180° 脉冲产生回波（选用很短 TE），采集的 MR 信号主要反映组织纵向弛豫的差别（即 T_1 值不同），所以是 T_1WI。

图 5-5 中，细曲线为甲组织的弛豫曲线，粗曲线为乙组织的弛豫曲线，假设甲乙两种组织的质子密度相同。选用一个合适短的 TR，这样在每一个（除第一个）90° 脉冲施加前（图 5-5A 向下粗空箭所示），由于纵向弛豫快（T_1 值短），甲组织已经恢复的宏观纵向磁化矢量大于乙组织，两者之间的宏观纵向磁化矢量差别即为 T_1 对比（两条横虚线之间的距离）。90° 脉冲将使这种宏观纵向磁化矢量的差别偏转，成为宏观横向磁化矢量的差别，这时很快用 180° 复相位脉冲（很短的 TE）产生自旋回波来记录这种宏观横向磁化矢量的差别，而实际上这种宏观横向磁化矢量的差别是由于纵向弛豫不同造成的，因此所得到的图像为 T_1WI。选用很短的 TE（图 5-5B 向下细空箭所示）是为了尽量减少组织横向弛豫成分对图像对比的污染。

SE 序列 T_1WI 应该选用最短的 TE，一般为 8～20ms。根据所需要的 T_1 权重选用不同的 TR，TR 一般为 200～600ms。在一定的范围内 TR 越短 T_1 权重越重。

（二）T_2 加权成像

SE 序列中如果选用很长的 TR，这样保证每一次 90° 脉冲激发前各种组织的纵向磁化矢量都已经回到平衡状态，就可以基本剔除组织的纵向弛豫成分对图像对比的影响。90° 脉冲激发后，各组织的宏观横向磁化矢量将由于 T_2 弛豫而发生衰减，由于各组织的 T_2 弛豫快慢不一，在某同一时刻，各组织残留的宏观横向磁化矢量就会存在差别，我们利用 180° 脉冲在一个合适的时刻（合适长的 TE）产生一个自旋回波，这样采集的 MR 信号主要反映各种组织残留宏观横向磁化矢量的差别，也即 T_2 弛豫差别，得到的图像就是 T_2WI（图 5-6）。

图 5-6 中，细曲线为甲组织的弛豫曲线，粗曲线为乙组织的弛豫曲线，假设甲乙两种组织的质子密度相同。选用一个很长的 TR，这样在每一个 90° 脉冲施加前（图 5-6A 向下粗空箭所示），甲、乙两种组织的纵向磁化矢量都回到平衡状态。90° 脉冲产生的宏观横向磁化矢量就不会带有 T_1 弛豫信息。90°

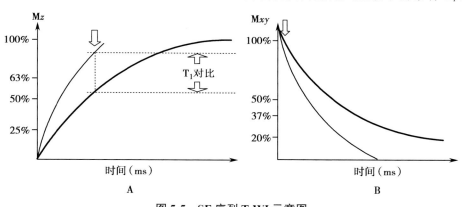

图 5-5 SE 序列 T_1WI 示意图

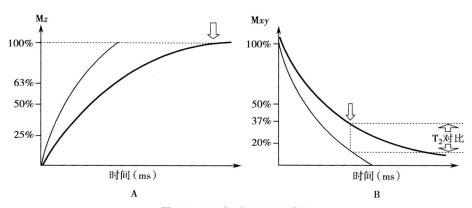

图 5-6 SE 序列 T_2WI 示意图

脉冲后，甲乙两组织将发生 T_2 弛豫，由于甲组织 T_2 弛豫快，到 TE 时刻（图5-6B 向下细空箭所示）甲组织残留的宏观磁化矢量将小于乙组织，这种宏观横向磁化矢量的差别即为 T_2 对比（图5-6B 两条横虚线之间的距离），这样甲组织产生的 MR 信号强度将小于乙组织。这时图像的对比主要是由于甲乙两组织的 T_2 弛豫不同造成的，因此为 T_2WI。

SE 序列 T_2WI 应该选择很长的 TR，以尽量消除组织纵向弛豫成分对图像对比的污染。当然 TR 的延长将成比例的增加 MR 信号的采样时间，因此利用 SE 序列进行 T_2WI 时 TR 也不宜过长，一般在场强为 0.5T 以下的低场机，TR 选择 1500~2000ms，在 1.0T 到 3.0T 的高场机一般 TR 选择 2000~2500ms。选择不同的 TE 则可得到不同的权重的 T_2WI，TE 一般为 50~150ms，TE 越长 T_2 权重越重。

（三）质子密度加权成像

SE 序列中，如果选择很长的 TR 基本剔除了组织纵向弛豫对图像对比的影响（图5-4A），这样每次 90° 脉冲前不同组织间的宏观纵向磁化矢量差别即为质子密度差别，90° 脉冲后把这种宏观纵向磁化矢量的差别变成宏观横向磁化矢量的差别，这时利用 180° 复相位脉冲马上产生一个自旋回波（选择很短的 TE），基本剔除组织横向弛豫对图像对比的影响（图5-4B）。这样得到的每一个 MR 信号的对比实际上来自各组织的质子密度差异，因此采用长 TR、短 TE 得到的是质子密度加权成像。利用 SE 序列进行质子密度加权成像，TR 应该与 T_2WI 的 TR 相似，而 TE 应该与 T_1WI 的 TE 相似。

图5-4 中，细曲线为甲组织的弛豫曲线，粗曲线为乙组织的弛豫曲线。图5-4A 的纵向弛豫示意图中，如果选用的 TR 很长，那么在每一次 90° 脉冲激发时（向下粗空箭所示），甲、乙两种组织的纵向磁化矢量都回到平衡状态，因此采集到的 MR 信号几乎不受组织纵向弛豫的影响。图5-4B 的横向弛豫示意图中，如果选用的 TE 很短，那么每一次 90° 脉冲产生的横向磁化矢量还没有开始衰减前即采集了 MR 信号（向下细空箭所示），则采集到的 MR 信号几乎不受组织横向弛豫的影响。因此选用长 TR、短 TE 后，甲、乙两种组织基本剔除了横向弛豫对比和纵向弛豫对比，甲、乙两种组织的差异主要来自各组织的质子密度差异，因此得到的是质子密度加权成像。

总之，所谓加权成像，实际上是重点突出某方面特性，也就是说图像的对比主要决定于组织的某项特性（如 T_1 弛豫、T_2 弛豫、质子密度等），但实际上组织其他方面的特性还是会影响到图像的对比。如 T_1WI 主要是突出不同组织间 T_1 弛豫差别，但实际上组织的质子密度和 T_2 弛豫同样会影响到图像的对比。首先我们在介绍 T_1WI 时先假设不同组织间质子密度相同，但实际上不同组织的质子密度是不同的，因此在 T_1WI 中质子密度的差别也会影响图像的对比；另外尽管我们尽量采用最短的 TE，但采集回波毕竟是需要时间的，在 SE 序列中 TE 最短也需要 8~10ms，尽管很短，但在这段时间组织的横向弛豫还是不可避免要发生的，因此 T_1WI 的图像对比还是会受到组织 T_2 弛豫差别的影响。我们可以把这种质子密度和 T_2 弛豫对 T_1WI 对比的影响称为"污染"。同样 T_2WI 的对比将受到组织 T_1 弛豫及质子密度差异的污染，而质子密度加权图像的对比也将受到组织 T_1 弛豫和 T_2 弛豫差别的污染。我们在利用 SE 序列进行加权成像时，一般只能做到尽量减少污染，而做不到完全剔除污染。

二、自旋回波序列特点

SE 序列是 MRI 的经典序列，在临床上得到广泛应用，具有以下优点：①序列结构比较简单，信号变化容易解释；②图像具有良好的信噪比；③图像的组织对比良好；④对磁场的不均匀敏感性低，因而磁化率伪影很轻微；⑤利用 SE 序列进行 T_1WI，采集时间一般仅需要 2~5 分钟。

SE 序列也存在着一些缺点：① 90° 脉冲能量较大，纵向弛豫需要的时间较长，需采用较长的 TR（特别是 T_2WI），且一次激发仅采集一个回波，因而序列采集时间较长，T_2WI 常需要十几分钟以上；②由于采集时间长，体部 MR 成像时容易产生伪影；③采集时间长，因而难以进行动态增强扫描；④为减少伪影，NEX 常需要 2 以上，进一步增加了采集时间。

鉴于上述特点，目前即便是低场机，也很少利用 SE 序列进行 T_2WI 和 PDWI。SE 序列目前多用于获取 T_1WI，是颅脑、骨关节、软组织、脊柱脊髓等部位的常规 T_1WI 序列。对于体部特别是腹部来说，许多医院还把 SE 序列作为常规 T_1WI 序列，配合呼吸补偿技术，可获得质量较高的 T_1WI。但对于呼吸不均匀的病人，图像容易产生运动伪影，同时由于采集时间长，不能利用 SE 序列进行动态增强扫描，因而不少专家提出用梯度回波序列替代 SE 序列作为腹部常规 T_1WI 序列。

第三节　快速自旋回波序列

快速自旋回波序列是在 SE 序列基础上开发出的快速成像序列，可减少磁共振成像的扫描时间，提高磁共振成像速度，是国内外 MR 扫描仪必备的快速序列之一。在不同 MRI 生产厂家有不同的名称，GE 公司称之为 FSE（fast spin echo，FSE），西门子公司和飞利浦公司称之为 TSE（turbo spin echo，TSE），本文中将采用 FSE 的名称。

一、快速自旋回波序列的基本形式

我们都知道 SE 序列在一次 90° 射频脉冲后利用一次 180° 复相位脉冲，仅产生一个自旋回波信号，那么一幅矩阵为 256×256 的图像需要 256 次 90° 脉冲激发（NEX=1 时），即需要 256 次 TR，每次激发采用不同的相位编码，才能完成 K 空间的填充。与之不同的是，FSE 序列在一次 90° 射频脉冲激发后利用多个（2 个以上）180° 复相位脉冲产生多个自旋回波，每个回波的相位编码不同，填充到 K 空间的不同位置上（图 5-7）。

图 5-7A 示在一次 90° 射频脉冲后用 5 个 180° 复相脉冲产生 5 个自旋回波（即 ETL=5），相邻两个回波中点的时间间隔为回波间隙（ES），两个相邻的 90° 脉冲中点的时间间隔为 TR。上述的 5 个回波的相位编码不同，填充在 K 空间相位编码方向的不同位置上，实际上 5 个回波的回波时间是不同的，由于填充的 K 空间中央的回波决定图像的对比，因此如果把第三个回波填充在 K 空间中央（图 5-7B），则有效 TE 为 90° 脉冲中点到第三个回波中点的时间

间隔（图 5-7A）。

由于一次 90° 脉冲后利用多个 180° 脉冲，因而产生的不是单个回波，而是一个回波链，一次 90° 脉冲后用了多少个 180° 脉冲就会有多少个自旋回波产生，把一次 90° 脉冲后所产生的自旋回波数目定义为 FSE 序列的回波链长度（echo train length，ETL）。在其他成像参数不变的情况下，ETL 越长，90° 脉冲所需要的重复次数越少（即 TR 次数越少），采集时间将成比例缩短，如果 ETL=n，则该 FSE 序列的采集时间为相应 SE 序列的 1/n，所以 ETL 也称为加速因子。举例说明：设 TR=3000ms，扫描矩阵 256×256，NEX=2，（即需要 512 次 TR），则利用 SE 序列成像的采集时间 TA=3s×256×2=1536s（25min36s）；如果保持上述成像参数不变，利用 ETL=8 的 FSE 序列来成像，则 TR 的次数为 512/8，即 64 次，则采集时间 TA=3s×（256/8）×2=192s（3min12s），仅为相应 SE 序列 TA 的 1/8。

二、快速自旋回波序列的序列特点

FSE 序列目前在临床上得到广泛应用，FSE 一些参数的选择将会影响图像的质量，因此有必要介绍一下 FSE 序列的特点。

1. **快速成像**　前面在 FSE 原理中已经提到，由于回波链的存在，在其他成像参数不变的前提下，与相应 SE 序列相比，FSE 序列的采集时间随 ETL 的延长而成比例缩短，即 FSE 序列的 TA 为相应 SE 序列 TA 的 1/ETL。但实际上，采用了 FSE 序列后，为了提高图像质量并增加扫描层数，FSE T_2WI 序列的 TR 往往比 SE 序列要长，因此 TA 的缩短并不像理论上那么明显。

2. **回波链中每个回波信号的 TE 不同**　FSE 序列中在一次 90° 脉冲后利用多个 180° 复相位脉冲来

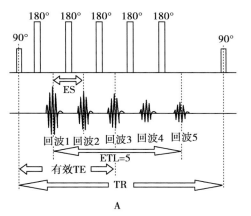

A

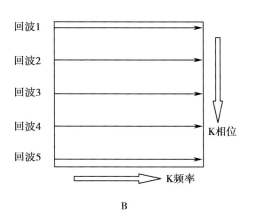

B

图 5-7　FSE 序列基本结构和 K 空间填充示意图

产生多个自旋回波信号（图 5-8A），实际上每个回波信号的 TE 是不同的，第一个回波信号的 TE 最短，最后一个回波信号的 TE 最长（图 5-8B），因此 FSE 的图像实际上是由 TE 不同的回波构成的。大家都知道填充 K 空间中心的回波将主要决定图像的权重和对比，通过相位编码的调整，我们可以把回波链中的任何一个回波填充在 K 空间中心，我们把 90° 脉冲中点到填充 K 空间中心的回波中点的时间间隔定义为有效 TE（effective TE）（图 5-8A）。如果把第一个回波填充在 K 空间中心（即选择很短有效 TE），将基本剔除组织的 T_2 弛豫对图像对比的影响，得到的将是 T_1WI 或 PDWI；如果把一个长回波链中的最后一个回波填充在 K 空间中心（选择很长的有效 TE），得到的将是权重很重的 T_2WI；如果在回波链中选择一个合适的回波信号填充在 K 空间中心（选择合适长的有效 TE），将得到权重合适的 T_2WI。实际上填充 K 空间各个位置的回波信号对图像对比都有不同程度贡献，而回波链中各回波的 TE 不同，因此与相应 SE 序列相比，FSE 序列的 T_2 对比将有不同程度降低，ETL 越长，对图像对比的影响越大。

3. FSE 序列图像的模糊效应　大家都知道在 90° 脉冲后，由于 T_2 弛豫，宏观横向磁化矢量将随时间推移逐渐衰减，即随着 TE 的延长，任何组织的信号强度都在衰减。如果不考虑相位编码梯度场对组织信号的影响，则 FSE 序列的回波链中第一个回波信号最强，往后信号强度逐渐减弱，最后一个回波信号最弱（图 5-8B）。这种强度具有差别的回波信号填充在 K 空间中，在傅里叶转换中将发生定位上的错误，从而导致图像模糊。ETL 越长，填充 K 空间的回波信号强度差别越大，图像越模糊。因

此，ETL 延长尽管可以缩短采集时间，但将增加图像模糊，并影响图像对比。减少图像模糊的办法除了在采集时间能够接受的前提下缩短 ETL 外，回波间隙缩小也可以减少图像模糊。回波间隙（echo space，ES）为回波链中两个相邻回波中点的时间间隔（图 5-8A），ES 的缩小将减少回波之间的信号强度差别，从而减少图像模糊。

4. 脂肪组织信号强度增高　脂肪组织的信号强度增加是 FSE 序列的又一特点。在 SE T_2WI 上脂肪组织呈现中等偏高信号（灰白），而在 FSE T_2WI 上，脂肪组织呈现高信号（白）。这主要由于两个方面的原因：① 脂肪组织内的质子之间存在着 J-耦联，这种耦联结构可增加磁场的波动，加快了质子失相位，因此脂肪组织的 T_2 值并不长。FSE 序列连续的 180° 脉冲可打断 J-耦联，因而脂肪组织的质子失相位减慢，延长脂肪组织的 T_2 值，因而增加脂肪组织的信号强度；② 180° 脉冲引起的磁化转移效应也是增加脂肪组织信号强度的一个原因。FSE 序列中，ETL 越长，ES 越小，脂肪组织信号强度的增加将越明显。

5. 对磁场不均匀性不敏感　与 SE 序列相同，FSE 序列也是利用 180° 复相位脉冲产生回波，180° 脉冲可以剔除主磁场恒定不均匀，因而对磁场不均匀性不敏感。这一特点的优点在于磁化率敏感伪影不明显；缺点在于不利于一些能够增加磁场不均匀的病变如出血等的检出。

6. 能量沉积增加　FSE 的序列结构为 90° 脉冲激发后利用连续的 180° 复相位脉冲激发产生回波。180° 脉冲能量很大，如此大的能量连续激发，传递到人体组织的能量将在短时间内很快积聚，特殊吸收率（specific absorption ratio，SAR）将明显升高，

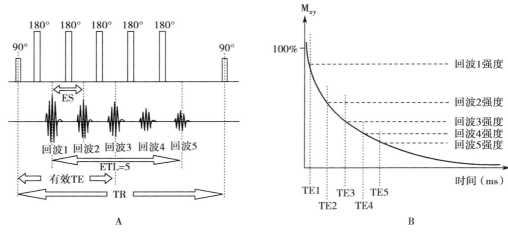

图 5-8　FSE 序列回波链中各回波的 TE 和信号强度示意图

可引起体温升高等不良反应，这在高场强的 MRI 仪中将表现的更为突出。ETL 越长，ES 越小，SAR 值增加的越明显。

三、快速自旋回波序列的衍生序列

随着磁共振软硬件技术的进步，FSE 序列有了很大的改进，衍生出很多新的序列。

（一）快速恢复 FSE 序列

快速恢复 FSE（fast recovery FSE，FRFSE）序列与 SE 序列一样，均采用 90° 射频脉冲进行激发，并能够产生最大的宏观横向磁化矢量，因而得到的图像有较好的信噪比。90° 脉冲传递给质子的能量较大，因而受激发组织的纵向弛豫将需要较长的时间，当利用 FSE 序列进行 PDWI 或 T₂WI 时，需要选择很长 TR，以尽量剔除纵向弛豫对图像对比的污染。然而在其他成像参数不变的情况下，TR 的延长意味着扫描时间的延长。如果能够加快组织的纵向弛豫，则可选用较短的 TR，成像速度将加快。FRFSE 序列就是促使组织加快纵向弛豫的方法（图 5-9）。

图 5-9A 为常规 FSE 序列，图 5-9B 为 FRFSE 序列。这两个序列的其他成像参数（包括 TR、ES 等）均相同，FSE 序列采用 5 个 180° 复相脉冲采集 5 个回波（ETL=5），FRFSE 序列也采用 5 个 180° 脉冲，但最后一个 180° 脉冲产生的回波不采集（ETL=4），而在该回波的 TE 时刻采用一个负 90° 脉冲，把最后一个 180° 脉冲产生的横向磁化矢量偏转回到 B₀ 方向，从而加快了组织的纵向弛豫速度。

FSE T₂WI 之所以要选择较长的 TR，主要是因为 T₁ 值很长的组织纵向弛豫太慢。以 1.5TMR 行头颅 FSE T₂WI 为例，如果选择 TR=2000ms，

TE=100ms，ETL=8，ES=10ms，矩阵 =256×256，NEX=2，TA=2s×（256/8）×2=128s=2min8s。脑白质的 T₁ 值约为 450ms，脑灰质的 T₁ 值约为 500ms，实际上当 TR=2000ms，对于脑白质和灰质来说，纵向弛豫已经绝大部分完成，基本剔除了纵向弛豫对图像对比的影响，也就是说，TR 已经足够长；但脑脊液的 T₁ 值约为 3500ms，TR=2000ms 时，其宏观纵向磁化矢量还没有恢复到平衡状态时的一半，因此脑脊液信号将不表现为高信号（白）而仅为中等偏高信号（灰白），如果把 TR 延长到 4000ms，脑脊液的信号强度将明显升高，但扫描时间则延长到 4min16s。

FRFSE 的原理并不复杂，就是在回波链的最后一个回波采集后，再施加一个 180° 复相脉冲，将产生一个回波，这个回波并不采集，而在相当于这个回波的 TE 时刻施加一个负 90° 脉冲，把 180° 脉冲重聚的横向磁化矢量偏转回 B₀ 方向，从而加快了组织的纵向弛豫，还是以刚才的头颅 T₂WI 为例，成像参数也不变，那么回波链中最后一个回波采集完成是在 90° 脉冲后的 80ms，这时脑组织的宏观横向磁化矢量衰减到约为最大值的 45% 左右（脑组织的 T₂ 值约为 100ms），而脑脊液的宏观横向磁化矢量还残留最大值的 90% 以上（脑脊液的 T₂ 值约为 2500～3000ms），负 90° 脉冲将把这些横向磁化矢量偏转回 B₀ 方向，显然负 90° 脉冲后脑脊液的宏观纵向磁化矢量已经恢复到平衡状态的 90% 以上，这样 TR=2000ms 的 FRFSE T₂WI 上脑脊液的信号强度将明显增高。实际上 FRFSE 就是利用一般 T₁ 值长的组织，其 T₂ 值也长的特点，把回波链采集后残留的较大横向磁化矢量快速偏转返回到 B₀ 方向，加快了 T₁ 值很长的组织（主要是接近于纯水的成分如脑脊

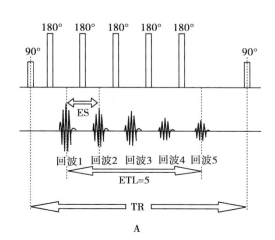
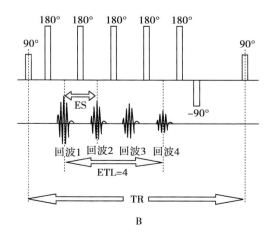

图 5-9　常规 FSE 与 FRFSE 序列的比较

液等）的纵向磁化矢量恢复，从而可以选用较短的 TR 进行 T$_2$WI。

FRFSE 只能用于 PDWI 和 T$_2$WI，不能用于 T$_1$WI。该技术相当于在短 TR 时达到长 TR 效果，缩短扫描时间。目前广泛应用于颅脑、脊柱、骨关节、腹部与盆腔。

FRFSE 不同公司名称不同，西门子命名 TSE-Restore；GE 命名 Fast Recovery FSE（FRFSE）；飞利浦命名 TSE-DRIVE。

（二）单次激发 FSE 序列

单次激发 FSE（single shot FSE，SS-FSE）序列是采集速度更快的 FSE 序列。常规的 FSE 序列是在一次 90° 射频脉冲激发后，利用多个 180° 脉冲采集多个自旋回波，需要多次 90° 脉冲激发后才能完成 K 空间的填充。与常规 FSE 序列相比，SS-FSE 有以下特点：①一次 90° 脉冲激发后，利用连续的 180° 脉冲采集了填充 K 空间所需的所有回波信号，即一次 90° 脉冲后完成了 K 空间的填充（图 5-10），如果图像的矩阵 =256×128，即相位编码步级为 128，则 ETL=128；②由于回波链很长，为了保证回波链中后面的回波有一定的信号，SS-FSE 回波链的 ES 很短，目前在 1.5 T 扫描机上一般为 4～5ms；③由于是单次激发，所以该序列中不存在 TR 的概念，因为该序列 90° 激发前所有组织的宏观纵向磁化矢量都处于平衡状态（即最大），实际上 TR 为无穷大，所以没有纵向弛豫对图像对比的污染，同时也因为此原因 SS-FSE 序列一般不能进行 T$_1$WI，而仅用于 T$_2$WI；④由于回波链太长，图像的模糊效应将比较明显，T$_2$ 对比也将受到影响；⑤由于 ETL 很长，ES 很短，脂肪组织的信号强度很高；⑥由于 180° 脉冲连续又集中，人体内的能量沉积比较集中，SAR 明显升高，为了降低 SAR 值，SS-FSE 常采用小于 180° 的复相脉冲产生回波（图 5-10）；⑦成像速度很快，如果矩阵为 256×160（即 ETL=160），

ES=4ms，NEX=1（SS-FSE 常选用 NEX 为 1），则单层图像的采集时间为 640ms，因此是亚秒级的成像速度，由于采集时间很短，在体部成像时即便病人不能屏气也没有明显的呼吸运动伪影；⑧由于 ETL 很长，回波链中大部分回波的 TE 较长，因此得到的 T$_2$WI 的权重很重。

鉴于上述特点，SS-FSE 的作用主要有：①颅脑超快速 T$_2$WI（仅用于不能配合检查的病人）；②腹部脏器屏气超快速 T$_2$WI；③屏气或呼吸触发水成像（如 MRCP、MRU 等）。

SS-FSE 序列不同公司的名称不同：GE 公司命名为 SS-FSE；西门子命名为 SS-TSE；飞利浦命名为 SSh-TSE。

（三）半傅里叶采集单次激发 FSE 序列

半傅里叶采集单次激发 FSE 序列是 SS-FSE 的修改序列，也是在一次 90° 脉冲后利用连续的复相位脉冲采集填充 K 空间所需的所有回波，所不同的是该序列采集的回波只需要填充 K 空间的一半多一点即可，剩余的 K 空间则根据 K 空间对称性原理进行填充。

前面我们已经介绍了 K 空间的基本概念和特点，K 空间在相位编码方向是镜像对称的，如图 5-11a 所示，Ky=−128 的回波与 Ky=+128 是对称的，Ky=−127 的回波与 K=+127 是对称的，根据这一特点实际上我们只需要填充 K 空间的一半就够了，如图 5-11 中我们只需填充 Ky=−128 到 Ky=0 即可，K 空间的剩余部分利用对称性原理进行模拟填充即可，即用 Ky=−128 的数据来填充 Ky=+128，用 Ky=−127 的数据来填充 Ky=+127。这样实际上图像数据采集时间节约了一半，但由于 K 空间中央的数据决定图像对比，非常重要，因此一般采集的数据需要填充 K 空间的一半多一点，即 K 空间中央区域的数据是需要采集的。如相位编码的步级为 256，需要采集的数据一般为 128+8=136 或

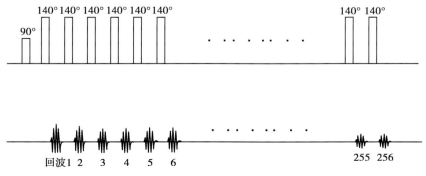

图 5-10 单次激发 FSE 序列时序图

128+16=144 即可，如图 5-11b 所示，只填充略多于一半的 K 空间，即填充 Ky=−128 到 Ky=+8 即可，剩余 K 空间的相位编码线（虚线部分）利用对称性原理进行模拟填充即可。这种技术称为半傅里叶采集技术，也称半 K 空间技术或部分 K 空间技术。这种技术不单可以用于半傅里叶采集单次激发 FSE 序列，实际上几乎可以用于所有的 MR 脉冲序列，是 MR 常用的快速成像方法。

与相应的 SS-FSE 序列相比，半傅里叶采集单次激发 FSE 序列具有以下特点：①由于只需要采集填充略多于一半 K 空间的回波信号，采集时间只需要原来的一半多一点，成像速度进一步加快；②理论上空间分辨保持不变；③由于实际采集的回波信号只有原来的一半，理论上图像信噪比有所降低，相当于原来的 70% 左右。实际由于回波链中前面回波信号较好，后面回波信号较弱，而半傅里叶采集单次激发 FSE 序列采集的是信号较强的回波，因此信噪比降低并不明显；④人体内能量的沉积减少；⑤脂肪组织信号高和 T_2 对比较差的问题依然存在。

半傅里叶采集单次激发 FSE 序列的临床应用与 SS-FSE 序列的相仿，主要用于神经系统或腹部超快速 T_2WI，也可用于腹部水成像如 MRCP、MRU 等。

半傅里叶采集单次激发 FSE 序列不同公司的名称不同：西门子命名为 HASTE（half-Fourier acquisition single-shot turbo spin-echo）；飞利浦命名为 SSh-TSE+halfscan；GE 公司命名为 SS-TSE+0.5NEX（在 SS-FSE 的基础上选择 NEX=0.5）。

（四）三维快速自旋回波成像序列

传统 FSE 的翻转角通常为一常数（例如：180°），组织信号以指数衰减，且衰减速度较快，而当回波链到达 20 左右时，其回波信号强度基本不能用于成像。FSE 采集效率的限制主要来自于：①回波链不能太长，一般在 30 以下，否则 T_2 衰减带来的模糊效应很严重；②射频能量吸收率（specific absorption rate，SAR）很高，尤其是在超高场系统上，比如 3T 系统。三维快速自旋回波成像技术在复相位脉冲中使用可变翻转角，选择合适的翻转角可使组织信号在回波链的大部分时间内都保持稳态，成功解决了上述 FSE 留下的难题，极大地提高了 T_2 加权图像的采集效率。三维快速自旋回波成像技术的时序图如图 5-12 所示：第一个脉冲为 90° 选层激发脉冲，第二个为 180° 复相位脉冲，随

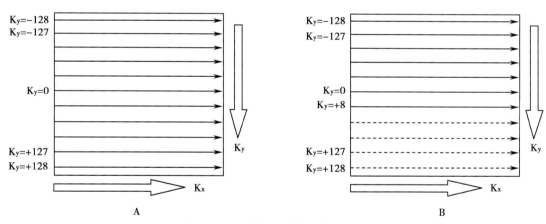

图 5-11　半傅里叶采集技术示意图

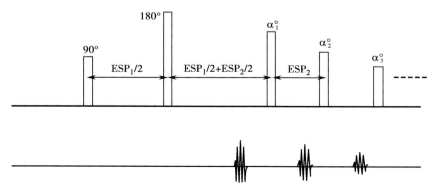

图 5-12　三维快速自旋回波成像序列时序图

后是可变翻转角复相位脉冲。其中，180°和可变翻转角均采用非选择性复相位脉冲，故缩短了回波信号的间距，进而提高了图像采集效率。为适应90°选层激发脉冲较长的持续时间，180°脉冲的回波间隔（echo spacing，ESP）被延长（称为ESP1），其后可变翻转角的回波间距则是越短越好（由梯度系统、分辨率和带宽所决定，称为ESP2）。在180°脉冲之后经过ESP1/2时间在横向平面上产生了完全回波，可变翻转角延续了此信号在横向平面上的时间，使回波链延长，提高了采图效率。需要注意的是，由于可变翻转角之间的脉冲回波间隔是ESP2，所以第一个可变翻转角与180°脉冲相隔的时间是ESP1/2+ESP2/2。

三维快速自旋回波成像技术具有如下几个特征：①基于FSE成像技术，即一次激发，采集若干个回波，可以获得FSE的对比度；②采用可变翻转角的超长回波链采集，根据磁共振信号衍化的基本原理，优化的可变翻转角模式可以克服T_2衰减效应，避免长回波链带来的模糊效应，而且由于复相位脉冲不再是统一的大角度，SAR值也显著降低，所以即便是在3.0TMR系统上，三维快速自旋回波成像序列的回波链长度也可以轻松达到几百以上；③三维快速自旋回波成像序列针对质子密度对比度，T_2以及T_1对比度设计了不同优化的可变翻转角模式；④三维快速自旋回波成像序列优化了序列的设计，例如采用硬脉冲作为复相位脉冲，回波间隔很短，相同的时间内，允许采集更多的数据。

由于具备上述的技术优势，三维快速自旋回波成像序列提供了快速高分辨率的三维FSE对比度成像；其在临床上的应用越来越广泛，从头部扫描，延伸到腹部，以及骨关节成像，甚至到血管成像，满足高精度的诊断需求。

三维快速自旋回波成像技术不同公司命名不同，西门子命名为SPACE（samplingperfection with application-optimized contrasts by using different flip angle evolutions），飞利浦命名为VISTA（volumetric isotropic TSE acquisition），GE公司命名为FSE-cube。

（五）螺旋桨技术FSE序列

螺旋桨技术FSE序列是螺旋桨技术（periodically rotatedoverlapping parallellines with enhanced reconstructlon，PROPELLER）与FSE序列相结合的产物。PROPELLER技术是一种全新的K空间采集技术，传统的快速自旋回波（FSE）等脉冲序列的K空间填充方式是在相位方向上互相平行，它在采集一次回波后填充一行K空间，由上往下按顺序逐行填充直至填满，不具有运动校正功能，一次采集有运动会影响到整个图像。PROPELLER技术的相位数据填充方式是螺旋桨式的数据填充，这种填充模式以一定厚度的"叶片"采用旋转的方式填充K空间的数据。"叶片"的宽度即一次采集的相位数，也就是回波链长度。在K空间填充时每次采集数据的"叶片"的中心点位置是固定的，然后顺一个方向旋转，在K空间的边缘部分旋转的叶片顺序连接，形成一个完整的圆形，完成一次K空间的填充（图5-13）。因此，每一块数据采集均具有运动校正功能，一次采集有运动对整个图像不会造成影响。采集一次数据，"叶片"虽然只旋转一周，但中心部分的数据（K空间正中区域内的数据对图像的对比度、权重起决定作用）因重叠式填充，使得其数据量明显多于边缘部分。在K空间数据中，每个"叶片"的信息都要经过数据采集、相位校正、旋转校正、平移校正、权重计算、剔除异常点，然后通过傅立叶变换进行图像重建。在合成图像时，剔除运动幅度大且具有较低权重的失真数据，从而消除了运动伪影和磁敏感性伪影。PROPELLER技术使K空间中心区域被反复填充拥有大量详实的数据，而周边区域的数据也有相当部分的重叠，因此经过这样

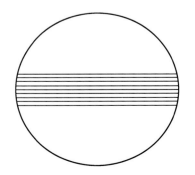
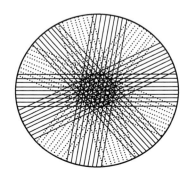

图5-13　螺旋桨技术K空间填充轨迹

去伪存真的处理后，不仅有足够的数据去重建一幅完整的图像，而且较传统 MR 图像有更高信噪比和对比噪声比。

随着 MR 硬、软件技术的快速发展和改进，该技术除已成熟有效地应用于头部 MRI 外，还成功应用于心脏、腹部及三维成像等，能有效改善运动伪影。

螺旋桨技术不同公司命名不同，西门子命名为刀锋技术（Blade），GE 公司命名为螺旋桨技术（PROPELLER），飞利浦公司命名为多叶回旋技术（Multivane）。

第四节　反转恢复序列

一、反转恢复序列的基本形式

反转恢复序列（inversion recovery，IR）由一个 180° 反转脉冲、一个 90° 激励脉冲与一个 180° 复相脉冲组成。

扫描中先给一个 180° 射频脉冲，该脉冲使原来和静磁场方向完全一致的自旋质子的磁化矢量 M_0 反转到和主磁场完全相反的方向，因此该 180° 脉冲也被称为反转脉冲。之后磁化矢量沿 Z 轴逐渐恢复，再发射一个 90° 射频脉冲，使磁化矢量偏转到 XY 平面，90° 脉冲后就和 SE 序列一样在 TE/2 施加一个 180° 复相脉冲，采集一个自旋回波信号。实际上就是在 SE 序列前施加一个 180° 反转预脉冲（图 5-14）。

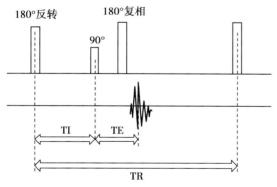

图 5-14　IR 序列结构图

IR 序列的成像参数包括 TI、TE、TR。该序列中，把 180° 反转脉冲中点到 90° 脉冲中点的时间间隔称为反转时间（inversion time，TI），把 90° 脉冲中点到回波中点的时间间隔称为 TE，把相邻的两个 180° 反转预脉冲中点的时间间隔称为 TR。

IR 序列中，TI 是图像对比的主要决定因素，尤其是 T_1 对比的决定因素。TI 的作用类似于 SE 序列中的 TR，而 IR 序列中的 TR 对 T_1 加权程度的作用相对要小。但 TR 必须足够长，才能容许在下一个脉冲序列重复之前，使各组织的纵向磁化矢量都能基本回到平衡状态。IR 序列可形成重 T_1WI，可以在成像过程中完全去除 T_2 的作用，可精细地显示解剖结构，如脑的灰白质，因而在检测灰白质疾病方面有很大的优势。

二、反转恢复序列的特点

IR 序列有以下特点：

1. 组织的 T_1 对比效果较好，且信噪比较高。IR 序列一般作为 T_1WI 序列，临床上主要用于增加脑灰白质之间的 T_1 对比，主要用于儿童髓鞘发育的研究。

2. 由于 TR 较长，因而一般 IR 序列的扫描时间也长。传统的 IR 序列临床应用较少。将 IR 序列与 FSE 序列技术相结合大大缩短了扫描时间，使该序列在临床上有较广泛的应用。

三、反转恢复序列的衍生序列

反转恢复序列成像时可获得 T_1WI 和质子密度加权（PDWI）像，也可以用来测量样本的 T_1 值。除此之外，主要用于以下几种特殊的 MR 成像。

1. STIR 序列　STIR（short TI inversion recovery）序列是反转恢复序列的一种特殊情况，用该序列来抑制某种组织的信号。STIR 序列是短 TI 的序列，即通过用短 TI 时间，能使某种组织磁化矢量在 TI 时刻为零，该组织没有转移到 XY 平面的磁化矢量，因此无信号产生，图像上该组织呈黑色。用 STIR 技术进行脂肪抑制，如图 5-15A 所示，当脂肪的磁化矢量为零时，即 TI 等于 0.69 倍的脂肪 T_1 时（STIR 序列的 TI 值约等于脂肪组织 T_1 的 69%），加 90° RF 脉冲，此时脂肪组织没有信号产生。由于组织的 T_1 值随磁场的变化而变化，在不同场强下，组织的 T_1 值不同，因此不同设备要选用不同的 TI 值来抑制脂肪。在 1.5T 的设备上，一般 TI 选择在 150ms 左右，TR 一般要大于 2000ms。

STIR 序列是短 TI 的 IR 脉冲序列类型，主要用于抑制脂肪信号，可用于抑制骨髓、眶窝、腹部等部位的脂肪信号，更好的显示被脂肪信号覆盖的病变，同时可以鉴别脂肪与非脂肪的结构。另外，由于脂肪不产生信号，该序列也能降低运动伪影。对

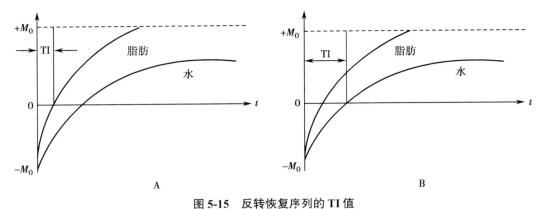

图 5-15 反转恢复序列的 TI 值
A. STIR 序列中的 TI 值；B. FLAIR 序列中的 TI 值

人体中受到呼吸和心跳影响较大的器官，如腹部、胸部等病变的显示，可用 STIR 序列，采用更短的 TR 和 TI 以减少移动的伪影。

另外值得注意的是该序列不应常用于增强检查，因为顺磁性对比剂的短 T_1 效应如果使被增强的组织结构的 T_1 值与脂肪 T_1 值接近时，也可能被抑制掉，因此影响诊断的准确性。

2. FLAIR 序列 FLAIR 序列（fluid-attenuated inversion-recovery，FLAIR）即液体抑制反转恢复序列是另一种以 IR 序列为基础发展的脉冲序列。该序列用长 TI 和长 TE，产生液体信号为零的 T_2WI，是一种水抑制的成像方法。

FLAIR 序列中，选择较长的 TI 时间，可使 T_1 较长的游离水达到选择性抑制的作用。如图 5-15B 所示。FLAIR 序列中的 TI 大约为 2000ms，而 TR 需要大于 TI 的 3～4 倍以上，因此该序列的扫描时间较长。将 FLAIR 序列与 FSE 技术相结合大大缩短了扫描时间，也就是现在我们常用的快速 FLAIR 序列。现在快速 FLAIR 序列已作为头颅检查的常规序列。

FLAIR 序列的作用是抑制组织结构中的脑脊液，与常规序列相比，FLAIR 序列增加了病灶与周围组织的对比度。当脑脊液信号为零时，异常组织、特别是含水组织周围的病变信号在图像中就会变得很突出，因此提高了病变的识别能力。目前常用于脑的多发性硬化、脑梗死、脑肿瘤等疾病的鉴别诊断，尤其是当这些病变与富含脑脊液的结构邻近时。

3. 多反转预脉冲序列 多反转预脉冲序列也是一种以 IR 序列为基础发展的脉冲序列。这种技术是在序列每执行一次使用 2 个或 3 个 180° 反转预脉冲，被称为双反转或三反转脉冲技术。利用这种技术可以依据 T_1 值的不同选择性抑制 2 种或 3 种组织的信号。这种技术可以与快速自旋回波序列或

者快速梯度回波序列结合使用。临床应用较多的是多反转预脉冲快速自旋回波序列（IR-FSE）。IR-FSE 序列是显示心脏尤其是心肌形态和信号特征的主要序列。利用双反转快速自旋回波序列（DIR-FSE）可以进行心脏的黑血成像，利用三反转快速自旋回波序列（TIR-FSE）还可以在此基础上进行脂肪抑制。

第五节 梯度回波序列

一、梯度回波序列的基本形式

（一）梯度回波的产生

梯度回波（gradient recalled echo，GRE）就是在小角度激发脉冲后施加复相位翻转梯度磁场而产生的回波信号。梯度回波又叫场回波。梯度回波和自旋回波信号都是利用回波来成像的技术，其区别主要在于二者产生回波的激励方式不同。另外所有 SE 序列都是以一个 90° 的激励脉冲开始，而 GRE 序列总以小于 90° 的 RF 脉冲开始小角度激励。

在 GRE 序列中，RF 激发脉冲一结束，便在读出（频率编码）方向上施加一如图 5-16 所示的梯度磁场。该磁场的特点是先负后正，这种梯度磁场的方向变化叫梯度翻转。该梯度翻转磁场与主磁场 B_0 叠加后将造成频率编码方向上的磁场强度差异，出现一次从大到小，又从小到大的变化过程，因此该方向上质子群的进动频率也随之出现差异，从而加快质子群的失相位，质子群的失相位的速度比自由感应衰减更快，组织的宏观横向磁化矢量很快衰减为零，我们把这一梯度场称为离相梯度场。这时立刻在频率编码方向施加一个强度相同、方向相反的梯度场，原来进动频率快的质子失相位将逐渐得到恢复，经过与离相位梯度场作用相同的时间后，因离相位梯

度场引起质子失相位得到纠正，组织的宏观横向磁化矢量逐渐恢复直到信号幅度的峰值，我们把这一梯度场称为聚相梯度场；从此后，在聚相的作用下又变成离相梯度场，质子又发生相位离散，组织的宏观横向磁化矢量又开始衰减直至到零。这样组织中的宏观横向磁化矢量的变化过程，将会得到一个回波信号，由于这种回波的产生仅利用梯度的切换产生，所以被称为梯度回波。其形成过程如图5-17所示。

（二）梯度回波信号的强度

GRE信号的强度与TE、TR和RF脉冲翻转角α有关。调整这些参数能使GRE信号的强度发生变化，直接改变MR图像的对比度，达到图像加权的目的。由于缺乏180°相位重聚脉冲，GRE序列只能获得T_2^*加权图像。但在确定TE和TR的情况下，GRE信号由著名的厄恩斯特翻转角α决定。翻转角可在10°～80°之间选取。翻转角越小，TR就可以越短，有效信号就减弱，造成图像的SNR会更低，图像质量下降。

（三）梯度回波序列的基本形式

GRE序列是一种人为改变磁场均匀性而获取GRE信号的方法，如图5-18所示。

从图中可以看出，RF加入后，选层梯度方向就马上出现相位差，紧接着负相梯度脉冲又很快将其平衡为零。在读出方向，反向梯度（相位发散梯度）的出现使该方向出现反向相位差，但是，随着梯度脉冲的反转，该相位差又朝正向变化，当其过零点时便发出可供利用的回波。此后，正相位差继续加大，直到读出梯度结束。在相位编码方向，质子相位差的大小依当时相位编码梯度的幅度而定，即在不同的成像周期中质子的相位差大小是不同的。该梯度停止作用后，其相位被保留至下一成像周期。

GRE序列中连续使用小角度RF脉冲进行激发，几个RF脉冲后，每个小角度RF脉冲激发前，组织中都残留横向磁化矢量（M_{xy}），除非TR远远大于组织的T_2值时。而在SE序列中，由于满足$TR \gg T_2$的条件，下一个RF脉冲到来时M_{xy}已经基本恢复，因此，该Mxy对继之而来的SE信号没有贡献，但是在GRE序列中，由于$TR \ll T_2$会产生剩

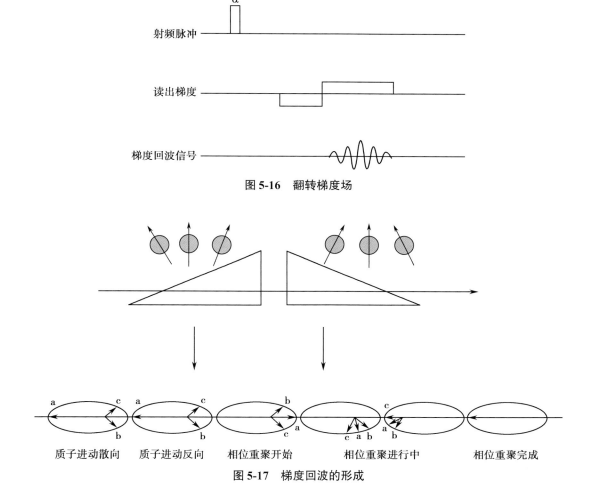

图5-16 翻转梯度场

图5-17 梯度回波的形成

余 M_{xy}，而造成伪影。由此可见，在下一 RF 脉冲出现之前，处理好 GRE 序列的剩余 M_{xy} 是非常重要的。在 GRE 序列中可按其对剩余 M_{xy} 的不同处理方法分为两大类：第一类是采用扰相技术的序列，第二类是采用相位重聚技术的序列。

扰相梯度一般于信号读出后至下一个小角度 RF 脉冲来之前一段时间内从三个梯度方向同时加入，如图 5-19 所示。

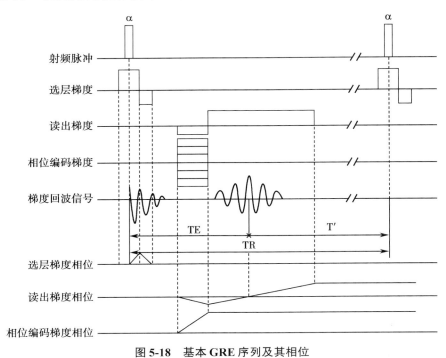

图 5-18 基本 GRE 序列及其相位

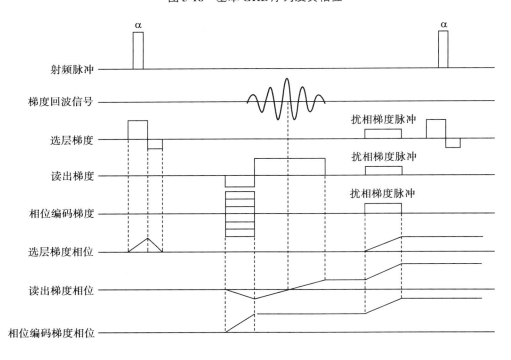

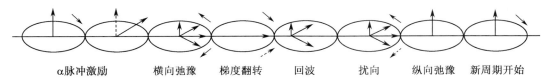

图 5-19 GRE 序列扰相梯度脉冲、相位及横向磁化矢量的散相

由图可见,上述扰相脉冲的出现,将三个方向均出现同方向的相位发散。这样下个 RF 脉冲出现时就不会有相干信号存在。实施扰相的 GRE 序列可以在较短的 TR 下获得更大权重的 T_1 像。然而,由于它需要在不同方向各增加一个梯度脉冲,使得机器梯度系统的承载加重。还因扰相脉冲也需要占用一定的时间段,所以这类 GRE 序列不能采用太短 TR。它使每次扫描的层数受到限制。

GRE 序列另一类对横向磁化进行处理的方法叫相位重聚。它不仅不消除剩余横向磁化,还要设法将其保留至下一周期,让其对回波信号有益。如图 5-20 所示。

如图所示,信号读取结束后,施加适当的反向梯度脉冲,就可使所有方向的相位均相干。这一反向梯度叫做相位重聚梯度。相位重聚梯度脉冲的作用就是促使"零相位"的出现,采用这种方法也会增加梯度系统的负担。

二、梯度回波序列的特点

（一）GRE 序列扫描时间短

GRE 序列采用小角度激发脉冲,并且仅需要利用梯度场的切换来采集信号读出回波,所以扫描时间短,成像快,而 SE 序列采集回波,除用梯度场

的切换外,还需要利用 180° 聚焦脉冲来去除主磁场不均匀造成的质子失相位,90° 脉冲与 180° 聚焦脉冲之间需要一定的时间,180° 脉冲施加后又需要一定的时间间隔,因此采集一个完整的 SE 信号所需的时间较长,一般 10～15ms,但目前 GRE 序列中采集一个完整的 GRE 信号所需的时间很短,现在 1.5T 磁共振仪,最短 TE 可为 1～2ms。在 TE 缩短的前提下,同样的 TR 期间,可以再采集更多层面的信号从而缩短总采集时间。

（二）采用小角度 RF 激发

采用小角度 RF 激发更加快成像的速度,GRE 序列一般采用小于 90° RF 对成像组织进行激发,而小角度激发会出现脉冲的能量较小,射频能量吸收率（SAR）值降低,产生宏观横向磁化矢量的效率高,可选用较短的 TR,从而明显缩短总的扫描时间,这是 GRE 序列相对 SE 序列更加快速成像的原因。

（三）GRE 序列的信噪比低

在 GRE 序列中 RF 关闭后宏观横向磁化矢量的衰减（即 T_2^* 弛豫）很快,又是利用梯度场切换产生回波,因而不能剔除主磁场不均匀造成的质子失相位,在相同的 TE 下,GRE 序列得到的回波幅度将明显低于 SE 序列,另外 GRE 序列用小角度激

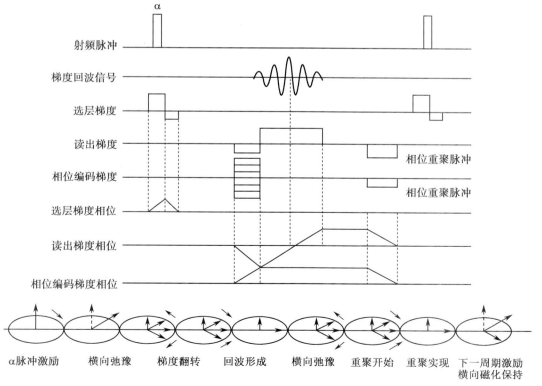

图 5-20　GRE 序列相位重聚、相位及横向磁化矢量脉冲的相位相干

发,RF激发所产生的横向磁化矢量本来就比SE序列中的小,所以多种原因造成GRE序列图像的固有信噪比低于SE序列。

(四)GRE序列中的T_2^*效应

在GRE序列中翻转梯度的加入使读出梯度方向的磁场均匀性遭到暂时性破坏,从而导致横向弛豫时间加快。通常将这一现象称为GRE序列的T_2^*效应,这个T_2^*弛豫信息而非T_2弛豫信息。而在SE序列中,180°脉冲可以剔除主磁场不均匀性造成的质子失相位从而获得真正的T_2弛豫信息。GRE序列中没有180°聚焦脉冲,因此不能抵消主磁场不均匀造成的质子失相位,由此来看信噪比低是GRE序列的固有缺点。

(五)GRE序列中血流常呈高信号

在SE序列中,回波的产生利用层面选择的180°脉冲激发,这样只要在90°脉冲和180°脉冲之间(TE/2)受90°脉冲激发过的血流离开了扫描层面,则不能接受到180°脉冲而产生的回波,因而产生了流空效应。但在GRE序列中的回波是利用梯度场的切换产生的,而梯度场的切换是不用进行层面选择的,因此受小角度激发产生宏观横向磁化矢量的血流,尽管离开了扫描层面,但只要不超出有效梯度场的切换而产生回波,就不表现为流空而呈现相对高的信号强度。

(六)GRE序列对磁场的不均匀性特别敏感

SE序列的特点之一是对磁场不均匀性不敏感。因为180°聚焦脉冲可以剔除主磁场不均匀性造成的质子失相位。在GRE序列中,回波产生依靠梯度场的切换,不能剔除主磁场不均匀性造成的质子失相位。所以其对磁场的不均匀性比较敏感。这就是容易产生磁化率伪影的主要原因。这种伪影多出现在组织游离界面上,如气体和其他组织的界面上。但可以使造成局部磁场不均匀的病变得以更好显示,如出血性病变等。

三、梯度回波序列的衍生序列

GRE序列小角度脉冲激发扫描速度快是其最显著的特点。因此1986年它一出现就引起了大家的广泛关注。众多的MRI研发人员和MRI系统制造厂家掀起了一股GRE热,开发了很多GRE序列。GRE序列首先对MR设备的梯度系统提出了挑战,人们不得不对其进行改进,以适应梯度场快速开关的需要。在序列的开发应用上其原理大同小异,却出现了不同的名称。因而才出现了目前GRE序列

名目繁多的局面。

前面已经讲过GRE序列家族可按其在序列对剩余横向磁化矢量的不同处理方法分为两大类。第一类是采用扰相技术的序列,另一类GRE序列是采用相位重聚技术的序列,对两大类不同的GRE信号的采集模式再融入不同的脉冲激发模式或准备脉冲,则可以衍生出更多的GRE序列。

(一)扰相GRE序列

扰相GRE序列是目前临床上应用最为广泛的GRE序列。西门子公司称快速小角度激发(fast low angle shot,FLASH)序列,在该序列参数设置界面的对比中通常选上(RF spoil)选项,可增加扰相的效果;GE公司称为SPGR(spoiled gradient recalled echo),在其序列表中的SPGR和Fast SPGR都属于扰相GRE序列;而飞利浦公司称该序列为T_1-FFE(fast field echo)。不同的生产厂家有不同的名称,但该序列的共同特点是小角度激发和短TR带来扫描速度的加快,前面已经讲过,在GRE序列中连续小角度脉冲的激发,由于TR<<T_2,下一周期的α脉冲出现时就使横向磁化矢量残留,它会对以后TR间期中的梯度回波信号产生干扰,这种干扰主要以MR图像中的条带状伪影的形式出现。为了消除这种伪影,必须对组织中残留的横向磁化矢量进行处理,不同的厂家虽然扰相在GRE序列名称不同,但采用的基本原理是在前一次α脉冲的MR信号采集后,下一次α脉冲来临前对组织中质子群的相位进行干扰,使其失相位加快,从而消除这种残留的横向磁化矢量,把这种相位干扰技术称为扰相技术。利用这种技术形成的梯度回波建立的GRE序列已成为临床上最常用的序列。其中在T_1W1的应用更为广泛。下面介绍临床常用的扰相GRE序列:

1. 二维扰相GRE腹部屏气T_1WI序列 为上、中腹部脏器检查的常规T_1WI序列,1.5T的MR,采用TR为80~250ms,激发角60°~80°,TE 4~5ms或更短。根据所选参数的不同,采集时间一般为15~30秒,所以一次屏气可扫描15~30层,完全可以包括肝、胆、胰、脾和双肾。该序列利用腹部扫描时比SET$_1$WI序列有成像速度快,T_1图像对比度良好的优点,缺点是要求患者必须有良好的屏气配合,不然会有明显的呼吸运动伪影。

2. 三维扰相GRE序列 用于颅脑T_1WI,颅脑常规用的SET$_1$WI和FIRT$_1$WI是采用二维采集空间,空间分辨力较低。三维扰相GRE序列可以在数分钟内获得各向同性空间分辨率的全脑T_1WI,而

且只需进行一个方位的扫描，其他方位的图像可通过多平面重建的方式获得，所以特别对需要进行脑三维表面重建而进行对比诊断时最需要。

3. 时间飞跃法（TOF）MRA 和相位对比法（PC）MRA　在二维 MRA 和三维 MRA 均可采用扰相的 GRE 序列的 T_1WI 成像，二维、三维 TOF MRA 实际上是一个 T_1 权重的 T_1WI，它可以抑制背景静止组织的信号，而有效地反映血液的流入增强效应，临床上在无需注射造影剂的情况下就可以清楚的显示血管的结构，所以该序列多用于头、颈部血管成像，简单易行。

4. 三维扰相 GRE T_1WI 增强序列　其原理比较简单，就是利用对比剂（常用 Gd-DTPA）使血流的 T_1 值明显缩短，短于人体内其他组织，然后利用超快速且权重很重的 GRET_1WI 序列来记录这种 T_1 弛豫的差别从而显示血管成像。

5. 扰相 GRE T_1WI 序列　用于心脏亮血成像，亮血对比是指在不使用对比剂的前提下实现血流的高信号对比从而实现对心腔和血管腔的显示，可以单时相成像以显示形态，也可以以电影成像方式显示心脏的运动功能。其成像原理类似于 TOF-MRA 成像，流动的质子表现高信号，静止的质子呈现低信号，缓慢血流容易受到饱和效应而信号减弱。

6. 扰相 GRE T_1WI 脂肪抑制序列　用于关节软骨成像，在该序列图像中，透明软骨呈高信号，而纤维软骨、韧带、肌腱、关节液、骨及骨髓均呈现低信号，形成良好的对比。

7. 三维容积内插快速扰相 GRE　TWI 序列 该序列在 1.0T 以上的新型高场 MR 上使用，主要用作体部动态增强扫描，不同的厂家有不同的名字，西门子公司称为 VIBE，飞利浦公司称为 THRIVE，GE 公司称为 LAVA。它们共同的特点是，利用较短的 TR、TE 和较小角度的射频脉冲，因此扫描速度很快，这样用于肝脏动态增强扫描，一次屏气可进行多个时相的扫描，可获得多动脉期的动态图像。

除上述应用外，扰相 GRE 序列在实际工作中还有一些其他应用，如二维扰相 GRET_1WI 脂肪抑制序列可用于骨与软组织的增强扫描，可获得优质图像。

（二）重聚技术的 GRE 序列

重聚技术的 GRE 序列（稳态自由进动序列，SSFP），稳态自由进动序列又分普通 SSFP 序列和平衡式稳态自由进动序列（balance-SSFP）。

在扰相 GRE 序列中，利用扰相位梯度场或扰

相位射频脉冲去除前一个回波采集后残留的横向磁化矢量（M_{xy}）。但在普通 SSFP 序列中利用重聚相位编码梯度场消除相位编码梯度场对 M_{xy} 变化的相位干扰。但在这种序列中仅考虑了相位编码梯度场对 M_{xy} 的影响。而忽略了其他梯度场对 M_{xy} 的相位干扰。所以在 Balance-SSFP 序列中就在层面选择、相位编码、读出方向上，在回波采集后均施加一个与相应的空间编码梯度场大小相同，方向相反的梯度场来完全抵消 M_{xy} 变化的相位干扰，和普通 SSFP 相比消除了三个空间编码梯度场对 M_{xy} 变化的影响，达到了真正的稳态。Balance-SSFP 序列采用很短 TR（3～10ms）、很短的 TE（一般 TR/2 或更短）和较大的偏转角一般（40°～80°），由于 TR 极短，每个 TR 间期内 M_z 和 M_{xy} 已经接合在一起，信号强度在同一个 TE 达到峰值，一般在 TR/2 处，而普通的 SSFP 序列 M_z 和 M_{xy} 是彼此分离的。对于稳态自由进动序列，不同的厂家有不同的名称，西门子公司称为普通稳态进动快速成像（FISP），平衡稳态自由进动序列称 True FISP，就是说相比普通 FISP，TrueFISP 序列的 M_z 和 M_{xy} 都达到了真正的稳态。GE 公司称为稳态采集快速成像（FIESTA），而普通稳态序列就称为 GRE 序列。飞利浦公司称为平衡式快速场回波 B-FFE，而普通稳态序列称 FFE。

普通 SSFP 序列的临床应用主要包括：① TR2D-SSIPT$_2$WI 序列；② 3D-SSFP 序列的 TOF-MRA 成像。

1. Balance-SSFP 序列　由于该序列 TR 短，成像速度快，对不能进行呼吸控制的患者，不用屏气也没有明显的运动伪影，因此在配用心电门控式或心电触发技术可进行心脏扫描，可清晰显示心腔结构，在不需要使用造影剂的情况下，也可较清楚地显示冠状动脉（由于受磁场敏感限制，该序列在 3.0 T 磁共振的冠脉显示图像不如 1.5 T 磁共振上扫描清楚）。还有利于其进行动脉瘤和主动脉夹层，病变的检查。

2. 双激发 Balance-SSFP 的改进序列　为消除条纹状伪影而采用两次 RF 脉冲激发来采集两组回波，这两次 RF 脉冲激发时 Mxy 处在不同的相位，得到的两组图像融合成一组，条纹伪影即可消除，这就是双激发 Balance-SSFP 序列，它和一般的 Balance-SSFP 序列相比明显减轻了图像的条纹伪影，图像的 SNR 较高，但双激发使扫描时间增加，双激发 Balance-SSFP 序列采用 3D 采集模式主要用于内耳水成像、脑神经、脊神经根的显示。

3．磁化准备快速 GRE 序列（MP-FGRE 序列）　在 GRE 回波采集之前先施加磁化准备脉冲，保证采集速度，提高图像质量，因此该序列主要由磁化准备脉冲和快速小角度两部分构成。不同的 MP-FGRE 序列的差别在于磁化准备主要用于心脏灌注及延时扫描评价心肌活性，不能很好屏气的腹部扫描患者，还用于颅脑高分辨三维成像。

（三）其他衍生的 GRE 序列

其他衍生的 GRE 序列包括：①采集刺激回波的 GRE 序列；②同时采集两种回波的 GRE 序列；③多回波合并的 GRE 序列。由于篇幅所限在此不做细致的介绍。

第六节　平面回波序列

平面回波成像（echo planar imaging，EPI）技术是目前最快的 MR 成像技术之一，它是 1978 年由 Mansfeild 及 Pykett 首次提出的，但由于该技术需依赖于高性能的梯度线圈，因此临床应用一直到 20 世纪 90 年代中后期才得以实现。

一、平面回波技术特点

平面回波成像（echo planar imaging，EPI）是在一次或多次射频脉冲激发后，利用读出梯度场的连续正反向切换，每次切换产生一个梯度回波，因而会产生多个梯度回波（图 5-21）。

EPI 回波是由读出梯度场的正反向连续切换产生的，因此，产生的信号在 K 空间内的填充是一个迂回轨迹，这与一般的梯度回波或自旋回波序列显然是不同的。这种 K 空间迂回填充轨迹需要相位编码梯度与读出梯度场相互配合方能实现，相位编码梯度场在每个回波采集结束后施加，其持续时间的中点正好与读出梯度场切换过零点时重叠。

EPI 在一次激发后采集的多个梯度回波采用不同的相位编码，因而各个回波填充于 K 空间的不同相位编码上，而且其采集了正反向的梯度回波，决定了 K 空间的填充必然是迂回轨迹。

二、平面回波序列的分类

EPI 序列的分类主要有两种：一种按照一幅图像需要进行射频脉冲激发的次数进行分类；另一种是根据其准备脉冲进行分类。

（一）按激发次数分类

按一幅图像需要进行射频脉冲激发的次数，EPI 序列可分为多次激发 EPI 和单次激发 EPI。

1．多次激发 EPI（multishot EPI，MS-EPI）　MS-EPI 是指一次射频脉冲激发后利用读出梯度场连续切换采集多个梯度回波，填充 K 空间的多条相位编码线，需要多次射频脉冲激发和相应次数的 EPI 采集及数据迂回填充，才能完成整个 K 空间的填充，MS-EPI 所需要的激发次数，取决于 K 空间相位编码步级和回波链长度（ETL）。如 K 空间相位编码步级为 128，ETL 为 16，则需要进行 8 次激发。

MS-EPI 与 FSE 颇为相似，不同之处在于：FSE 的 K 空间是单向填充，而 MS-EPI 的 K 空间需要迂回填充；FSE 序列是利用 180° 聚相脉冲采集自旋回波链，而 MS-EPI 是利用读出梯度场的连续切换采集梯度回波链；由于梯度场连续切换比连续的 180°

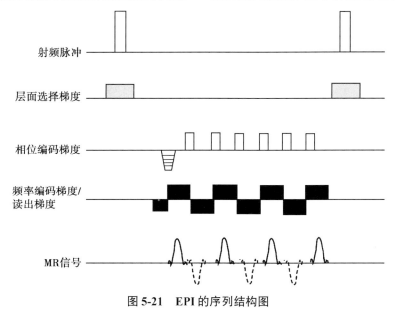

射频脉冲

层面选择梯度

相位编码梯度

频率编码梯度/
读出梯度

MR信号

图 5-21　EPI 的序列结构图

脉冲所需的时间短得多,因此 MS-EPI 回波链采集要比 ETL 相同的 FSE 序列快数倍到十几倍。多次激发 SE-EPI 一般用于腹部屏气 T_2WI。

2. 单次激发 EPI(singleshot EPI,SS-EPI)　SS-EPI 是指一次射频脉冲激发后连续采集的梯度回波,即在一个射频脉冲后采集所有的成像数据,用于重建一个平面的 MR 图像,这种序列称为单次激发 EPI(singleshot EPI,SS-EPI)。SS-EPI 序列是目前采集速度最快的 MR 成像序列,单层图像的采集时间可短于 100ms。SS-EPI 存在信号强度低、空间分辨率差、视野受限即磁敏感伪影明显的缺点。

3. 多次激发与单次激发的优缺点　SS-EPI 的成像速度明显快于 MS-EPI,因此更适用于对速度要求很高的功能成像;由于 ETL 相对较短,MS-EPI 的图像质量一般优于 SS-EPI,信噪比更高,EPI 常见的伪影也更少。

(二)按 EPI 准备脉冲分类

EPI 本身只能算是一种 MR 信号的采集方式,EPI 技术需要结合一定的准备脉冲才能成为真正的成像脉冲,而且 EPI 序列的加权方式、权重和用途都与其准备脉冲密切相关。主要包括以下几种:

1. 梯度回波 EPI 序列　梯度回波 EPI(GRE-EPI)序列是最基本的 EPI 序列,结构也最简单,是在 90°脉冲后利用 EPI 采集技术采集梯度回波链。GRE-EPI 序列一般采用 SS-EPI 方法采集信号。主要用于 MR 对比剂首次通过灌注加权成像和基于血氧饱和水平依赖(blood oxygenation level dependent,BOLD)效应的脑功能成像。

2. 自旋回波 EPI 序列　自旋回波 EPI 序列是 EPI 与自旋回波序列结合。如果 EPI 采集前准备脉冲为一个 90°脉冲后跟随一个 180°脉冲,即自旋回波方式,则该序列被称为 SE-EPI 序列。180°脉冲将产生一个标准的自旋回波,而 EPI 方法将采集一个梯度回波链,一般把自旋回波填充在 K 空间中心,而把 EPI 回波链填充在 K 空间其他区域,由于与图像对比关系最密切的 K 空间中心填充的是自旋回波信号,因此认为该序列得到的图像能反映组织的 T_2 弛豫特性,获得的是含有 SE 的 T_2WI 效应的图像。一般被用作 T_2WI 或水分子加权成像序列。

3. 反转恢复 EPI 序列　反转恢复 EPI(invertion recovery EPI,IR-EPI)序列是指 EPI 采集前施加的是 180°反转恢复预脉冲。EPI 与 IR 序列脉冲结合,形成 IR-EPI,可产生典型的 T_1WI。利用 180°反转恢复脉冲增加 T_1 对比,选择适当的 TI 时,还可以获得脂肪抑制或液体抑制图像。IR-EPI 的临床应用较少,常用作超快速 T_1WI,如心肌灌注加权成像以及腹部脏器的灌注加权成像。

第 六 章

磁共振特殊成像

第一节 磁共振血管成像

磁共振血管成像（magnetic resonance angiography, MRA）已经成为 MR 检查的常规技术之一。与 DSA 相比，具有无创、简便、费用低、一般无需对比剂等优点。与其他血管成像手段不同的是，MRA 技术不但提供血管的形态信息，还可提供血流的方向、流速、流量等定量信息。

一、流动效应及影响因素

MRA 的基本原理是利用血液的流动效应来成像的，即常规 SE（包括 TSE）和 GRE 序列中常见的流空效应（flowing void effect）和流入增强效应（inflow enhancement effect）。加快扫描速度，变快速流空现象为相对慢速增强，利用相位效应增加血流与周围静止组织的对比度，抑制噪声和伪迹，即可以获得一幅明亮的断层血管影像，将许多断层血管影像进行叠加压缩，就可重建成清晰完整的血管影像。MRA 是通过时间飞越效应和相位效应三维数据采集，以及后处理技术等过程重建血管影像的。

血流的信号比较复杂，与周围静止组织相比，血流可表现为高信号、等信号或低信号，取决于血流形式、血流方向、血流速度、脉冲序列及其成像参数等。

如果血流方向垂直于或接近垂直于扫描层面，当施加 90° 射频脉冲时，层面血管中的血流和周围静止组织同时被激励，当施加 180° 聚焦脉冲时（TE/2），层面内静止组织受到激励发生相位重聚而在 TE 时刻产生回波；被 90° 射频脉冲激励过的血液在 TE/2 时间内已经离开受激励层面，不能接受 180° 脉冲，不产生回波；而此时层面内快速流入的新血液没有经过 90° 脉冲的激励，仅接受 180° 脉冲的激励也不产生回波，因此血管腔内没有 MR 信号产生而表现为"黑色"，这就是流空效应（图 6-1）。在一定范围内，TE/2 越长，流空效应越明显。

如果血流方向垂直于或基本垂直于扫描层面，同时所选用的 TR 比较短，这样在扫描层面已部分饱和的血液，其质子群由于能量未完全释放，不能充分接受下一个 90° 脉冲所给予的能量，因而 MR 信号较低。同样层面内周围静止组织的质子群因

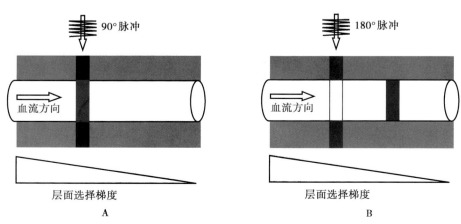

图 6-1 流空效应

没有足够的时间发生充分的纵向弛豫，出现饱和现象，不再接受新的脉冲激励，因而信号发生衰减。而对于新流入扫描层面的血液，由于其质子群已经完全弛豫，所以能更充分接受新的90°脉冲的激励，并释放出更多的能量而出现较强信号，与静止组织相比表现为高信号。也就是说，成像区的血液因流入充分弛豫的质子群而形成较强的MR信号。把这种超过静止组织并与流入有关的信号增强称为流入增强效应（图6-2）。流入增强效应常出现在梯度回波序列，也可以出现在自旋回波序列。

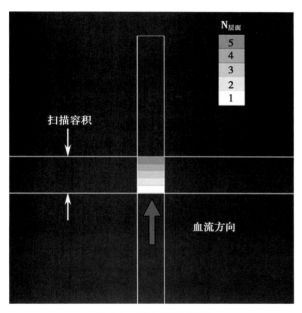

图6-2 流入增强效应

时间飞越效应（time of flight effect，TOF）是指流动质子在成像过程中，因流入或流出成像层面引起的信号强度改变，包括高速血流的流空效应和低速血流的流入增强效应。相位效应（phase effect，PC）是指血流中的氢质子流过梯度磁场时失去相位一致性，而使信号减弱乃至消失，静止组织中的氢质子相位仍保持一致而使信号较强，于是血流与静止组织之间形成了对比。此外，利用预饱和技术可使流动的血液呈低信号，从而能辨别血管结构。

目前，临床常用的MRA方法有三种：时间飞越法（time of flight，TOF）、相位对比法（phase contrast，PC）及对比增强MRA（contrast enhancement MRA，CE-MRA）。

二、时间飞跃法磁共振血管成像

（一）基本概念与原理

时间飞越法（time of flight，TOF）是目前临床最常用也是应用最广泛的MRA方法，该技术基于血流的流入增强效应，一般采用TR较短的快速扰相GRE T_1WI序列进行采集，是利用梯度运动相位重聚（GMR）技术，突出流入性增强效应，减少相位移动对图像影响的血管成像方法。它采用快速扫描技术，选择适当的TR与翻转角使静止组织处于稳定状态，几乎不产生MR信号。刚进入成像容积的血流尚没达到稳定状态，因而吸收射频脉冲能量发出很强的MR信号，与静止组织之间形成较好的对比。如果血流速度足够快，在整个成像容积内会显示血管的高信号影。

（二）成像方法及特点

TOF-MRA技术主要包括二维TOF-MRA（2D-TOF-MRA）和三维TOF-MRA（3D-TOF-MRA），两者各有优缺点。

1. 2D-TOF-MRA 是利用TOF技术进行连续的对单一层面一层接一层地激励和数据采集，然后将整个扫描区域以连续多层方式进行图像数据处理。2D-TOF-MRA一般采用扰相GRE T_1WI序列，它对流动高度敏感，可通过设置RF脉冲对不需显示的血管进行预饱和处理，同时还可以达到仅显示动脉或静脉的目的。

2D-TOF-MRA的优点：①扫描速度较快，采集时间短；②由于采用较短的TR和较大的反转角，因此，背景组织信号抑制较好可进行大容积成像；③由于是单层采集，层面内血流的饱和现象较轻，有利于静脉慢血流的显示，对颅内小血管和矢状窦显示比3D-TOF好。

2D-TOF-MRA的缺点：①对于与采集层面平行方向流动的血流不敏感，采集过程中病人运动可引起信号空间编码错位，可能夸大血管狭窄程度；②后处理重建的效果不如三维成像；③由于层面方向空间分辨力相对较低，体素较大，流动失相位较明显，特别是受湍流的影响较大，容易出现相应的假象。

2. 3D-TOF-MRA 是将整个容积分成几个层块进行激励和数据采集，然后利用最大强度投影（MIP）处理获得的数据（图6-3）。3D-TOF-MRA一般也采用扰相GRE T_1WI序列。

3D-TOF-MRA的优点：①信号可在更大的体积内采集，具有较高的信噪比，信号丢失少；②具有较高的空间分辨力；③由于体素较小，流动失相位相对较轻，受湍流的影响相对较小，适用于动脉瘤、动脉狭窄等病变；④后处理重建的图像质量较好。

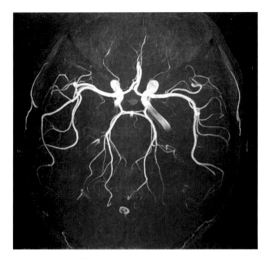

图6-3　3D-TOF-MRA

3D-TOF-MRA 的缺点：①对于慢速血流不敏感，不利于慢血流的显示；②静脉解剖显示不可靠；③扫描时间相对较长；④背景组织的抑制效果不如二维 TOF MRA。

（三）临床应用

TOF-MRA 是目前在临床上应用最广泛的 MRA 方法，主要应用于脑部血管、颈部血管、下肢血管等检查。在应用时要考虑 3 个方面的问题：

1. 血管走向　血管走行方向比较直的血管如颈部血管或下肢血管采用 2D 方法即可获得较好效果，而走行比较迂曲的血管如脑动脉则采用 3D 方法效果较好。

2. 血流速度　血流速度较快的血管如大多数动脉特别是头颈部动脉多采用 3D 方法，而血流速度较慢的静脉多采用 2D 方法。

3. 目标血管长度　对于目标血管范围较小者采用 3D 方法，而对于目标血管范围较长者如下肢血管多采用 2D 方法。

临床上，对于脑部动脉的检查多采用 3D-TOF-MRA，颈部动脉的检查可采用 2D 或 3D 技术，下肢血管多采用 2D 技术，静脉病变的检查多采用 2D 技术。

三、相位对比法磁共振血管成像

（一）基本概念与原理

相位对比法 MRA（phase contrast MRA，PC MRA）也是采用快速扫描技术，是利用流动所致的宏观横向磁化矢量（M_{xy}）的相位变化来抑制背景、突出血管信号的一种方法（图6-4）。相位编码采用双极梯度场对流动质子进行编码，即在射频脉冲激发后，于层面选择梯度与读出梯度之间施加两个大小和持续时间完全相同，方向相反的梯度场。双极脉冲第一部分为负向，第二部分为正向。对于静止组织的质子群，两个梯度场的作用刚好完全抵消，第一个梯度场造成的 M_{xy} 的相位变化被第二个梯度场完全纠正，这样到了 TE 时刻静止组织的 Mxy 相位变化等于零，而运动的氢质子在负向期进动较慢，在正向期进动较快，净相位改变为正值。因此，运动质子与静止组织产生一定的相位偏移即存在相位差别，并与它的速度呈正比，利用这个差别即形成相位对比，这就是 PC 法血流如何与静止的组织相区别。采用较小的双极流动编码梯度就足以使快血流成像，而慢血流成像则需采用大的双极流动编码梯度。

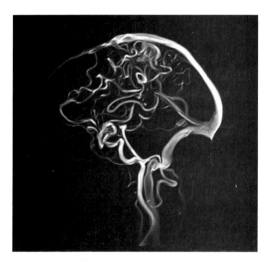

图6-4　3D-PC-MRA

（二）成像方法及特点

PC 法中流动质子的流动方式与信号强度密切相关。匀速前进的血流，相位位移集中，发出强信号；血液出现加速度或涡流等现象时，则相位位移分散，信号降低。

1. PC-MRA 一般需要 3 个基本步骤，即：成像信息的采集、减影和图像的显示。其中成像信息的采集包括参照物、前后方向施加流速编码、左右方向施加流速编码及上下方向施加流速编码等四组。在获得参照物成像信息和三个方向的流速编码成像信息后，通过减影去除背景静止组织，仅留下血流造成的相位变化信息，通过重建即可获得 PC-MRA 图像。

2. PC-MRA 的关键在于流速编码（velocity encoding，Venc）的设置。对于快速的血流我们常常选择较大的流速编码值，Venc 为 80～200cm/s；对于中等速度的血流 Venc 常选择 40～80cm/s；而对于慢速的血流 Venc 常选择 10cm/s 左右。需要指出的是，只有沿流速编码方向的流动质子才会产生相位变化，如果血管垂直于编码方向，它在 PC-MRA 上会看不到，应用时可沿任意方向选择编码梯度，例如层面选择方向、频率编码方向、相位编码方向或所有 3 个方向。当在每个方向都有流动时，需要沿 3 个方向施加流动编码梯度进行采集，这样扫描时间就是一个方向时的 3 倍。

3．PC 法 MRA 是以流速为编码，以相位变化作为图像对比的特殊成像技术，具有以下特点：①图像可分为幅度图像和相位图像；②幅度图像的信号强度仅与流速有关，不具有血流方向信息，血流越快，信号越强，但不能提供流速的定量值；③相位图像也称流动图像或速度图像，其血流的信号强度不仅与流速有关并可提供流速的定量信息，同时还具有血流方向信息，正向血流表现为高信号，流速越大信号越强；反向血流表现为低信号，流速越大信号越低，静止组织表现为中等信号；④采用减影技术后，背景静止组织由于没有相位变化，其信号几乎完全剔除；⑤由于血流的相位变化只能反映在流速编码梯度场方向上，为了反映血管内血流的真实情况，则需要在层面方向、相位编码方向和频率编码方向都施加流速编码梯度场。常规的 PC-MRA 为幅度图像，可以显示血流信号，从而显示血管结构。相位图像主要用于血流、流速和流量的定量分析。

4．与 TOF-MRA 相比，PC-MRA 的优点：①背景组织抑制好，有助于小血管的显示；②有利于慢血流的显示，适用于静脉的检查；③有利于血管狭窄和动脉瘤的显示；④可进行血流的定量分析。缺点：①成像时间比 TOF-MRA 长；②图像处理相对比较复杂；③需要事先确定编码流速，编码流速过小容易出现方向血流的假象，编码流速过大，则血流的相位变化太小，信号明显减弱。

5．常用的 PC-MRA 技术主要包括二维 PC-MRA（2D-PC-MRA）、三维 PC-MRA（3D-PC-MRA）和电影（Cine）PC-MRA。

（1）2D-PC-MRA：采用层面选择梯度即二维成像方式，依次对体积内的单个层厚或层块（slab）进行逐个成像。优点：扫描时间短，信号强度直接与血流速度相关。缺点：仅提供二维血管影像，不能进行血管结构多视角的观察。

（2）3D-PC-MRA：以相位编码梯度取代层面选择梯度即三维采集方式，用非常小的体素进行采集，图像有较高的空间分辨力。优点：对快速血流和慢速血流均敏感，有利于慢血流的显示，适用于静脉的检查，血管周围静止组织信号的抑制效果好，有利于小血管的显示，经 MIP 重建的血管像可从多视角进行观察，大容积成像时血管显示仍清楚，进行增强扫描时动、静脉结构显示更清楚，可以产生相位图。缺点：扫描时间较长，流速值影响血管的显示。

（3）电影（Cine）PC：属于 2D-PC 法，针对感兴趣位置采用单一层面进行连续扫描，它产生的血管图像一般不形成其他不同方向的投影。电影 PC 法主要用于定量评价搏动或各种病理下的血液流动状态。由于图像是在心动周期的不同时刻获得，需要心电或脉搏门控。

（三）临床应用

PC 法 MRA 在临床上的应用相对较少，主要用于：①静脉病变的检查；②心脏及大血管的血流分析；③脑脊液流速分析。

2D-PC-MRA 可显示血管狭窄、颅内动静脉畸形和动脉瘤、可进行血流方向和流速定量分析、可用于评估门静脉和肝静脉状态。3D-PC-MRA 可用于评估血管狭窄、颅内动静脉畸形、动脉瘤、显示颅内静脉畸形和静脉闭塞；进行全脑大容积血管成像；评估外伤后的颅内血管损伤；还可用于显示肾动脉。

与 TOF 法 MRA 相比各有优缺点，TOF 更多用于动脉病变的检查，PC 多用于静脉病变的检查以及心血管的血流分析。

四、三维（3D）对比增强血管成像

（一）基本概念与原理

对比增强 MRA（contrast enhancement MRA，CE-MRA）是利用顺磁性对比剂的超短 T_1 作用，使血液的 T_1 值明显缩短，短于周围其他组织，然后利用超快速且权重很重的 T_1WI 序列来记录这种 T_1 弛豫差别的成像方法。CE-MRA 显示血管的原理不同于前述 MRA 利用 MR 的流动效应，而主要取决于血管内钆对比剂的 T_1 特性。该技术依赖于高性能梯度技术的进步及团注对比剂到达兴趣血管精确时间的选择。它允许在使用顺磁性对比剂的情况下，进行非常快速的梯度回波，实现在钆缩短 T_1 的一过性峰值时间内的成像。与 2D-TOF 技术不同，CE-MRA 成像平面常与血管走行方向一致（通常采用冠状面)，而前者成像平面常垂直于兴趣血管的走行方向。采用这种成像方式可以在保持最大空间分辨率的情况下，增大扫描范围。由于此技术主要依赖于 T_1 特性而不是流动效应，因此它对在其他技术中所常见到的失相位伪影并不敏感，具有非常好的信噪比(图6-5)。目前用于 CE-MRA 的序列多为三维扰相 GRE T_1WI 序列。

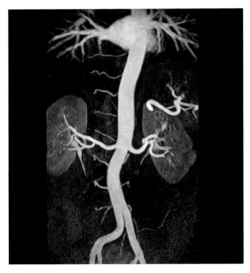

图 6-5　CE-MRA 腹部血管成像

(二)成像方法及特点

CE-MRA 在实际操作时需要掌握几个关键技术。

1. 对比剂的应用　对比剂的应用是 CE-MRA 的关键技术之一。通常采用的对比剂为细胞外液非特异性离子型对比剂 Gd-DTPA。对比剂的注射采用 MR 专用高压注射器。根据不同的检查部位、范围和目的，对比剂的入路、用量和注射流率应做相应调整。

一般的 CE-MRA 多采用肘前区浅静脉或手背部浅静脉作为入路。对于下肢静脉、髂静脉或下腔静脉的检查最好采用足背部浅静脉为入路，利用止血带扎在踝部阻断浅静脉血流，使对比剂经深静脉回流，对比剂需用生理盐水稀释 6～10 倍，最好从双侧足背静脉同时团注稀释的对比剂。

单部位的动脉成像如肾动脉 CE-MRA 等，建议采用双倍剂量 0.2mmol/kg 或 0.4ml/kg，注射流率一般为 2～3ml/s 效果较好。多部位的动脉成像如一次完成腹主动脉、髂动脉和下肢动脉的检查，由于完成整个检查所需时间相对较长，则通常需要 2～3 倍剂量，分两组注射，注射流率为 2ml/s 和 0.5ml/s。进行肾静脉、颈静脉、门静脉等血管检查时，则需要 2～3 倍剂量，注射流率提高到 3～4ml/s 效果较好。

2. 成像参数的调整　成像参数的调整对于保证 CE-MRA 的质量至关重要。成像参数主要有 TR、TE、激发角度、容积厚度和层数、矩阵、FOV 等。TE 应选择最小值。TR 和激发角度将决定 T_1 权重，在 1.5T 扫描机上如 TR 为 5ms，则激发角度以 30°～50° 较为合适，如果 TR 延长则激发角度应适当加大以保证一定的 T_1 权重。扫描容积厚度和 FOV 决定采集的范围，在保证涵盖目标血管的前提下容积厚度越小越好，减少容积厚度可缩短扫描序列的采集时间(TA)，或可在保持 TA 不变的前提下缩小层厚而提高空间分辨率。TR、矩阵和层数将决定 TA 的长短，在体部 CE-MRA 时需要通过调整这些参数来缩短 TA 以便屏气扫描，而在颈部或下肢等没有呼吸运动的部位则允许适当延长 TA，从而提高空间分辨率。

3. 扫描时机的掌握　扫描时机的掌握是 CE-MRA 成败的关键。扫描序列启动得过早或过晚都会严重影响 CE-MRA 的质量，甚至导致检查的失败，决定图像对比的是填充 K 空间中心区域的 MR 信号。扫描序列何时启动的原则是"在目标血管中，对比剂浓度最高的时刻采集填充 K 空间中心区域的 MR 信号"。

决定扫描时刻前需要了解的关键参数有：①循环时间，即对比剂开始注射到目标血管内对比剂浓度达到峰值所需的时间；②扫描序列的采集时间(TA)；③扫描序列的 K 空间填充方式，这里主要是指 K 空间是循序对称填充还是 K 空间中心优先采集。如果 K 空间是循序填充，则 K 空间中心区域的 MR 信号采集是在序列开始后 TA 的一半时间，如果序列的 TA 为 20 秒，则 K 空间最中心的 MR 信号采集是在序列启动后 10 秒。K 空间中心优先采集是指序列启动后先采集填充 K 空间中心区域的 MR 信号。综合考虑上述三个参数，扫描时刻的决定目前主要有三种方法。

(1) 循环时间计算法：循环时间常通过经验估计或试注射对比剂的方法获得。一般成人从肘静脉注射，对比剂到达腹主动脉需 12～20 秒，平均约 15 秒。试注射对比剂是从静脉推注小剂量(一般为 2ml)，同时启动二维快速梯度回波序列对目标血管进行单层连续扫描，观察目标血管的信号变化，从而获得循环时间，决定从开始注射对比剂到启动扫描序列的延时时间。

(2) 透视监控技术：该技术无需考虑循环时间，采用 K 空间中心优先采集技术。它是在开始注射对比剂后，同时启动超快速二维梯度回波序列，对目标血管进行监控。当发现对比剂已经进入目标血管时，立刻切换到 CE-MRA 序列并启动扫描。从二维监控序列切换到三维 CE-MRA 序列并启动一般仅需要 1 秒。目前多采用此方法。

（3）自动触发技术：在目标血管处设置一个感兴趣区，并事先设置信号强度阈值，启动超快速二维梯度回波序列动态探测感兴趣区的信号强度变化。当信号强度达到阈值时，MR 扫描机将自动切换到 CE-MRA 序列并开始扫描。

4．后处理技术　利用三维 CE-MRA 序列采集到的只是各个单层的原始图像，这些图像需要通过计算机的后处理功能重建取得三维立体图像。目前常用的后处理技术主要是最大密度投影（MIP）和多平面重建（MPR），也可采用 VR、SSD、仿真内镜的技术进行图像重建。

5．抑制脂肪组织的信号　尽管注射对比剂后血液的 T_1 值明显缩短，而且利用权重加强的 T_1WI 序列进行采集，其他组织的信号被有效抑制。但由于脂肪组织 T_1 值也很短，利用该序列并不能很好抑制脂肪组织的信号，脂肪信号的存在将降低重建图像的质量。

因此，抑制或消除脂肪组织的信号对于提高 CE-MRA 的质量非常重要。CE-MRA 抑制脂肪组织信号的方法主要有：①采用频率选择脂肪饱和技术或频率选择反转脉冲进行脂肪抑制；②采用减影技术，在注射对比剂前利用 CE-MRA 序列先扫描一次获得蒙片，注射对比剂后再扫描一次。两次扫描参数完全相同，把注射对比剂后的图像减去注射对比剂前的蒙片，背景组织包括脂肪组织的信号可基本去除，留下的主要是增强后目标血管中血液的信号。

6．CE-MRA 的优缺点　CE-MRA 主要利用对比剂实现血管的显示，与利用血液流动成像的其他 MRA 技术相比具有以下优点：①对于血管腔的显示比其他 MRA 技术更为可靠；②出现血管狭窄的假象明显减少，血管狭窄的程度反映比较真实；③一次注射对比剂可完成多部位动脉和静脉的显示；④动脉瘤不易遗漏；⑤成像速度快。缺点：①需要注射对比剂；②易受时间的影响可能产生静脉的干扰；③不能提供血液流动的信息。

（三）临床应用

1．脑部或颈部血管可作常规 MRA 的补充，以增加可信度。CE-MRA 可清晰显示颅底动脉环（Willis 环）及其分支、椎 - 基底动脉、颈部椎动脉、颈总动脉分叉及颈内动脉等，主要用于颈部和脑部动脉狭窄或闭塞、动脉瘤、血管畸形等病变的检查。

2．肺动脉主要包括肺动脉栓塞和肺动静脉瘘等，对于肺动脉栓塞可很好显示亚段以上血管的栓塞；对于肺动静脉瘘可显示供血动脉和引流静脉。

3．主动脉主要用于主动脉瘤、主动脉夹层、主动脉畸形等病变检查。

4．肾动脉主要用于肾动脉狭窄、动脉瘤等的检查。

5．肠系膜血管和门静脉主要用于肠系膜血管的狭窄或血栓、门静脉高压及其侧支循环的检查。

6．四肢血管主要用于肢体血管的狭窄、动脉瘤、血栓性脉管炎及血管畸形等病变的检查。

第二节　组织抑制成像

一、水抑制成像技术

在磁共振成像中，自旋回波（spin echo，SE）序列包括快速自旋序列（turbo spin echo，TSE）是最常用的常规扫描序列，图像信噪比、对比度好，体现真正的 T_2 值。但 SE（包括 TSE）序列存在一些缺点，如：脑室内的病变及脑脊液造成的部分容积效应和流动伪影使其周围病变显示不清晰（脑室旁、皮层脑沟旁）。为此液体衰减反转恢复序列（fluid attenuated inversion recovery，FLAIR）应运而生，它抑制了脑脊液的信号，有效地解决了这些问题（图 6-6）。使靠近脑脊液旁的病变显示更加清楚，两种序列联合应用，将提供更多的诊断信息。除用于脑部的血管性、肿瘤性、外伤性、变形性等疾病外，还用于脊柱病变等。

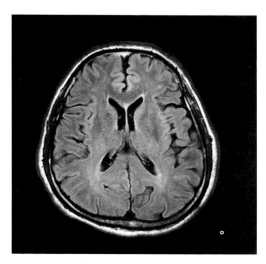

图 6-6　T_2 FLAIR 图

（一）FLAIR序列原理与参数

典型的反转恢复（inversion recovery，IR）序列是一组2个脉冲的序列。先用一个180°脉冲，使组织磁化矢量M_0反转180°，即与静磁场方向相反，因此，该180°脉冲也称反转脉冲，180°脉冲的能量明显大于90°脉冲，射频脉冲关闭后组织的T_1弛豫所需时间也明显延长。180°脉冲后在适当的时刻再施加1个90°脉冲，这之间的时间称间隔时间（TI）或翻转时间，90°脉冲使M_0翻转到xy平面（横向磁化）后，再施加一个180°复相位再聚焦脉冲，使散相的自旋核重聚相位，测量回波信号（图6-7），人们习惯把这种反转恢复自旋回波序列称作反转恢复序列。

液体衰减反转恢复脉冲（FLAIR）序列在1992年被Hajnal等人首次描述，它实际上是IR序列的另一个类型。各种组织有不同的T_1值，在180°脉冲后纵向弛豫的时间不同，T_1值短的组织（如脂肪组织210～260ms），弛豫快，T_1值长的组织（如水1800～2400ms）弛豫慢。自由水的小分子振动频率大大高于Larmor频率，弛豫很慢，T_1值长，像脑脊液。结合水的振动频率接近Larmor频率，弛豫快，T_1值短。从纵向弛豫的时间曲线上可知，在180°反转脉冲停止后，其纵向磁化矢量M_0从反向（与静磁场方向相反）最大逐渐变小到零，然后从零开始到正向（静磁场相同方向）逐渐增大到最大，如果当某组织的纵向磁化矢量M_0到零的时刻给予90°脉冲激发，也就是90°脉冲恰好作用在T_1弛豫曲线在零位时，则该组织由于没有宏观纵向磁化矢量，因此没有横向磁化矢量产生，该组织信号被饱和抑制不产生信号，利用这一特点可以选择性抑制一定T_1值的组织信号（图6-8）。脑脊液T_1值较长，弛豫到零时需要较长的T_1值，用长的间隔时间即T_1值就能抑制脑脊液信号，而脑组织或病变的信号在长

T_1时已有相当大的弛豫，信号自然高，所以FLATR序列实际上就是长TI的IR序列，其次长回波链长度（echo train length，ETL）长有效TE，用来产生重T_2加权，所以有些厂家的设备上该序列也称T_2W-FLAIR，以便与T_1W-FLAIR序列区别。不同场强，组织的T_1值也会发生变化，要达到抑制脑脊液信号，选用的T_1值要有所不同。

FLAIR序列参数选择与脑脊液信号改变关系甚大。过去有学者认为，1.5T场强MR TI时间在1700～1800ms最好，此时脑脊液信号强度已低于脑组织。而Rydberg等则认为1.5T MR TR/TI超过11 000/2600ms最好，此时理论上病变显示率为90%，TR/TI为6000/2000ms时，显示率仅为60%，他竭力推荐TR/TI应超过10 000/2500ms，TE为110～240ms，目的是提高显示率。在临床的实际应用中，TR必须足够长，要大于TI的3～4倍以上，以便通过T_1弛豫充分建立CSF纵向弛豫，所以一般推荐TR为10 000～11 000ms，TI为2600～2800ms，TE为120～160ms。当然TR越长扫描时间也会增加。随着MR技术的不断提高，扫描速度也越来越快。

（二）FLAIR的临床应用

文献统计FLAIR序列发现病变的敏感性为98%，尤其是邻近脑组织－脑脊液交界区的病灶、靠近脑表面、半卵圆区、脑室旁的病变尤为突出。除用于脑血管病变外，还用于白质病、肿瘤、外伤、脊髓等脑实质内和蛛网膜下腔病灶。

1. 提高病灶显示率　FLAIR序列抑制自由水信号，减少脑脊液流动伪影及部分容积效应，使靠近脑脊液的病灶显示率增高，如脑表面、皮层下、脑室旁等。

2. 对水肿敏感　由于FLAIR序列只抑制自由水信号，组织间质中的结合水在FLAIR序列中仍显

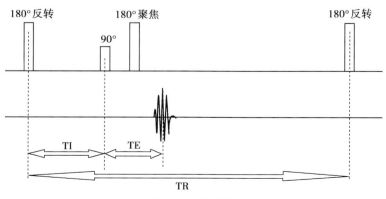

图6-7　IR原理

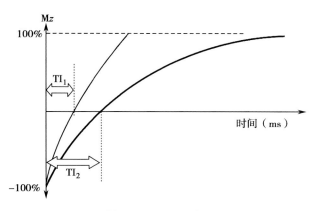

图 6-8　FLAIR 原理

示高信号，故对水肿异常敏感，脑室旁间质水肿显示和病变区水肿的显示都明显高于 TSE 序列。TSE 序列病灶与水肿混在一起，无法辨认，FLAIR 序列使二者形成信号差异，水肿、病灶一目了然，起到模拟造影的效果。FLAIR 序列有效显示了瘤体中的囊变成分，水肿、病灶大小的显示与增强后非常一致。

3．判断病变性质　在 TSE-T_2WI 序列中，缺血性梗死新老病灶均可呈 T_2WI 高信号，虽然 T_1WI 低信号对陈旧病灶诊断有帮助，但仍有部分病灶 T_1WI 呈等信号，FLAIR 序列对自由水信号进行抑制，陈旧软化灶可呈低信号，从而分辨出新老病变。

4．帮助对组织成分的判断　对一些长 T_1 长 T_2 的病灶常规 TSE 序列难以区分囊肿和肿瘤，FLAIR 序列则容易鉴别，FLAIR 显示为高信号或稍高信号改变。

5．病灶周界显示清楚　无论是梗死灶、脱髓鞘、水肿 FLAIR 序列均比 TSE 序列显示的边缘锐利，有利于病变的观察测量。

二、脂肪抑制成像技术

脂肪抑制是 MRI 检查中非常重要的技术，合理利用脂肪抑制技术可以明显改善图像的质量，提高病变的检出率，为鉴别诊断提供更多的重要信息。

（一）脂肪抑制的意义

脂肪组织不仅质子密度较高，且 T_1 值很短（1.5T 场强下约为 200～250ms），T_2 值较长，因此在 T_1WI 上呈现很高信号，在 T_2WI 呈现较高信号，在目前普遍采用的 FSE-T_2WI 图像上，其信号强度将进一步增高。

脂肪组织的这些特性在一方面可能为病变的检出提供了很好的天然对比，如在皮下组织内或骨髓腔中生长一个肿瘤，那么在 T_1WI 上骨髓组织或皮下组织因为富含脂肪呈现很高信号，肿瘤由于 T_1 值明显长于脂肪组织而呈现相对低信号，两者间形成很好的对比，因此病变的检出非常容易。

从另外一个角度看，脂肪组织的这些特性也可能会降低 MR 图像的质量，从而影响病变的检出。具体表现在：①脂肪组织引起的运动伪影。MRI 扫描过程中，如果被检组织出现宏观运动，则图像上将出现不同程度的运动伪影，而且组织的信号强度越高，运动伪影将越明显。如腹部检查时，无论在 T_1WI 还是在 T_2WI 上，皮下脂肪均呈现高信号，表面线圈的应用更增高了脂肪组织的信号强度，由于呼吸运动腹壁的皮下脂肪将出现严重的运动伪影，明显降低图像的质量；②水脂界面上的化学位移伪影；③脂肪组织的存在降低了图像的对比。如骨髓腔中的病变在 T_2WI 上呈现高信号，而骨髓由于富含脂肪组织也呈现高信号，两者之间因此缺乏对比，从而掩盖了病变。又如肝细胞癌通常发生在慢性肝病的基础上，慢性肝病一般都存在不同程度的脂肪变性，这些脂肪变性在 FSE T_2WI 上将使肝脏背景信号偏高，而肝细胞癌特别是小肝癌在 T_2WI 上也往往表现为略高信号，肝脏脂肪变性的存在势必降低病灶与背景肝脏之间的对比，影响小病灶的检出；④脂肪组织的存在降低增强扫描的效果。在 T_1WI 上脂肪组织呈现高信号，而注射对比剂后被增强的组织或病变也呈现高信号，两者之间对比降低，脂肪组织将可能掩盖病变。如眼眶内球后血管瘤增强后呈现明显高信号，但球后脂肪组织也呈现高信号，两者之间因此缺乏对比，影响增强效果。

因此 MRI 检查中脂肪抑制的主要意义在于：①减少运动伪影、化学位移伪影或其他相关伪影；②抑制脂肪组织信号，增加图像的组织对比；③增加增强扫描的效果；④鉴别病灶内是否含有脂肪，因为在 T_1WI 上除脂肪外，含蛋白的液体、出血均可表现为高信号，脂肪抑制技术可以判断是否含脂肪，为鉴别诊断提供信息。如肾脏含成熟脂肪组织的肿瘤常常为血管平滑肌脂肪瘤，肝脏内具有脂肪变性的病变常为高分化肝细胞癌或肝细胞腺瘤等。

（二）与脂肪抑制技术相关的脂肪组织特性

MRI 脂肪抑制技术多种多样，但总的来说主要基于两种机制：

1．化学位移现象　同一种磁性原子核，处于同一磁场环境中，如果不受其他因素干扰，其进动频率应该相同。但是我们知道，一般的物质通常是以分子形式存在的,分子中的其他原子核或电子将对某一磁性原子核产生影响。那么同一磁性原子核如果在不同分子中,即便处于同一均匀的主磁场中,其进动频率将出现差别。在磁共振学中,我们把这种现象称为化学位移现象。化学位移的程度与主磁场的强度呈正比,场强越高,化学位移越明显。

常规 MRI 时,成像的对象是质子,处于不同分子中的质子的进动频率也将出现差异,即存在化学位移。在人体组织中,最典型的质子化学位移现象存在于水分子与脂肪之间。

这两种分子中的质子进动频率相差约 3.5PPM,在 1.5T 的场强下相差约 220Hz,在 1.0T 场强下约为 150Hz,在 0.5T 场强下约为 75Hz。脂肪和水中质子的进动频率差别为脂肪抑制技术提供了一个切入点(图6-9)。

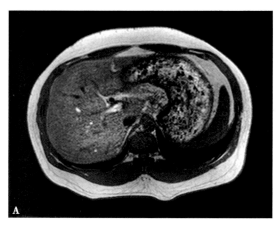

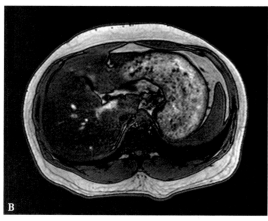

图 6-9 化学位移现象
A. 同相位;B. 反相位图

2. 脂肪与其他组织的纵向弛豫差别 在人体正常组织中,脂肪的纵向弛豫速度最快,T_1 值最短。不同场强下,组织的 T_1 值也将发生变化,在 1.5T 的场强下,脂肪组织的 T_1 值约为 250ms,明显短于其

他组织。脂肪组织与其他组织的 T_1 值差别也是脂肪抑制技术的一个切入点。

(三)MRI 常用的脂肪抑制技术

针对上述脂肪组织的特性,MRI 可采用多种技术进行脂肪抑制。不同场强的 MRI 扫描仪宜采用不同的技术,同一场强的扫描机也可因检查的部位、目的或扫描序列的不同而采用不同的脂肪抑制技术。

1. 频率选择饱和法 频率选择饱和法是最常用的脂肪抑制技术之一,该技术利用的就是脂肪与水的化学位移效应。由于化学位移,脂肪和水分子中质子的进动频率将存在差别。如果在成像序列的激发脉冲施加前,先连续施加数个预脉冲,这些预脉冲的频率与脂肪中质子进动频率一致,这样脂肪组织的质子将被连续激发而发生饱和现象,而水分子中的质子由于进动频率不同不被激发。这时再施加真正的激发射频脉冲,脂肪组织因为饱和不能再接受能量,因而不产生信号,而水分子中的质子可被激发产生信号,从而达到脂肪抑制的目的。

频率选择脂肪抑制技术的优点在于:①高选择性。该技术利用的是脂肪和水的化学位移效应,因此信号抑制的特异性较高,主要抑制脂肪组织信号,对其他组织的信号影响较小;②可用于多种序列。该方法可用于 SE T_1WI 或 T_2WI 序列、FSE T_1WI 或 T_2WI 序列、TR 较长的常规 GRE 或扰相 GRE 序列;③简便易行,在执行扫描序列前,加上脂肪抑制选项即可;④在中高场强下使用可取得很好的脂肪抑制效果。

该方法也存在一些缺点:①场强依赖性较大。前面已经介绍过,化学位移现象的程度与主磁场强度呈正比。在高场强下,脂肪和水中的质子进动频率差别较大,因此选择性施加一定频率的预脉冲进行脂肪抑制比较容易。但在低场强下,脂肪和水中的质子进动频率差别很小,执行频率选择脂肪抑制比较困难。因此该方法在 1.0T 以上的中高场强扫描机上效果较好,但在 0.5T 以下的低场强扫描机上效果很差,因而不宜采用;②对磁场的均匀度要求很高。由于该技术利用的是脂肪中质子的进动频率与水分子中质子的进动频率的微小差别,如果磁场不均匀,则将直接影响质子的进动频率,预脉冲的频率将与脂肪中质子的进动频率不一致,从而严重影响脂肪抑制效果。因此在使用该技术进行脂肪抑制前,需要对主磁场进行自动或手动匀场,同时应该去除病人体内或体表有可能影响磁场均匀度的任何物品；③进行大 FOV 扫描时，视野周边区域脂肪抑制效果较差，这也与磁场的均匀度及梯度线性有关；④增加了人体吸收射频的能量；⑤预脉冲将占据 TR 间期的一个时段，因此施加该技术将减少同一 TR 内可采集的层数，如需要保持一定的扫描层数则需要延长 TR，这势必会延长扫描时间，并有可能影响图像的对比度。如在 1.5T 扫描机中，SE 序列 T_1WI，如果选择 TR=500ms，TE=8ms，在不施加脂肪抑制技术时，最多可采集 26 层，如果施加脂肪抑制技术，则最多只能采集 12 层。

2. STIR 技术　STIR 技术原理我们在反转恢复序列一节中已经作了介绍。STIR 技术是基于脂肪组织短 T_1 特性的脂肪抑制技术，也是目前临床上常用的脂肪抑制技术之一。STIR 技术可用 IR 或 FIR 序列来完成，目前多采用 FIR 序列。由于人体组织中脂肪的 T_1 值最短，因此 180° 脉冲后其纵向磁化矢量从反向最大到过零点所需的时间很短，因此如果选择短 TI 则可有效抑制脂肪组织的信号。抑制脂肪组织信号的 TI 等于脂肪组织 T_1 值的 69%。由于在不同的场强下，脂肪组织的 T_1 值将发生改变，因此抑制脂肪组织的 TI 值也应作相应调整。在 1.5T 的扫描机中，脂肪组织的 T_1 值约为 200～250ms，则 TI 为 140～175ms 时可有效抑制脂肪组织的信号。在 1.0T 扫描机上 TI 应为 125～140ms；在 0.5T 扫描机上 TI 应为 85～120ms，在 0.35T 扫描机上 TI 应为 75～100ms，在 0.2T 扫描机上 TI 应为 60～80ms。

STIR 技术的优点在于：①场强依赖性低。由于该技术基于脂肪组织的 T_1 值，所以对场强的要求不高，低场 MRI 仪也能取得较好的脂肪抑制效果；②与频率选择饱和法相比，STIR 技术对磁场的均匀度要求较低；③大 FOV 扫描也能取得较好的脂肪抑制效果。

STIR 技术的缺点表现为：①信号抑制的选择性较低。如果某种组织（如血肿等）的 T_1 值接近于脂肪，其信号也被抑制；②由于 TR 延长，扫描时间较长；③一般不能应用于增强扫描，因为被增强组织的 T_1 值有可能缩短到与脂肪组织相近，信号被抑制，从而可能影响对增强程度的判断。

3. 频率选择反转脉冲脂肪抑制技术　频率选择脂肪抑制技术需要利用连续的脉冲对脂肪组织进行预饱和，脉冲在 TR 间期占据的时间约需要 12～20ms。STIR 技术需要在 TR 间期占据的时间更长（1.5T 时需要 150ms 左右）。因此大大减少能够采集的层数，或需要延长 TR 从而增加 TA。而且在超快速梯度回波序列时，由于 TR 很短（往往小于 10ms），利用上述两种技术进行脂肪抑制显然是不现实的。

近年来在三维超快速梯度回波成像序列（如体部三维屏气扰相 GRE-T_1WI 或 CE-MRA）中，推出一种新的脂肪抑制技术，即频率选择反转脉冲脂肪抑制技术。该技术既考虑了脂肪的进动频率，又考虑了脂肪组织的短 T_1 值特性。其方法是在真正射频脉冲激发前，先对三维成像容积进行预脉冲激发，这种预脉冲的带宽很窄，中心频率为脂肪中质子的进动频率，因此仅有脂肪组织被激发。同时这一脉冲略大于 90°，这样脂肪组织将出现一个较小的反方向纵向磁化矢量，预脉冲结束后，脂肪组织发生纵向弛豫，其纵向磁化矢量将发生从反向到零，然后到正向并逐渐增大，直至最大值（平衡状态）的过程。由于预脉冲仅略大于 90°，因此从反向到零需要的时间很短，如果选择很短的 TI（10～20ms），则仅需要一次预脉冲激发就能对三维扫描容积内的脂肪组织进行很好的抑制，因此采集时间仅略有延长。

该技术的优点在于：①仅少量增加扫描时间；②一次预脉冲激发即完成三维容积内的脂肪抑制；③几乎不增加人体射频的能量吸收。缺点在于：①对场强的要求较高，在低场扫描机上不能进行；②对磁场均匀度要求较高。

频率选择反转脉冲脂肪抑制技术一般用于三维快速 GRE 序列。但如果在 SITR 技术中采用的 180° 反转脉冲是针对脂肪中质子的进动频率，则该技术也可用于 T_2WI，这种技术可以增加 STIR 技术的脂肪组织抑制的特异性。

4. Dixon 技术　Dixon 技术是一种水脂分离成像技术，是反转恢复（STIR）和脂肪饱和（FatSat）等常规方法外的新抑脂技术。通过一次扫描获得多个对比度图像并能用于脂肪定量测量。磁共振信号由水、脂两个分量构成，是体素内两个信号的向量和。Dixon 方法借助向量运算将磁共振信号分解，求解出水、脂分量，实现水脂分离。

最初的水脂分离方法是由 Thomas Dixon 于 1984 年提出。通过对自旋回波序列 TE 的调整，获得水脂相位一致（同相位）图像和水脂相位相反（反相位）的图像。通过两组图像信息相加或相减可得到水质子图像和脂肪质子图像。把同相位图像加上反相位图像后再除以 2，即得到水质子图像；把同相位图像减去反相位图像后再除以2，将得到脂肪质子图像。这种方法使用了两个不同的 TE 成像，被称为两点 Dixon 方法：

$$W=(IP+OP)/2$$
$$F=(IP-OP)/2$$

上述方法忽略了 T_2 的影响，对脂肪的估计不够准确，技术上也更易产生水脂互换伪影。为了获得更准确的水脂分离结果，研究人员提出了各种改进方案。三点 Dixon 方法是对两点 Dixon 方法的一个重要改进。三点 Dixon 方法最早由 Glover 和 Schneider 于 1991 年提出。这种方法通过三幅具有不同水、脂相位差的图像实现分离运算，能够消除 T_2 影响，获得更准确的分离结果。

与传统的反转恢复（STIR）和脂肪饱和（FatSat）等抑脂技术相比，Dixon 方法有如下优势：①不影响纵向磁化；②对 B_0 的不均匀性不敏感；③对射频的不均匀性不敏感。

Dixon 技术目前在临床上主要应用于腹部（图6-10）、关节和脊椎。

5. 预饱和带技术　严格地说，添加预饱和带并不能算是脂肪抑制技术，因为在添加饱和带的区域接受预脉冲激发，使质子达到饱和，该区域的任何质子（包括脂肪和水）的信号都受到了抑制。腹部 MRI 的有些序列图像上皮下脂肪造成的运动伪影较重，在腹壁上添加饱和带能有效地抑制这种运动伪影。

三、磁化转移成像

磁化转移（magnetization transfer，MT）是一种选择性的组织信号抑制技术，又称磁化转移抑制（MTS），由 MT 技术产生的图像对比称为磁化转移对比（MTC）。在 MRI 成像过程中通过 MT 技术可以有目的地增加图像对比，也可以通过磁化对比图像来获得更多的组织结构信息。

（一）磁化转移技术的基本原理

对于一般组织来说，MR 成像的对象实际上是水分子中的质子。人体组织中存在着两种不同状态的水分子即自由水（free pool）和结合水（bound

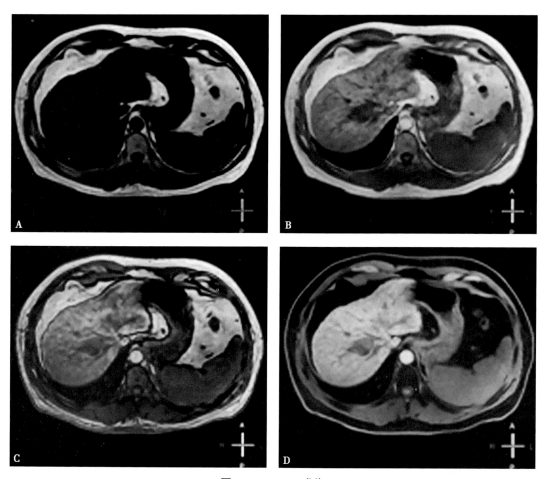

图 6-10　Dixon 成像
A. 脂相图；B. 同相位图；C. 反相位图；D. 水相图

pool）。所谓自由水是指不依附于蛋白质分子，且运动充分自由的水分子，自由水中的质子进动频率范围很窄（磁共振波谱频带窄），幅度高（T_2弛豫时间长），所以只有自由水质子才能直接产生 MR 信号；结合水是指依附于蛋白质，其自然运动受到限制的水分子，即蛋白质水化层的水分子。蛋白质分子及结合水中的质子进动频率范围很宽（磁共振波谱频带宽），幅度低（非常短的 T_2 弛豫时间），通常不能直接产生 MR 信号。

MR 成像时，一般都以自由水中的质子进动频率作为中心频率，MT 技术通常是在射频脉冲（GRE 序列或 SE 序列）激发前，给组织施加一个偏离中心频率约 1000～1200 Hz 的偏振 MT 饱和脉冲，那么自由水中的质子不被激发，而蛋白质分子和结合水中的质子将受激发而获得能量。蛋白质分子和结合水中的质子从射频脉冲得到的能量将传递给其周围的自由水，我们把这种能量传递称为磁化转移。由于磁化转移，获得能量的自由水将被饱和，当 MR 成像真正的射频脉冲来临时，这部分被饱和的水分子将不再接受到能量，未被饱和的自由水才能受到激发，几乎各种组织都含有一定量的蛋白质和结合水，由于 MT 预脉冲的施加和 MT 现象的存在，这些组织中的自由水将不同程度产生饱和效应，因此这些组织所产生的 MR 信号幅度（强度）将稍有不同程度下降（图 6-11）。由于各种组织中蛋白质和结合水的含量是不一样的，MT 效应造成的信号强度衰减程度也会存在差别，这种由于磁化转移现象造成的对比被称为磁化转移对比（magnetization transfer contrast，MTC）（图 6-12）。施加 MT 预脉冲后，正常骨骼肌的信号强度约衰减 60%；脑白质约衰减 40%；脑灰质约衰减 30%；血液约衰减 15%。

在某些疾病的早期，一些病变中自由水含量变化不大，因此在常规 T_1WI 和 T_2WI 上常无明显的信号异常，但如果病变组织与正常组织间的蛋白和结合水含量出现差别，利用 MT 技术则有可能发现病变。

（二）MT 技术的临床应用

MT 技术对脑脊液、脂肪组织、骨髓及流动的血液无明显饱和效应。目前主要应用于脑部 3D-TOF-MRA 和对比增强扫描，通过 MT 技术使血管和增强组织与脑组织产生更大的对比。

1. 用于 TOF-MRA　TOF-MRA 技术利用血液流入增强效应制造出流动血液与静止组织之间的对比，因此背景组织信号的抑制非常重要，利用常规 TOF-MRA 技术，背景组织信号往往抑制不充分，直径小的血管因与静止组织间对比较差而不能显示。利用 MT 技术后，静止组织的信号被更好地抑制，而血液信号衰减程度很小，因此增加了静止组织与血液的对比，使小血管得以清晰显示（图 6-12）。但是 MT 预脉冲需要占据 TR 间期的一段时间，因此施加 MT 技术后，TR 需要延长 10～20ms，从而扫描时间相应延长。

2. 用于增强扫描　MT 技术可以抑制组织的信号，但 MRI 对比剂可以缩短组织的 T_1 值，而且其短 T_1 效应作用于自由水，与 MT 技术对组织信号的抑制无关。施加 MT 技术后，增强组织的信号衰减不明显，而未增强组织的信号得以抑制，因此增加了两者的对比，使一些轻微强化的组织得以更好显示。

有研究发现，施加了 MT 技术的单倍剂量脑增强扫描图像的增强效果与三倍剂量不施加 MT 技术的增强扫描图像接近。

需要指出的是，有些病灶使用了 MT 技术后，在没有注射对比剂前其相对信号可能增加而呈现高信号，这一点在评价施加 MT 技术后的增强图像时需要注意。最好在进行施加 MT 技术的增强扫描前，先进行施加 MT 技术的平扫，以便对照。

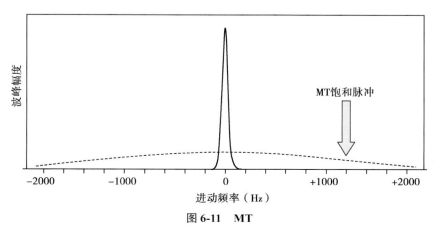

图 6-11　MT

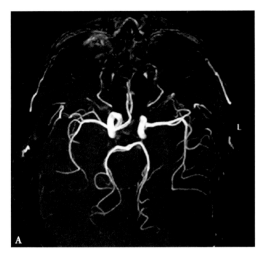

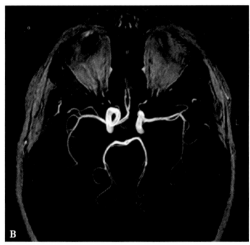

图 6-12　MT 应用
A. 应用 MT 技术；B. 没有 MT 技术

（三）磁化转移率的应用

在保持其他成像参数完全一致的前提下，进行不施加和施加 MT 技术的 MR 扫描，利用感兴趣区对同一部位的信号强度值进行测量，可以计算磁化转移率（magnetization transfer ratio，MTR），计算公式见公式（6-1）：

$$MTR = (SI - SI_{MT})/SI \qquad 公式（6-1）$$

公式中 SI 表示未施加 MT 技术图像上组织的信号强度，SI_{MT} 表示施加 MT 技术后组织的信号强度。也可利用计算机对所有图像进行计算得到 MTR 图像。

MTR 目前多用于多发硬化（MS）和阿尔茨海默病（AD）的研究。据研究发现，与正常脑白质相比，MS 病灶的 MTR 明显缩小，平均为 25% 左右（正常脑白质约为 40%）。对 MS 病人 T_2WI 上表现为正常信号的脑白质进行的研究也发现，这些脑白质的 MTR 也有明显缩小，可见对于 MS 的检查 MTR 比常规 MRI 更为敏感。对早期 AD 病人的研究发现，AD 患者海马和海马旁回的 MTR 均较对照者显著下降。

第三节　磁共振水成像技术

一、基本原理

磁共振水成像是利用水的长 T_2 特性，人体体内静态或缓慢流动的液体的 T_2 值远远大于其他组织，T_2 加权成像中，若选择较长的 TE 值，人体内的其他组织的横向磁化矢量几乎完全衰减，从而接收到的信号强度很低甚至几乎没有信号，而人体体内静态或缓慢流动的液体仍保持较大的横向磁化矢量，使得该组织的信号强度较高而显影。

水样结构如胃肠内液体、脑脊液、淋巴液、胆汁、尿液等 T_2 值远大于其他组织，因 T_2 值较长而保持较大的横向磁化矢量。此类序列常用长 TR、长 TE 参数设置，常用设置如下（以 1.5T 为例）：

1. 单次激发快速自旋回波序列　TR=5000ms，TE=976ms，平均采集次数为 1。回波链一般在 120～260 左右，腹部检查时一般需要屏气扫描。目前常用于厚层胆胰管水成像和泌尿系水成像。

2. 快速自旋回波 T_2 加权序列　TR=5000ms，TE=600ms，平均采集次数为 1。该序列配合膈肌导航或呼吸触发可用于 MRCP 和 MRU 的三维采集，后期可进行三维重建处理，也可用于内耳水成像或脊髓造影。

3. 三维平衡式稳态自由进动序列　TR=5.98ms，TE=2.67ms，平均采集次数为 1。主要用于内耳水成像或脊髓造影，该序列特点是淋巴液呈高信号，其他组织呈低信号，有时也采用双激发平衡式稳态自由进动序列替代。

二、临床应用

（一）磁共振胆胰管水成像

磁共振胆胰管水成像（magnetic resonance cholangiopancreatography，MRCP）是目前临床上最常用的水成像技术之一，也是一种无创的安全有效的胆胰管系统疾病的诊断方法，MRCP 可以提供良好的胆胰管系统整体图像，多方位、全面地展示扩张胆胰管的形态、范围、梗阻的程度、平面。

常用的扫描序列：

1. 冠状位的单次激发快速自旋回波序列，厚层一次投射法快速成像，在任意层面、各个方向的屏气扫描。

2．轴位薄层的连续扫描，采用快速自旋回波T_2WI扫描，加脂肪抑制，可清晰显示梗阻部位的影像。

3．斜冠状位三维连续扫描，配合膈肌导航或呼吸触发，平行于胰管走行的方向。

结石在MRCP上表现较具特征，表现为在高信号胆汁衬托下的低信号充盈缺损。良、恶性梗阻在MRCP上也表现为充盈缺损，有时单凭MRCP很难判断梗阻的良恶性，此时，则须与常规MRI扫描序列和2D薄层连续扫描序列相结合。常规MRI序列能反映梗阻端周围软组织的信号特点，2D薄层连续扫描有助于管腔小病变的显示和MIP的重建，三者结合能够大大提高诊断的准确率（图6-13）。

（二）磁共振泌尿系水成像

磁共振泌尿系水成像（magnetic resonance urography，MRU）是临床上常用的水成像技术之一，适用于尿路梗阻病变的诊断，对其梗阻部位和程度的判断具有很高的敏感性和特异性。对于严重肾功能不全的患者尤其适用，因为该类患者行IVP检查时尿路不显影，或需延迟很长时间才能确定梗阻的平面，MRU成像可以快速确定尿路梗阻部位，为临床提供较好的诊断。正常输尿管不显影或呈细线状结构，MRU可清晰、准确地显示梗阻部位，若输尿管扩张管腔超过5mm或肾小盏杯口成圆球状时，可认为有梗阻存在的可能，增强MRU可以评价肾脏功能。

常用的扫描序列：

1．冠状位单次激发快速自旋回波序列，厚层一

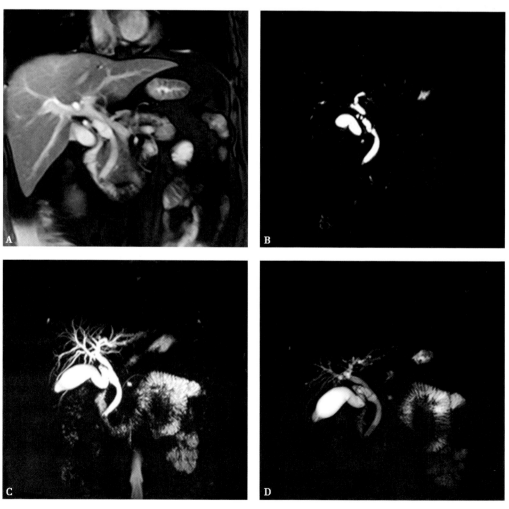

图6-13
A. 冠状位 T_2 抑脂序列，可见胆总管末端一类圆形短 T_2 信号影，考虑结石；B. 冠状位三维连续扫描后的原始图像；C. 斜冠状位三维连续扫描的重建图像，可见一处充盈缺损影；D. 冠状位的单次激发快速自旋回波序列，厚层一次投射法快速成像

次投射法快速成像,需屏气扫描。

2.轴位薄层的连续扫描,采用快速自旋回波 T_2WI 扫描,加脂肪抑制,上至肾脏下至膀胱,可分段扫描以获得抑脂更均匀的图像。

3.冠状位三维连续扫描,配合呼吸触发,可三维重建,更直观地观察梗阻部位(图6-14)。

水成像 MRU 和常规 MRI 相结合,可以清晰显示梗阻情况,病变定性及正确评价肾功能,对于泌

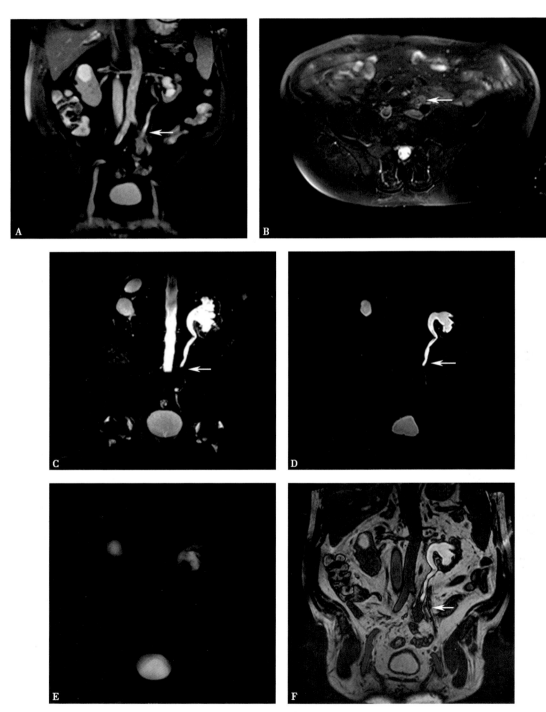

图6-14　泌尿系统磁共振成像

A.冠状位 T_2 抑脂序列,显示左输尿管中段梗阻的部位,清楚显示占位的大小;B.轴位 T_2 抑脂序列,白色箭头指占位的部位;C、D.冠状位三维重 T_2WI 连续扫描后的重建图像和原始图像,显示输尿管肿瘤导致梗阻及左侧积水;E.冠状位的单次激发快速自旋回波序列,左侧输尿管占位引起左肾积水,右肾囊肿;F.3D平衡稳态自由进动序列,更清晰显示占位的大小及位置

尿系结石、肿瘤的诊断提供帮助。

（三）磁共振内耳水成像

磁共振内耳水成像（inner ear hydrography，IEH）逐渐应用于临床观察内耳膜迷路的检查，适用于内耳发育不良等症，采用核磁水成像技术，突出显示内耳道的脑脊液信号和内耳膜迷路的淋巴液信号。

常用的序列：采用双激发平衡稳态自由进动序列进行三维采集，通过 MIP 进行重建，可以多角度、全方位观察内耳结构。内耳水成像结合内耳 MR 平扫为临床提供更多信息。

（四）磁共振臂丛神经成像（brachial plexus imaging，BPI）

臂丛神经是由第 5～8 颈神经前支和第 1 胸神经前支大部分组成。其后方有椎动脉，相应的神经经椎间孔穿出，经斜角肌间隙，走行于锁骨下动脉的后上方，经锁骨后方进入腋窝。臂丛的五个神经根的纤维先合成上、中、下三干，由三干发出围绕腋动脉形成内侧束、外侧束和后束，由束发出分支主要分布于上肢和部分胸、背浅层肌。臂丛神经 MRI 检查主要以冠状位为主，扫描基线与 C_5～C_6 椎体后缘的连线平行，两侧包括肱骨头，范围上至第 4 颈椎上缘，下至第 2 胸椎下缘。

常用序列：①冠状位 T_2 快速自旋回波序列；②冠状位 T_1 快速翻转恢复序列；③冠状位 3D 重 T_2 抑脂序列，可重建臂丛神经。通常为了抑制淋巴组织及血管的影像需增强后再做冠状位 3D 重 T_2 抑脂序列（图 6-15）。

（五）其他水成像

除了以上的水成像技术外，还有其他排泌性管道成像如排泌性胆道成像、排泌性尿路成像等，脑脊液鼻漏的诊断及腮腺管病变也采用水成像技术，脊髓病变诊断采用的脊髓水成像技术等。

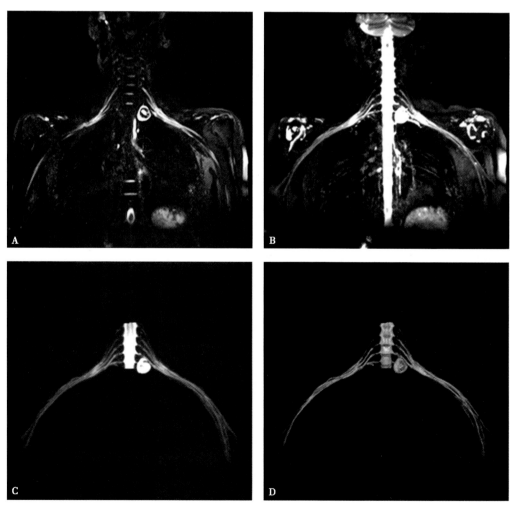

图 6-15

A、B. 最大强度投影后的图像，可见左侧胸 1 神经根下方一类圆形异常信号影，其内信号不均，考虑神经鞘瘤；C、D. 重建和剪切以后得到的图像。更清楚显示神经鞘瘤大小，与其他神经分界清晰

第四节 磁共振功能成像

一、扩散加权成像和扩散张量成像

（一）扩散加权成像和扩散张量成像的基本概念与原理

1. 扩散加权成像 扩散加权成像（diffusion weighted imaging，DWI）是能够在活体组织中进行水分子扩散测量的方法。水分子的扩散运动，是指分子从周围环境的热能中获取运动能量而使分子发生的一连串的、小的、随机的位移并相互碰撞现象，也称分子的热运动或布朗运动。扩散加权成像是从细胞及分子水平研究疾病的病理生理状态的一种技术。DWI 主要用于脑缺血的早期诊断，近年来随着 MR 技术的飞速发展，DWI 在中枢神经系统及全身各系统病变的应用日益广泛并受到重视。

（1）弥散敏感因子 b 值：DWI 的 b 值大小可以用公式（6-2）来表示：

$$b_{ij}=\gamma^2 G_i G_j \times \delta^2 [(\Delta-\delta)/3] \qquad 公式（6-2）$$

其中 b 值代表扩散敏感系数；γ 代表磁旋比；G_i 和 G_j 分别为 i 轴和 j 轴上的磁场梯度强度；δ 代表梯度场持续时间；Δ 代表两个梯度场间隔时间，单位 s/mm^2。b 值的选择（表示应用的梯度磁场的时间、幅度、形状），b 值越高，扩散的权重越重，信号越弱，信噪比越差，相同 TR 内可采集的层数越少。

较小的 b 值可得到较高信噪比的图像，但对水分子扩散运动的检测不敏感。因此选择合适的 b 值，才能获得更好的图像。

（2）弥散系数 D 值：D 值为扩散系数，是指水分子单位时间内自由随机扩散运动的平均范围，单位 mm^2/s。通过对施加梯度场前后的信号强度检测，可以计算组织的扩散系数值。水分子在不同组织之间的 D 值不同。

在人体生理环境中，D 值受多种因素影响，而 MRI 并不能区别分子运动的原因，如：呼吸、心跳、热梯度、压力梯度、离子间的相互作用等。所以常用表观弥散系数（apparent diffusion coefficient，ADC）来衡量水分子在人体组织环境中的弥散运动。计算组织的 ADC 值至少需要利用 2 个或 2 个以上的不同的 b 值，其计算公式如公式（6-3）：

$$ADC= \ln(SI_{低}/SI_{高})/(b_{高}-b_{低}) \qquad 公式（6-3）$$

式中 $SI_{低}$ 表示低 b 值 DWI 上组织的信号强度（b 值可以是零）；$SI_{高}$ 表示高 b 值 DWI 上组织的信号强度；$b_{高}$ 表示高 b 值；$b_{低}$ 表示低 b 值；ln 表示自然对数。

在扩散加权成像中，组织的 D 值越高，则其在图像上的信号越低；弥散敏感度 b 值越高，其信号也越低；而在扩散系数像上，组织的 D 值越高，其在 ADC 图上表现出的亮度越亮。目前主要是用 EPI 或 GRE 进行扩散成像。在医学成像中经常用表观扩散系数 ADC 代替 D 值表示扩散运动的强弱。

2. 扩散张量成像（diffusion tensor imaging，DTI） 人体组织内的扩散是具有方向性的，水分子向各个方向扩散的速率是不相等的，称为各向异性（anistropy）。在活体组织内，水分子的运动受细胞本身特征及结构的影响，在具有固定排列顺序的组织结构中，如白质纤维束，水分子在三维空间内各个方向上扩散运动的快慢不同，水分子沿着白质纤维束走行的方向进行扩散的速率大于沿着垂直于白质纤维束走行的方向进行扩散的速率，这种具有方向依赖性的扩散即称为各向异性扩散。张量是工程物理学的名称，张量是一个数学结构，是一个椭圆形结构，有三维空间，各向异性有 3×3 个二级分量，张量的矩阵是 9 个非 0 因素，其中 3 个分量是相同的（对称性），而其余 6 个因素（D_{xx}，D_{yy}，D_{zz}，D_{xy}，D_{xz}，D_{yz}）决定弥散张量的特征。3 个非 0 因子沿着张量的主对角线，称为本征值（eigevalue）$\lambda 1$，$\lambda 2$，$\lambda 3$，本征值反映椭圆形的外形，与方向无关。而其方向由 3 个本征向量（eigevector）V1，V2，V3 所决定。计算出各个方向上的本征值（即水分子扩散的各向异性），并对基础的 T_2WI-EPI 像及 DWI-EPI 像进行多次采集，将其信号平均，并利用所得多种参数值进行成像来获得较高信噪比的扩散张量图像。

（1）平均扩散率（mean diffusivity，MD）：MD 反映分子整体扩散运动快慢，为各个方向本征值的平均值，与扩散的方向无关。常用表观扩散系数（apparent diffusion coefficient，ADC）与平均扩散系数（average diffusion coefficient，DCavg）来表示，ADC 只代表扩散梯度磁场施加方向上水分子的扩散，而不能完全、准确地评价不同组织各向异性的特点；DCavg 能更全面反映扩散运动快慢，是扩散张量矩阵的主对角线元素之和的算术平均值，反映的是所有水分子在各个方向上的位移。

（2）各向异性相关参数值：包括各向异性分数或称部分各向异性（fractional anisotropy，FA）、相对各向异性(relative anisotropy,RA)及容积比(volume ratio,VR)等,FA 值的范围为 0~1,FA 值实际是各向异性的扩散程度,0 代表最大各向同性的扩散(自由水),1 代表假设状态下最大各向异性的扩散(非常规则的大脑白质纤维),其中 FA 图像观察大脑白质纤维结构最清楚,灰白质分界好,FA 值用于肿瘤诊断有益;RA、VR 均代表水分子扩散运动各向异性的大小,他们的范围亦为 0~1。有几种方法来计算 FA 值,最简单的是比率法:用最小的本征向量值除以最大的本征向量值,这种比率法是按大小来分类本征向量值,可独立测量、排序来避免误差,因 FA 简单的本征值和算法,λ 是描写弥散张量的三个特性值,亦即本征值(eigenvalue)。

(3)扩散张量纤维束成像(diffusion tensor tractography,DTT)或称纤维束示踪成像技术(fiber tractography,FT):通过示踪每一体素的局部向量信息,从第一个体素主本征向量的方向寻找下一个与其最接近的体素,以前后 2 个方向呈线性延伸,以重建神经纤维通路,并在相应范围内的 FA 值、主要本征向量间的取值,是在扩散张量成像发展起来的一项新技术,可在活体中显示纤维束的方向及完整性。

3. 扩散加权成像技术进展

(1)RESOLVE 超清扩散成像:常规的扩散加权成像是使用传统单次激发平面回波采集技术,一次激发填充整个 K 空间,由于不同回波之间存在信号差,因此容易在不同组织交接处产生磁敏感伪影。场强越高,磁敏感伪影越严重,T_2^* 衰减加快也使得图像更加模糊。RESOLVE 超清扩散成像技术不仅可以通过降低 TE 和回波间信号差来提高图像的分辨率,降低磁敏感伪影,利用回波导航技术还可以降低 SAR 值和运动产生的相位伪影。

(2)体素不相干运动(IVIM)成像:IVIM 成像建立在扩散加权成像的基础上,b 为扩散权重,DWI 的扩散敏感度随着 b 值的增加而增加,但图像的信噪比下降。同样可以知道导致信号降低的因素除了常规扩散之外,还包括微循环的灌注。为了更加准确的表示组织本身的扩散和灌注导致的弥散改变,有学者提出了双 e 指数模型的概念。

双 e 指数模型是 1986 年 Le Bihan 等人提出的,将其定义为体素不相干运动成像(intra voxel incoherent motion,IVIM)。IVIM 模型假设人体内微血管网络在空间上是直的随机分布,并且各项同性,因此血液中的水分子的流动也可以看做是随机的自由运动,其速率明显快于常规水分子的扩散。IVIM 模型可以有两种模型分别显示灌注和扩散的信息,其将扩散分为快速弥散和慢速弥散两个部分,快速部分与血流运动的速率相关,反映了灌注方面的信息;而慢速扩散则是我们常规的扩散效应,与细胞间水分子的扩散速率相关,反映了细胞密度与结构。其计算公式见公式(6-4)。

$$S_b/S_0 = f_{fast} \exp(-b \cdot D_{fast}) + f_{slow} \exp(-b \cdot D_{slow})$$
公式(6-4)

该模型的计算是基于多组 b 值(通常 7~15 个 b 值,亦可称多 b 值研究)下的信号变化。公式中 S_0 代表没有 b 值扩散梯度的信号强度,S_b 代表施加有 b 值扩散梯度时的信号强度。D_{fast} 代表组织的快速扩散系数(与灌注相关),D_{slow} 代表组织的慢速扩散系数(与细胞密度相关),单位为 mm^2/s,f_{fast}(fraction of fast ADC)和 f_{slow}(fraction of slow ADC)分别代表快速成分所占比例和慢速成分所占的比例的容积分数,$f_{fast} + f_{slow} = 1$。IVIM 通过双 e 指数模型(bi-exponential)来计算得到快和慢两个弥散系数,能同时反映毛细血管灌注与组织弥散的信息。

(3)扩散峰度成像(diffusional kurtosis imaging,DKI):它通过测量峰度的位移分布来表征非高斯扩散的特点。在最简单的扩散模型中,高斯分布的宽度与扩散系数 D 呈正比,当时间间隔在数十毫秒时,大部分由各种类型的细胞和细胞膜构成的结构可以导致扩散位移概率分布大大偏离高斯形式。用过度峰度来表示这种偏离高斯的形式。由于这种偏离高斯分布是由组织结构的复杂性导致的,因此这种过度峰度可以定量测量组织的结构。

DKI 模型是由 Jensen 等人在 2005 年提出,其初始的目标是为了定量扩散偏离高斯分布的程度。常规单 e 指数模型为假设水分子扩散是不受阻碍的自由运动,水分子在随机运动的情况下其扩散运动位移满足高斯分布(即正态分布)。然而对于真实的生物组织,水分子的扩散实际上是在细胞间隙、细胞内的运动,其运动轨迹不是自由运动,因此真实的水分子扩散的运动位移是非高斯分布的。水分子弥散受周围环境的限制程度越大,体素内组织成分越混杂,扩散的非高斯性越显著。DKI 模型的公式为:

$$S_b/S_0 = \exp(-b \cdot D + 1/6 \cdot b^2 \cdot D^2 \cdot K)$$ 公式(6-5)

其中 D 为表观扩散系数,K 为扩散峰度(kurtosis)系数,反映了扩散偏离高斯分布的程度,从而能反映组织结构的受限与组织成分混杂性的程度。K= 0 时扩散为高斯分布,在细胞内、细胞间隙,K 一般为大于零的值。

(二)成像方法及特点

1. 扩散加权成像的序列特点　扩散加权成像的物理基础是水分子的扩散引起的失相位,从而导致磁信号降低,扩散加权成像需加两个扩散敏感梯度场。如图示(图 6-16)。

DWI 的伪影主要包括磁敏感伪影和 N/2 伪影。解决方法采用并行采集技术和 Propeller(Blade)技术可减轻磁敏感伪影;采用相位校正法可减轻 N/2 伪影。RESOLVE 超清扩散成像扩散技术能明显减少磁敏感伪影,提高图像分辨率;与相位导航结合进行运动矫正;采用并行采集技术可缩短扫描时间。

2. DTI 成像参数　采用单次激发自旋回波 - 平面回波序列进行的扫描,扫描应用多个梯度场方

向,6～55 个方向,TR 5000～10 000ms,TE 设置最小,层厚 3～5mm,层间距 0,FOV=250mm。

3. DKI　利用常规 EPI 序列,b 值范围为 0～3000mm²/s,其中最大 b 值一般都在 2000～3000mm²/s。模型拟合需要至少 3 个 b 值,因此 DKI 的采集时间比 DTI 的时间更长一些,通常在 5～10 分钟。常规设置为 0、1000、2000,方向数设置为 15～30,一次扫描完成后可以利用第三方软件或者 WIP 序列转换生成峰度张量为更高维度的张量模型:Kmean(平均峰度图像)、Krad(径向峰度图像—与最大扩散方向垂直的平均扩散峰度)、Kax(轴向峰度图像)、Dmean(实际上是在 DTI 成像中的 ADC 图)、Dax 图(最大特征值图)、Drad 图(最小和次小特征值的平均值图)。

(三)临床应用

扩散加权成像在中枢神经系统中的应用。与

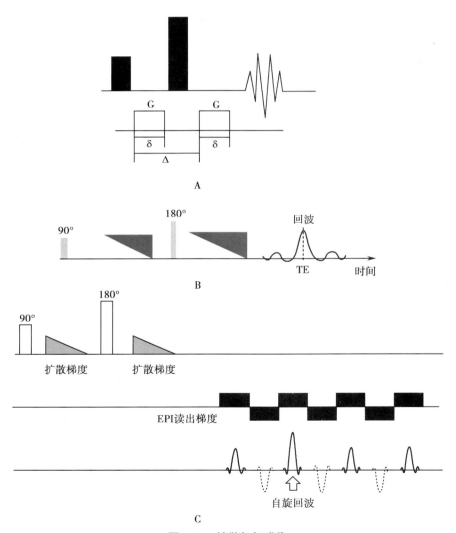

图 6-16　扩散加权成像

A. GRE 序列与扩散梯度场的结合;B. SE 序列与扩散梯度场的结合;C. 单次激发 SE-EPI 序列与扩散梯度场结合

常规 T_1WI、T_2WI 图像不同，超急性、急性、亚急性期病灶在 DWI 图上呈高信号，在 ADC 图上呈低信号，而慢性期和恢复期病灶在 DWI 图呈低信号，ADC 图呈高信号，根据这点可以鉴别新旧梗死灶。DWI 还适用于其他肿瘤病变、感染性病变及囊肿的鉴别（图 6-17）。

DWI 在胸腹部的应用，尤其对乳腺、肝脏、胰腺、肾脏、前列腺等实质性器官的肿瘤上的鉴别，可以提供重要信息。DWI 在腹部病灶的显示有很好的敏感性，特别是对于多发病灶（如转移瘤）、组织

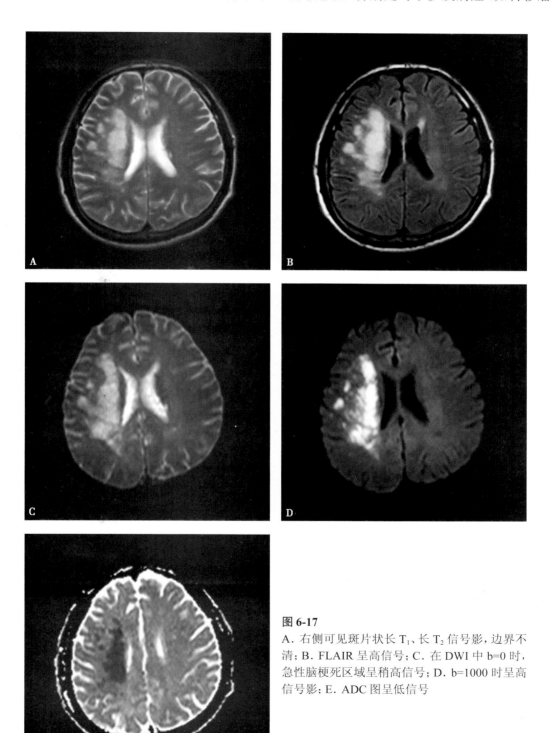

图 6-17
A. 右侧可见斑片状长 T_1、长 T_2 信号影，边界不清；B. FLAIR 呈高信号；C. 在 DWI 中 b=0 时，急性脑梗死区域呈稍高信号；D. b=1000 时呈高信号影；E. ADC 图呈低信号

结构紊乱部位的病灶（如术后肿瘤复发）等，其敏感性较 T_2 fs 及 T_1+C 更高。但 DWI 的分辨率与 SNR 较常规图像差，其主要价值在于发现病变、评估治疗效果，进而为诊断提供依据。

全身类 PET 成像，通过对人体全身横断面 DWI 扫描，采用 3D 重建技术形成的图像。主要针对晚期恶性肿瘤的全身转移灶进行评估。

DTI 成像可以在活体无创性显示白质纤维束的走行、病理及与肿瘤、病变的关系等（图 6-18，见文末彩插）。

DKI 的早期应用是从神经研究开始，主要用于反映脑灰白质扩散的微观结构信息，主要是观察组织结构对扩散的受限程度，以及细胞内、外扩散的成分，为了获得与神经纤维走向相关的扩散参数。随着 DKI 模型应用的逐渐推广，目前在肿瘤的良恶性鉴别和分级方面的诊断应用提供帮助。

二、磁共振灌注成像

（一）基本概念与原理

磁共振灌注加权成像（perfusion weighted imaging, PWI）属于磁共振功能成像的一种，描述血液流过组织的毛细血管网时，通过测量一些血流动力学参数，来评价组织的血流灌注状态，反映组织中微观血流动力学信息。灌注包括使用外源性示踪剂的动

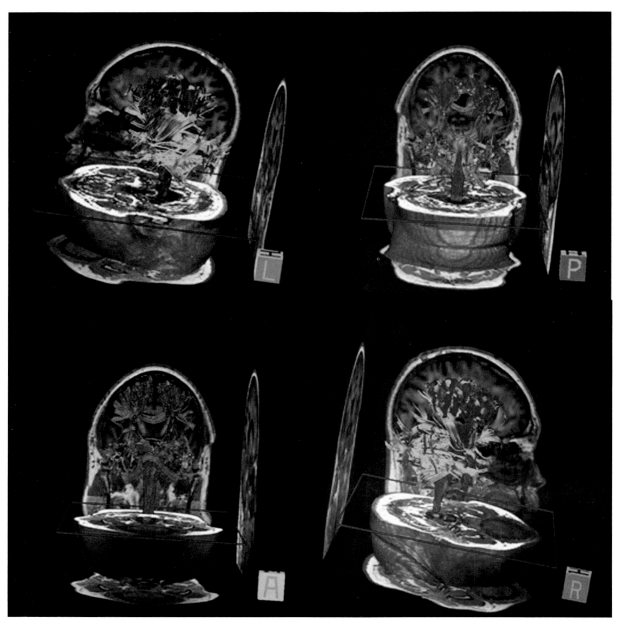

图 6-18 白质纤维束成像显示白质纤维素走行

态对比增强（又叫对比剂首次通过法）技术和使用动脉血中的水质子作为内源性示踪剂的动脉自旋标记（arterial spin labeling, ASL）技术。

动态对比增强技术是临床上常用的检查方法。它利用顺磁性对比剂在首次通过脑组织时引起局部组织信号的改变来计算相应的血流动力学参数，反映组织的微血管分布和血管容积。临床上常用的对比剂是 Gd-DTPA，团注对比剂进入毛细血管床便在毛细血管内外建立起多个小的局部磁场，在血管周围出现短 T_2^* 效应。静脉团注对比剂后，采用 SE-EPI 序列或 GRE-EPI 序列进行连续的多层面多次成像，从而得到一系列动态图像。根据信号强度和时间曲线，可以得到血流动力学参数的指标图像。扫描层厚 5mm，层数 20，对比剂注射速率 4ml/s。扫描期数 50～60，在第 5 期末注入对比剂。

ASL 是一种内源性对比剂增强灌注技术，用动脉血液内水分子作为内在标记物，将血流方向的成像区上游空间预先加射频脉冲，改变血液自旋的状态，这样磁化标记完成，经过一定的时间使得标记过的血液到达成像区，经过成像得到标记图。将正常对照图（参照图）与标记图相减得到灌注图。信号强度取决于血液的流速、组织和血液的 T_1 衰减、血液从标记区到达成像区的时间。

ASL 序列按标记方式可以大致分为两大类：①连续动脉自旋标记（CASL）；②脉冲动脉自旋标记（PASL）。

CASL 技术在成像层面的上游施加连续 RF 脉冲，来改变血液中纵向磁化强度，标记时间长，图像信噪比高。PASL 技术一般采用单个短 RF 脉冲进行磁化标记，在标记之前，先对成像层面施加一个饱和脉冲，来消除翻转标记脉冲对层面的影响。主要有三种不同类型的脉冲标记方法：① EPISTAR（echo-planar MR imaging and singal targeting with alternating radio frequency）标记图像采集时对靠近成像平面的区域实施翻转，参照像在成像区域的镜像对称区域进行翻转；② FAIR（folw-sensitive alternating inversion recovery）的参照像通过对成像区域进行选择性翻转，标记像对大范围区域实施非选择性翻转；③ PICORE（proximal inversion with a control for off-resonance effects）扫描参照像时，施加翻转脉冲没有梯度场。

（二）成像方法及特点

磁共振灌注加权成像（PWI）可以实时获得高分辨率灌注参数图像（relCBF，relCBV，MTT，TTP）。能提供自定义感兴趣区的信号强度曲线的实时变化（图 6-19）。

常用的灌注成像的参数（图 6-20，见文末彩插）：

1. relCBV（relative cerebral blood volume）　即相对脑血容量，单位体积的脑组织中的血管腔的容积量，根据浓度 - 时间曲线下面积计算得出。

2. relCBF（relative cerebral blood flow）　即相对脑血流量，指单位时间内通过脑组织血管结构的血流量，通过 CBV 与 AIF（动脉输入函数）反卷积计算得到。

3. MTT（mean transit time）　即平均通过时间，指开始注射对比剂到时间 - 密度曲线下降到最高强化值一半的时间，反映对比剂通过毛细血管的时间。

4. TTP（time to peak）　即达峰时间，指从对比剂开始出现到对比剂浓度达到峰值的时间，是最大对比剂团峰值到达脑组织的时间。

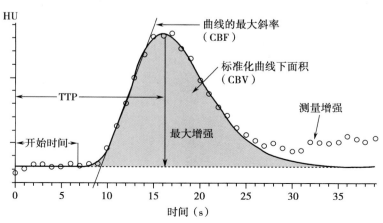

图 6-19　对比剂首次通过法信号强度曲线

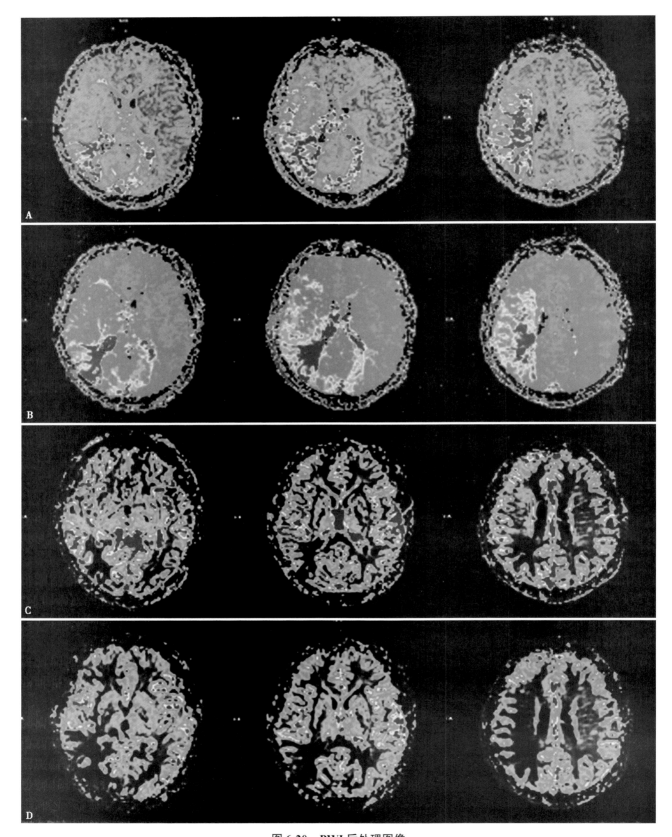

图 6-20　PWI 后处理图像
A. TTP；B. CBF；C. CBV；D. MTT
右侧顶枕叶区可见异常灌注，TTP 及 MTT 均较对侧延长，CBV 与 CBF 较对侧减低，考虑脑缺血失代偿期

（三）临床应用

PWI 用于评价脑卒中的缺血性的危险，脑缺血性病变；颅内占位性病变；缺血性脑白质病变疏松症；创伤性脑损伤等。

1. DWI 与 PWI 相结合可以确定缺血半暗带 ① DWI<PWI 范围，存在缺血半暗带，反映出治疗时机，临床可及时溶栓；② DWI>PWI 范围，说明梗死组织内有部分的血流再灌注；③ DWI 与 PWI 范围一致，显示梗死区侧支循环没有建立，梗死范围进一步扩大，为不可逆损伤；④ DWI 正常而 PWI 显示异常，提示一过性脑缺血，没有梗死。

2. PWI 在梗死中的临床应用价值　①脑缺血改变：rCBV、rCBF 正常，MTT 延长，提示为动脉狭窄或阻塞，但代偿良好；②灌注不足：rCBV、rCBF 下降，MTT 延长；③侧支循环建立：rCBV 正常或轻度增加，MTT 延长；④血流再灌注：rCBV 增加，MTT 正常或减少；⑤血流过度灌注：rCBV 明显增加。

三、磁共振波谱成像

（一）基本概念与原理

磁共振波谱成像（magnetic resonance spectroscopy, MRS）是获得活体内生化参数定量信息和诊断信息的一种非侵入技术，也就是在无创的情况下定量分析活体中代谢和生化的变化的技术。在一定的外磁场中，原子核所处磁场中受到邻近原子核的影响，如自旋 - 自旋耦合。电子与外磁场相互作用改变了原子核周围磁场，产生化学位移。化学位移是磁共振波谱成像的基础。同一种原子核在不同化合物中频率也会有一定的差别，通过测量这种差别来分析不同的代谢产物。不同场强下，组织间的化学位移也会有差别，如水分子中的氢质子和脂肪中的氢质子的进动频率相差 3.5ppm。

对含某种组织的区域施加一种带宽较宽的频率脉冲，这种频率脉冲经过特殊处理，处理后的脉冲频率范围包含了要检测代谢产物中质子的所有进动频率。根据质子的化学位移的差别，经过傅里叶转换区分出不同的代谢产物，为临床提供疾病的早期诊断。

具有奇数质子的原子核都有不同的磁旋比，在主磁场中有不同进动频率，例如 ^1H、^{13}C、^{19}F、^{23}N、^{31}P 等均可以产生化学位移。一般临床经常选择氢质子，由于氢质子含量多，几乎人体各个组织都含有氢质子。

（二）成像方法及特点

磁共振波谱成像包括两种技术，分别是单体素技术（SVS, single voxel spectroscopy）和多体素波普成像技术即化学位移成像技术（CSI, chemical shift imaging）。扫描时应注意避开干扰组织，如颅骨、空气、脂肪、硬膜、出血、钙化等；保持体素大小的稳定性和可比较性。场强 1.5T 下，水峰半高全宽应在 20 以下；场强 3.0T 下，水峰半高全宽应在 30 以下，这样获得波谱图曲线具有稳定性和可比性，诊断更准确（图 6-21）。

常见代谢产物：

1. N- 乙酰天门冬氨酸 NAA　神经元的标记物，波峰位于 2.02～2.05ppm，处，是脑 MRS 谱峰中最高者，神经元减少，功能受损，肿瘤侵犯时会下降甚至消失。高级别胶质瘤 NAA 下降；但低级别胶质瘤 NAA 可正常。

2. 肌酸 Cr　位于 3.03ppm（有时在 3.94ppm 处可见附加峰 PCr），是正常脑组织的第二大峰，此代谢物是脑细胞能量依赖系统的标志，脑组织代谢状态标记物（胶质瘤 Cr 降低）。

3. 胆碱 Cho　位于 3.2ppm，细胞膜磷脂代谢的成分之一，主要参与细胞膜的合成和蜕变，反映细胞膜的更新。细胞膜代谢和转化状态标记物，峰值是评价脑肿瘤的重要共振峰之一，代表细胞增殖活性，胶质瘤 Cho 升高，以Ⅱ～Ⅲ级为主，多形性胶质母细胞瘤坏死明显，Cho 可以不升高，细胞膜崩解或细胞增殖时，Cho 升高。

4. 肌醇 MI　位于 3.56ppm，激素敏感性神经受体的代谢产物，为星形细胞中神经胶质的标记物，髓鞘溶解时升高，肿瘤时多下降。

5. 乳酸 Lac　位于 1.32ppm，有两个共振峰，TE=135 时乳酸双峰向下；TE=30 时乳酸双峰向上。无氧酵解的情况，成人脑瘤 Lac 越高恶性程度越高；儿童脑瘤常可出现 Lac 峰。

6. 脂质 Lipids　位于 1.3ppm、0.9ppm、1.5ppm 和 6.0ppm 处，分别代表甲基、亚甲基、等位基和不饱和脂肪酸的乙烯基，代表细胞坏死和髓鞘溶解，脑胶质瘤时升高，但也见于脓肿和脱髓鞘病变。

7. 谷氨酸 Glu 和谷氨酰胺 Gln　位于 2.1～2.5ppm，在线粒体代谢中有重要功能，峰值超过 NAA 升高的 1/3，可以认为升高，多见于脑膜瘤，有助于鉴别颅内脑外和表浅部位的脑内肿瘤。

（三）临床应用

目前磁共振波谱成像在颅内的囊性病变、炎症

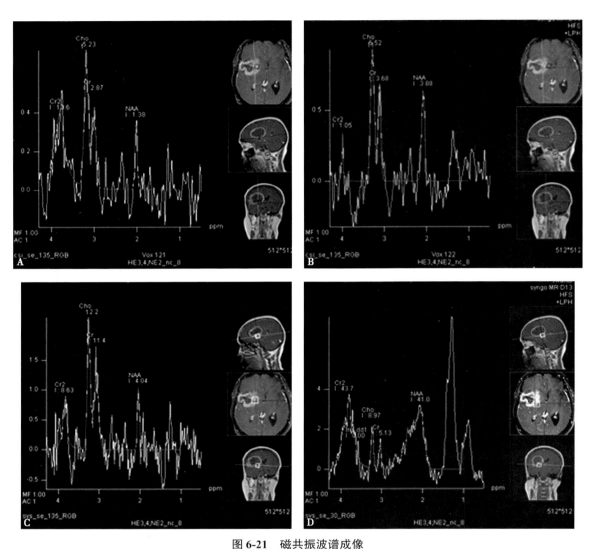

图6-21　磁共振波谱成像

A、B. TE=135ms 的多体素图像；C. TE=135ms 的单体素；D. TE=30ms 的单体素

从右向左观察，N-乙酰天门冬氨酸 NAA 峰和肌酸 Cr 峰明显降低，胆碱 Cho 峰升高，在 1.3ppm 处可见脂质 Lipids 峰

与肿瘤的鉴别、肿瘤的分型、癫痫等的应用中具有较大的应用价值，在前列腺成像中通过观察枸橼酸盐的含量鉴别占位和炎症，在乳腺中通过观察胆碱的含量鉴别占位的良恶性等在临床中均具有较多的应用。

四、磁敏感加权成像

（一）基本概念与原理

传统磁共振成像技术因仅利用幅值信息得到图像，因而对脑组织内含铁成分不敏感，而能够体现组织间磁敏感变化的相位信息，因为受到空气-组织间界面和主磁场导致的背景磁场不均很难用来成像。磁敏感加权成像（susceptibility weighted imaging，SWI）是一种利用组织的磁敏感特性的成像技术，实际上是一种三维采集技术，通过长 TE、

高分辨率、完全流动补偿、薄层重建的梯度回波伴滤过的相位信息以增加磁矩图的对比和增加组织间的磁敏感差异，使对磁敏感效应的敏感性最大化。SWI 是不同于质子密度、T_1WI 或 T_2WI 的全新成像技术，高分辨率 3D 梯度回波成像、在三个方向上加有完全流动补偿技术、毫米级薄层扫描技术，生成相位图像，将相位图进行 64×64 的高通滤波，然后生成相位 mask，相位 mask 与幅值图相乘得到 SWI 图。SWI 图通过最小强度投影得到 mIP。用最小强度投影来帮助显示血管扭曲的结构和显示静脉血管系统的连续性，它还帮助区分主要静脉相邻的出血。SWI 对于显示静脉血管、血液成分（如出血后各期代谢产物）、钙化、铁沉积等非常敏感。已广泛应用于各种出血性病变、异常静脉血管性病变、肿瘤及变性类疾病的诊断及铁含量的定量分析。

（二）成像方法及特点

磁敏感加权成像 SWI 序列可以同时得到幅值图、相位图、SWI 图和 mIP 图四种图像。由于组织的磁敏感变化不同导致局部磁场的变化和主磁场的不均匀性，两者在相位图空间变化缓慢，因此可以采用空间高通滤波（HP）来采集相位图。采集的相位图主要体现不同组织局部磁敏感的变化，相位图与 T_2^* 加权 GRE 序列采集的 SWI 原始幅度图像合并，利用相位的信息产生相位模板增强幅度图像的图像对比度，突出静脉、铁沉积和钙化等生理和病理特性，最终生成一幅磁敏感加权图像。

（三）临床应用

磁敏感加权成像的临床应用：在脑肿瘤、脑血管病、脑外伤、神经变性病等中枢神经系统病变中有较高的临床应用前景和价值（图6-22）。

脑组织占位：占位不仅仅依赖其形态学信息根据各个序列评估占位，而是观察占位的血管增生和出血等特征，诊断占位的性质。恶性占位通常具有快速增长的血管结构和多发微量出血。应用 SWI 可能有助于确定占位良恶性以及恶性程度的分级。

脑部外伤：脑外伤后明显的出血灶常规 CT 就可以检查，但是小出血灶容易漏诊。SWI 在显示小的出血病灶方面有明显优势。弥漫性轴索损伤（diffuse axonal injury, DAI）是主要形式，DAI 是由于剪切力引起的弥漫性脑白质损伤，通常有多发的小出血灶，常规 CT 和 MRI 序列很难显示较小的出血灶。

脑血管疾病：血栓和动脉硬化性狭窄产生的脑血管局部缺血可导致急性出血性或非出血性脑梗死。SWI 对出血区域很敏感，很容易显示出血区。急性脑内出血是急性缺血性脑卒中溶栓治疗后最担心的并发症，早期发现溶栓后缺血区的微出血有助于指导运用抗凝或抗血小板治疗（图6-22）。

神经退行性病变：帕金森病、多发性硬化、阿尔茨海默病、脊髓侧索硬化、亨延顿舞蹈病等多种疾病都跟铁的代谢异常有一定的关系，SWI 对患者的治疗提供很大帮助。也可以提高判断预后的准确性。脑内钙化对于一些疾病的诊断能提供重要帮助。由于铁与钙均能产生磁敏感效应，所以 SWI 对脑内矿物质沉积的显示比其他检查更敏感。

五、磁共振功能成像

（一）基本原理

脑血氧水平依赖（blood oxygenation level dependent, BOLD）对比 fMRI 技术作为脑功能成像的主要方法已广泛用于脑组织的生理、病理及人的心理活动等方面的研究，是针对脑功能活动的一种重要的无损伤检查手段。

由于血液中血红蛋白在与氧结合成含氧血红蛋白（OxyHb）时，具有抗磁性，磁矩和顺磁性均下降，可以延长组织的 T_2 或 T_2^*，当血液中的 OxyHb 增多时，图像 T_2WI 或 T_2^*WI 的信号增强，而去氧后变成脱氧血红蛋白（DeoHb）时，具有顺磁性，磁矩和顺磁性均上升，组织中的 T_2 或 T_2^* 缩短，当血液中的 DeoHb 增多时，图像 T_2WI 或 T_2^*WI 的信号降低。利用快速梯度扫描序列来观察组织 MR 信号变化，可以反映血液中 DeoHb 与 OxyHb 的比例。当大脑皮层某一运动区域受到生理刺激，局部神经元活动会明显增加，使其代谢率增高，局部血管扩张，血流量增加，但在增加程度上有明显差异，局部组织中氧的供应量超过代谢的耗氧量，抗磁性 OxyHb 相对增加，顺磁性的 DeoHb 相对减少，表现出为该区域的 T_2^*MR 信号强度相对增加，采集 T_2^*WI 呈高信号。这就是 BOLD 效应。

基于 BOLD 效应，功能成像方法（fMRI）主要是根据测量到的大脑各个区域的血氧饱和程度，来判断脑组织某个区域是否处于活动之中。耗氧量越大，OxyHb 和 DeoHb 的比例增高，说明该区域活动越强。这种方法主要用于定位大脑的各个功能区，比如听觉区、视觉区等功能区。

脑组织神经活动需要消耗氧气。脑组织消耗的氧气是由血液运输来的，耗氧量大的脑组织区域，该区域的血流量（CBF）就会增大。耗氧量是一个动态变化的过程，静息态时耗氧量少，一旦活动耗氧量便随着活动的增加而增大，血流量（CBF）也相应增加。由于含氧血红蛋白和脱氧血红蛋白磁化率存在一定的差异，脑组织的某一个区域从未被激活到被激活的状态，血管内流入的血流量会增加，含氧血红蛋白数量增多，信号强度就会增强，然而没有被激活的区域信号强度不变。在 MRI 图像上，当有较多血液流入时，相应的区域在 MRI 图像上呈较高信号，这些较高信号被认为与脑功能活动有关。

在激活区提取时，可能会出现很多的激活区，但并不是每个激活区都是由实验设计的刺激引起的。例如在语言区域刺激时，视觉区域也可能在激活状态，需要协作完成一项刺激。所以在实验过程中，可能存在别的刺激，这样的实验结果就不准确。实验设计最主要的目的是尽可能排除干扰，获得增强激活信号，使得到的结果更准确。

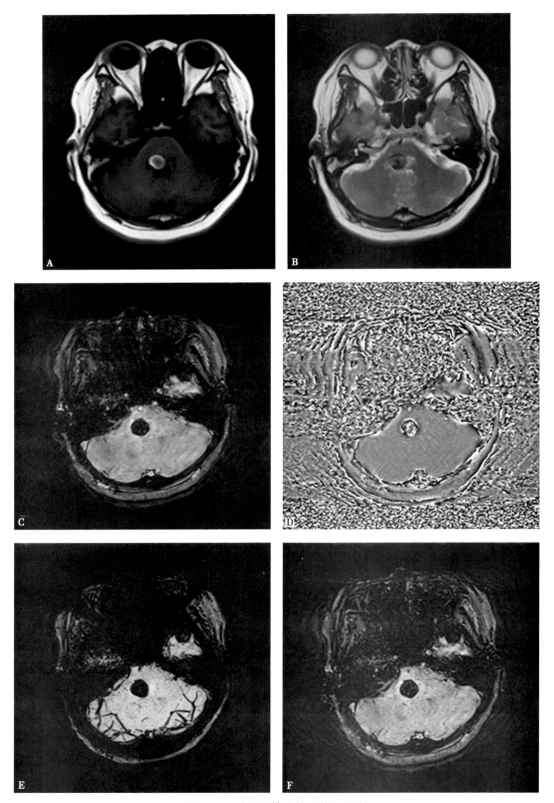

图 6-22 脑干血管瘤的磁共振图像

A、B. T$_1$WI 和 T$_2$WI，脑干可见类圆形短 T$_1$略长 T$_2$信号影，边界较清，增强呈环形强化；C. SWI 幅值图；
D. SWI 相位图；E. SWI 图；F. minIP 图。考虑脑干血管瘤

在实验设计中，需要考虑血流动力学函数的影响。神经元被激活后，刺激一开始，神经元开始放电，血流开始增加，有反应的区域就被激活了，由于受到早期负效应的影响，血流有延迟，接收到的信号上并不能马上反映出来，有5～6秒的滞后。刺激停止时也一样，由于受到下冲现象，而且接收到的信号不能像刺激那样马上停止，它有一个缓慢变化的过程。我们把这种延迟过程描述为血流动力学函数。

脑功能成像的分析方法：脑功能的研究可以分为静息态(rest fMRI)和任务态(task fMRI)两种，下面分别从两者的图像采集、分析工具、图像处理入手来简述两种研究方法。

1. 静息态脑功能成像　该种成像方式是让受检者在静息状态下进行成像，通常会告知受检者安静平卧于检查床上，自然放松状态下进行检查，为了进一步提高图像的分析结果，常需要进行多期采集，在实际应用中，采集期相通常在200～300之间。采集序列以SS-EPI为主，近年来出现的SMS-EPI也常用于静息态的图像采集，由于该序列具有采集速度快、分辨率高，在静息态脑功能成像中可进一步提高成像结果的准确性。静息态的分析工具常用的有基于Matlab的SPM、Rest等开源软件，有能力的实验室也可以自己开发软件进行分析，这方面的分析方法也比较多。静息态数据的处理流程常要经过运动校正、时间校正、平滑、标准化等步骤，之后可进行相应的统计分析。常用的分析指标有局部一致性(Reho)、低频率振幅(ALFF)、功能链接(FC)等。静息态的分析方法常用于颅脑退行性变、神经心理性病变的诊断等。

2. 任务态脑功能成像　该种成像方式是让受检者在特定的任务设计下进行成像，通常会告知受检者需要进行的任务配合，为了进一步提高图像的分析结果，常需要进行多期采集，在实际应用中，采集期相通常在几十到几百之间。采集序列也以SS-EPI为主，近年来出现的SMS-EPI也常用于任务态的图像采集，由于该序列具有采集速度快、分辨率高，在任务态脑功能成像中可进一步提高成像结果的准确性。任务态的分析工具与静息态类似，如：基于Matlab的SPM、Rest等，有能力的实验室也可以自己开发软件进行分析。任务态数据的预处理流程与静息态常类似。任务态的分析方法在颅脑退行性变、神经心理性病变的诊断中也具有较多的研究报道。

（二）临床应用

功能成像(fMRI)(图6-23，见文末彩插)的临床研究取得了很大的突破，目前的研究已不仅停留在用fMRI技术来显示神经活动水平上，还将该技术用来准确推断大脑高级功能，这方面已经做了大量的理论与实验的深入研究。其研究领域或方向主要包括：①大脑的高级功能，主要集中进行一些高级思维活动的fMRI研究，如语言、学习、记忆、分析、思考等问题；②高场磁体的应用，提高了磁体的场强，从根本上解决了fMRI低分辨率问题。目前应用最广的还是1.5T和3.0T磁共振成像设备。

fMRI的空间分辨率指能区分空间的位置，主

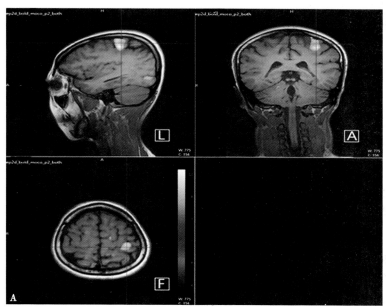

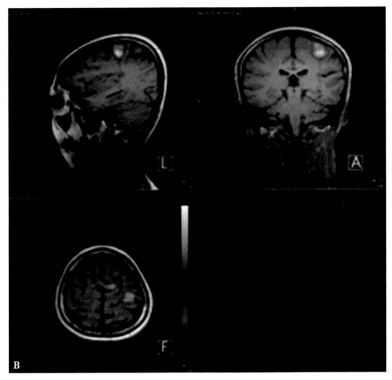

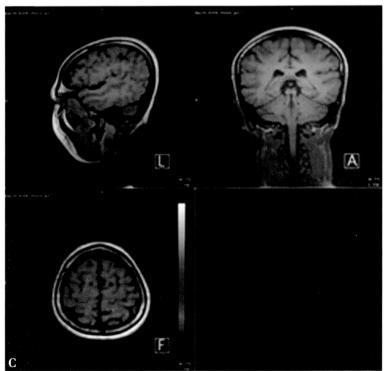

图6-23　上手运动和各手静止时的BOLD图像

A. 双手同时运动做握拳和伸展运动时的图像；B. 右手做握拳和伸展运动，左手保持不动图像；
C. 左手做握拳和伸展运动，右手保持不动图像

要决定体素的大小，如果体素过大，单独研究某一个区域的话，就会丢失信息，造成误差。因此场强越高，空间分辨率越高，可以减小部分容积效应。

然而提高空间分辨率，体素变小，这样就会导致信噪比（SNR）减低，同时也会增加时间。综上所述，结合场强不同，来决定体素大小，满足临床需求。

对 BOLD 功能成像的研究还有很多领域，包括静息态功能磁共振成像、实时脑功能磁共振成像（rtfMRI）、遗传学功能磁共振成像（ofMRI）等等。

此外，除了 BOLD fMRI 是依靠脑部血流动力来推测大脑的活动，还有非 BOLD 脑功能磁共振成像，例如神经电流磁共振成像（ncMRI）、分子功能磁共振成像（molecular fMRI）、洛伦兹效应成像（LEI）、扩散功能磁共振成像（dfMRI）等等。

第五节 磁共振定量成像

一、脂肪相关的 MR 成像技术

脂肪组织在人体中分布广泛，其特点是质子密度较高，T_1 很短，因此在 PDWI 及 T_1W 图像上表现为高信号；就 T_2 值而言，脂肪分子中的氢质子具有 J- 耦联，这种耦联结构可增加磁场的波动，加快质子失相位，因此脂肪组织 T_2 值并不长（1.5T 约为 80ms），在进行 T_2WI 时，由于绝大多数采用 FSE 序列，FSE 连续的 180° 脉冲可打断 J- 耦联，使失相位减慢，延长脂肪组织的 T_2 值，增加其信号强度，因此脂肪组织在 T_2WI 图像上也呈高信号。虽然脂肪组织的这些特性为病变的检出提供了很好的天然对比，但同时也会降低 MR 图像的质量，影响病变的检出：包括高信号的脂肪组织由于运动产生更明显的伪影，水脂肪界面上的化学位移伪影，背景高信号的脂肪组织对图像对比度的影响以及降低增强扫描的效果等。因此通过施加抑制脂肪组织的 MR 技术，可提高图像质量，改善增强扫描效果，同时可帮助临床判断病灶内是否含有成熟脂肪 / 脂质，从而为鉴别诊断提供更多的信息。

目前，MRI 脂肪抑制技术主要基于脂肪和水的化学位移差别以及脂肪相比其他组织纵向弛豫时间（T_1）较短的特点。常规 MRI 时，成像的对象是氢质子，处于不同分子中的氢质子由于所处的电子云环境不同，进动频率也将出现差异，即化学位移现象。在人体组织中，最典型的化学位移现象存在于水分子与脂肪之间，这两种分子中的氢质子进动频率相差约 3.5ppm，在 1.5T 的场强下相差约 220Hz，3T 场强下相差约 440Hz。近年来，随着 MR 软件及硬件的飞速发展，不断涌现了诸多脂肪相关的技术，本文就这些技术的发展及特点进行逐一介绍。

（一）传统脂肪抑制技术

根据脂肪组织的特点，MRI 可采用多种技术进行脂肪抑制。不同场强的 MRI 设备可采用不同的技术，同一场强的设备也可因检查的部位、目的或扫描序列的不同而采用不同的脂肪抑制技术（详见第六章第二节）。

1. 化学位移频率选择饱和技术（chemical shift selective，CHESS） 该技术是最常用的脂肪抑制技术之一，利用脂肪与水的化学位移效应，即脂肪和水分子中氢质子的进动频率存在差别进行脂肪抑制。

2. 短反转时间反转恢复法（short TI inversion recovery，STIR） 该技术是基于脂肪组织短 T_1 特性的脂肪抑制技术，也是目前临床上常用的脂肪抑制技术之一。由于人体组织中脂肪的 T_1 值比较短（1.5T 约为 200～260ms），在 180° 预脉冲后其纵向磁化矢量从反向最大到过零点所需的时间很短，因此如果选择短反转时间 TI 则可有效抑制脂肪组织的信号。

3. 频率选择反转脉冲脂肪抑制技术 是在三维超快速梯度回波成像序列中一种新的脂肪抑制技术。该技术既考虑了脂肪与水分子中氢质子的进动频率差异，又考虑了脂肪组织的短 T_1 值特性。其方法是在真正射频脉冲激发前，先对三维成像容积进行针对脂肪带宽很窄的大于 90° 预脉冲激发，待脂肪组织的 M_0 回到零点时，再施加真正的成像脉冲，脂肪组织的信号就会被抑制。

4. Dixon 技术 该技术是一种水脂分离成像技术，通过对脉冲序列中 TE 的调整，获得水脂同相位图像和水脂反相位图像。Dixon 技术自出现至今成像方法不断改进，由最初的两点法采集发展至三点法、多点法采集。三点法采集时，如果一个像素内水和脂肪的含量相近时，水和脂肪的分离不完全，组织结构交界区域显示模糊，有些结构的 SNR 明显降低。为了弥补三点 Dixon 法的不足，又提出非对称三点法的技术，随着三点法非对称回波技术的出现，高场强磁共振水脂分离的稳定性得到明显提高，目前已成为高场磁共振在脂肪抑制困难的解剖区域的首选方法。

（二）脂肪定量成像技术

脂肪定量技术出现以来，在内脏器官、骨髓、肌肉的脂肪定量检测及体部实质性脏器铁过载等领域都有很好的应用。以 GE 的脂肪定量技术 IDEAL IQ 为例，该技术采用三维快速多回波梯度回波成像序列，利用小翻转角激发，减少 T_1 效应，并通过并行采集技术提高扫描速度，为临床诊断提供重要的信息。水脂分离的精度经常会受到多种因素的影响,包括 T_2^* 衰减以及甘油三酯的多峰模型等等。该技术利用 3D FSPGR 在一个 TR 中用 fly-back 方法采集 6 个梯度回波,同时采用并行采集技术(array spatial sensitivity encoding technique,ASSET)减少成像时间并保证在一个较短屏息时间内(约 20 秒)完成全肝扫描,一次扫描同时产生水像、脂像、同相位、反相位、脂肪百分数图像和 R2* 弛豫图像,实现脂肪分数(fat fraction,FF)及铁含量相关参数 R2* 的定量测量(图 6-24)。为了减小 T_1 效应导致的水脂之间的信号偏差,该技术采用小角度脉冲以确保质子密度的权重。图像重建时采用区域增长算法来避免由于磁场的不均匀性导致的在水脂分离中常见的水脂互溢现象。为了去除由 B_1 场的不均匀性所带来的干扰,脂肪比利用分离出的水像与脂像,通过脂像/(脂像+水像),简单算得。利用"大

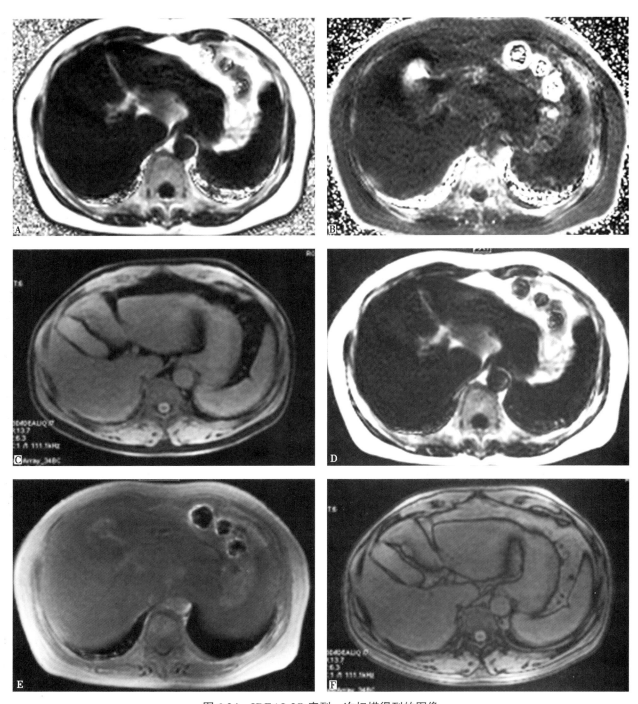

图 6-24 IDEAL IQ 序列一次扫描得到的图像
A. 脂肪分量图像;B. R2* 弛豫率图像;C. 水像;D. 脂像;E. 同相位;F. 反相位

小区分法"，即用水像与脂像中各个像素的大小，计算脂肪比，避免由噪声引起的误差。在此基础上，该技术又校正了诸多干扰脂肪量化的混合因素，如T_2^*衰减、脂肪的多谱峰分布等等。最终，生成了精确的定量图像脂肪比和$R2^*$映射图。

这项技术中有两个关键的技术环节，一是多回波采集，二是利用脂肪多谱峰模型建模进行数据后处理。

1. 多回波技术　MR脂肪定量技术是基于化学位移水脂分离的方法来实现定量分析的。在这个过程中，一个非常重要的干扰因素是T_2^*效应（随着回波时间的增加可导致信号明显衰减），尤其是铁存在的情况下，T_2^*衰减效应会进一步加大，从而导致水脂分离及脂肪分数定量的错误。如果在没有T_2^*影响的情况下，同反相位的水脂信号分别占据了最大值和最小值的位置，可以准确得到脂肪的百分数。而在有T_2^*衰减的影响下，同反相位的水脂信号都发生较大的变化，如果不考虑T_2^*的影响，10%脂肪含量的情况将会被误认为脂肪含量接近于零。因此我们需要对T_2^*效应进行校正。增加信号采集的回波数就是T_2^*效应校正一个很重要的方法，通过该方法可提供更多信号衰减的采样信息。

国外学者前期的研究证实，通过T_2^*校正帮助实现准确的水脂分离至少需要6个回波。2010年Radiology发表的一篇文章中也明确表明，采用了15个回波得到的脂肪定量结果与6个回波没什么差别，采用6个回波就可以同时平衡较短的扫描时间和较高的SNR。在目前的MR平台上，脂肪定量技术通常采用6个回波采集。随着MR技术的不断发展，在新的MR平台上，可提供更多回波数量的选择，以满足临床研究的需要。

2. 脂肪多谱峰模型　为了更加精确地进行水脂分离，传统的单脂肪峰无法满足需要。在脂肪定量技术中，检测的脂肪成分是三甘油脂肪酸酯（简称甘油三酯），其质子谱非常复杂，具有多个H质子基团，每个H质子基团都具有不同的共振频率。在非常高的磁场环境中（>4.7T），采用体外波谱成像（MRS）能检测出脂肪样品中9个不同的脂肪谱峰，除了位于3.5ppm附近的-CO-CH$_2$-CH$_2$-和（CH$_2$）n-外，还包含-CO-CH$_2$-CH$_2$-，-CH$_2$-CH=CH-CH$_2$-，-CH=CH-，-CH-O-CO-，-（CH$_2$）n-CH$_3$，-CH=CH-CH$_2$-CH=CH-和-CH$_2$-O-CO-组成九峰脂肪共振模型。但在目前医用的1.5T和3.0T场强下，在活体内无法完全分辨出这9个谱峰，只能分辨出6个

不同的脂肪峰（共振频率分别为5.3ppm、4.2ppm、2.7ppm、2.1ppm、1.3ppm、0.9ppm），并利用检测出来的谱峰结合甘油三酯的化学结构特点计算脂肪分数（图6-25）。

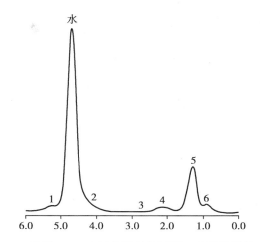

图6-25　采用MRS在活体肝脏检测到6个脂肪谱峰，利用检测出来的谱峰结合甘油三酯的化学结构特点，即可计算脂肪分数

为了解决脂肪谱峰的复杂性的难题，可利用多谱峰模型将采集到的信号数据拟合成数学模型，准确考虑脂肪质子峰的组成并进行定量计算。目前MR基于化学位移的水脂分离定量技术都是采用预校准脂肪多谱峰模型，在这些模型里，脂肪谱峰的相对幅度及化学位移是已知的参数，比如IDEAL IQ技术就是先通过自检校的方式完成对脂肪的六个共振峰的量化，再通过脂肪多谱峰模型进行信号拟合。

不同的脂肪多谱峰模型中，脂肪峰的个数、峰与峰之间的化学位移及谱峰的相对幅度是不同的。目前不同厂家提供的脂肪定量技术采用的是不同个数的脂肪多谱峰模型，GE的IDEAL IQ技术采用的是6峰值模型，也有厂家采用7峰值模型。脂肪定量技术的权威专家Scott Reeder在2016年对脂肪定量技术中采用的脂肪多谱峰模型个数进行了深入的研究，他的研究小组采用了不同的脂肪峰模型，对几种多谱峰模型（1、3、5、6、7、9个脂肪峰）进行脂肪定量，通过比较，最终的结论是：脂肪的多谱峰模型对于组织内脂肪准确定量即质子密度脂肪分数PDFF的计算是很重要的，但是没有其中哪一种模型一定说是最好的。也就是说，采用多谱峰模型是必要的，6峰值模型和7峰值模型得到的结果是没有区别的。

总之，为了去除 T_2^* 的影响因素，脂肪定量技术（如 Ideal-IQ）采用了多回波技术来预测 $R2^*$（$1/T_2^*$）衰减率，并且把这个因素包含在水脂分离的计算之中。采用多回波幅度图计算 $R2^*$ 弛豫率，通过多峰脂肪模型精确模拟甘油三酯的多共振峰，以实现全自动计算 $R2^*$ 图像和 $R2^*$ 校正以后脂肪分数图。

（三）脂肪定量成像技术的临床应用

脂肪定量成像技术不仅能帮助临床医生对某些病变发生发展的机制，以及对病变进展有更深入的认识，同时通过动态观察量化分析的结果，也能对相关疾病治疗药物的开发和疗效评价提供更客观、更科学的依据。该技术临床不仅包括在内脏脂肪测量的应用，比如非酒精性脂肪性肝病（NAFLD）患者肝脏脂肪含量分析，肝移植供体肝脏脂肪变性分析，胰腺脂肪含量分析等；而且还包括在骨骼和肌肉系统疾病中的应用，比如骨质疏松、贫血和恶性肿瘤造成骨髓变化、肌肉脂肪浸润和退变等。

1. 脂肪定量成像技术在内脏脂肪测量中的应用

（1）评价非酒精性脂肪性肝病（NAFLD）患者肝脏脂肪含量：据统计在美国有 5%～15% 非酒精性脂肪肝疾病会发展为肝硬化，4%～5% 的孤立性脂肪变性会演变为肝硬化，20%～50% 的脂肪变性患者会发展为Ⅱ型糖尿病，7% 的非酒精性脂肪肝疾病在 10 年中会发展为肝细胞癌。因此大量的 NAFLD 患者需要对其肝脏脂肪含量进行长期的追踪和观察，肝脏脂肪定量信息可以对上述人群的肝脂肪含量进行重复、准确的定量测量。通常情况下，脂肪含量的正常范围为，脂肪比 <6%（Szczepaniak 等通过利用磁共振波谱对 2349 名脂肪肝患者进行统计，给出脂肪肝的判定标准为 5.56%），T_2^* 的正常范围为，$T_2^* \geqslant 20ms$（图 6-26，见文末彩插）。

（2）评价肝移植供体肝脏脂肪变性程度：由于移植的肝脏脂肪变性会增加供体和受体并发症风险，因此捐赠者肝脏脂肪变性定量评估非常关键。此外，脂肪肝会影响术后受体内肝脏的再生。因此，许多非侵入性的成像模式用于量化脂肪肝。

（3）对胰腺脂肪含量的分析：目前许多学者认为，胰腺弥漫性脂肪浸润多由胰腺脂肪含量增加表现出来，可由年龄、肥胖、糖尿病、胰腺炎、肝病、饮食缺陷、激素治疗等多个因素引起。过度脂肪浸润可导致胰腺细胞失去功能甚至死亡，定量评价早期无症状者胰腺脂肪含量对胰腺及其他系统相关疾病的诊断具有一定价值。

（4）分析鉴别乏脂肪肾血管平滑肌脂肪瘤（RAML）与肾透明细胞癌（RCCC）：乏脂肪 RAML 与 RCCC 的影像学鉴别诊断比较困难，其诊断结果直接关系到临床制定治疗方案。乏脂肪 RAML 为良性肿瘤，仅需随访观察或行保留肾单位术；RCCC 为恶性肿瘤，必须实施手术治疗且多采用肾癌根治术。一般认为病灶内能否观察到脂肪组织对乏脂肪 RAML 与 RCCC 的鉴别具有重要意义。

2. 脂肪定量技术在骨骼及肌肉系统疾病中的应用 脂肪组织在髓腔中占据相当一部分空间，是影响骨髓微环境的重要因素之一。骨髓的各种生理性、病理性变化都与脂肪含量密切相关，应用磁共振骨髓脂肪定量技术监测骨髓脂肪变化，可以对骨髓病变进行诊断或对其功能状态进行评判。IDEAL-IQ 技术得到的精确的脂肪量化数值与 MRS 及病理穿刺结果取得了较高的一致性，在骨髓脂肪含量的测量上也有了初步应用。

（1）骨质疏松：①骨质疏松的诊断及骨折风险的评估：骨质疏松是以骨强度下降、骨折风险性增加为特征的骨骼系统的疾病。骨强度包含骨密度和骨质量两个方面。目前诊断骨质疏松的"金标准"是应用双能 X 线骨密度仪测量股骨及腰椎部位的骨密度（bonemineral density，BMD）。尽管 BMD 是反映骨强度最重要的指标，但是单独应用评价骨质疏松、预测骨折风险的敏感度却不高。有证据表明随年龄增长存在骨量下降和髓腔内脂肪增多现象，被认为可以反映部分骨质量的情况。目前的研究大多支持骨髓脂肪含量（bone marrowfat，BMF）与低骨量相关，并证实存在椎体骨折的患者有较高的 BMF（图 6-27，见文末彩插）；②骨质疏松药物疗效监测及作用机制探究：固醇类药物可以导致骨质疏松，但其机制尚不完全明确。研究发现固醇类药物诱导的骨质疏松早期即存在骨髓脂肪细胞体积增大和血流灌注减低的现象。因此利用磁共振脂肪定量技术可用于监测患者采用唑来膦酸盐治疗骨质疏松的反应。

（2）利用脂肪比定量评估盆腔恶性肿瘤放/化疗后骨髓组成：骨髓由红骨髓和黄骨髓组成，放/化疗后会造成骨髓的损害。采用骨髓抑制剂的化疗以及放射治疗都可减少造血细胞的数目，抑制红

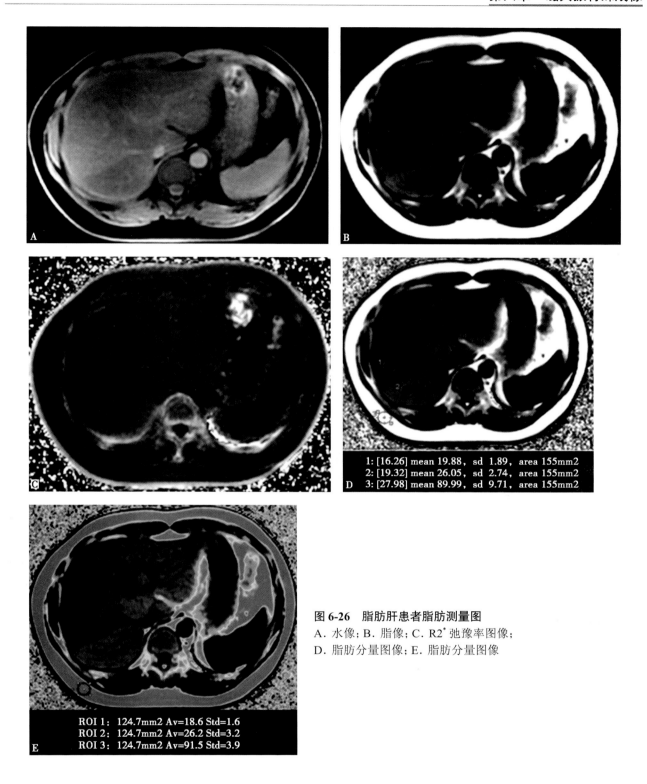

图 6-26　脂肪肝患者脂肪测量图
A. 水像；B. 脂像；C. R2*弛豫率图像；
D. 脂肪分量图像；E. 脂肪分量图像

骨髓的造血功能，并导致骨髓间充质干细胞分化为脂肪，增加黄骨髓（提高脂肪比）。这种骨髓组成变化，需要时间来恢复，常伴随造血能力下降，导致外周血细胞计数减少，并可能导致骨质流失，增加癌症患者骨折风险。因此脂肪定量技术可提供骨髓组成信息，评估盆腔恶性肿瘤放 / 化疗后的骨髓组成，

并对基于骨髓保存的规范的放 / 化疗方案的制定有重要的指导作用（图 6-28）。

（3）在血液系统疾病的应用：①再生障碍性贫血（aplastic anemia，AA）的诊断及评估：AA 是由于各种因素导致骨髓造血功能衰竭，外周血全血细胞减少的一组异质性疾病，骨髓穿刺显示有核细胞增

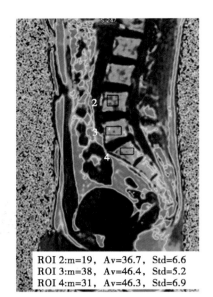

ROI 2:m=19, Av=36.7, Std=6.6
ROI 3:m=38, Av=46.4, Std=5.2
ROI 4:m=31, Av=46.3, Std=6.9

图 6-27 腰椎脂肪分数测量

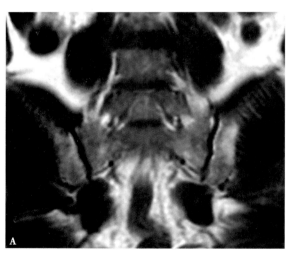

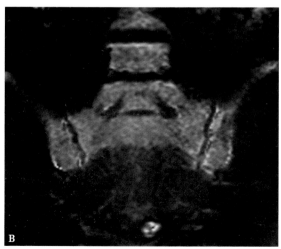

图 6-28 骨盆脂肪测量
A. 骨盆脂肪分数图；B. R2* 图

生降低，脂肪滴增多为其特征。因此磁共振脂肪定量测量技术可作为诊断再生障碍性贫血的辅助检查，结合外周血细胞全血细胞减低和骨髓脂肪比增高，可对 AA 进行诊断；②血液系统恶性肿瘤的评估：血液系统恶性肿瘤包括白血病、淋巴瘤及多发性骨髓瘤等，可出现相应的髓内改变。由于髓内肿瘤细胞的大量浸润会侵占正常脂肪组织占据的空间，从而使脂肪比明显下降，而通过有效地治疗可减少骨髓中浸润的肿瘤组织，提高正常骨髓的含量。利用脂肪定量技术实时监测肿瘤患者骨髓中脂肪含量的恢复情况可帮助临床判断治疗效果及临床转归。

（4）Ⅰ型戈谢病（type Ⅰ Gaucher disease）的药物疗效评估：戈谢病是由于溶酶体内的酸性 β- 葡萄糖苷酶缺乏，葡萄糖脑苷脂贮积在各器官的单核巨噬细胞系统而致病。Ⅰ型戈谢病可出现戈谢细胞向骨髓的浸润，占据骨髓内脂肪空间，使骨髓脂肪含量下降。该病可通过酶学替代疗法得到有效的治疗。利用磁共振脂肪定量技术可较为敏感地评估Ⅰ型戈谢病对酶学替代疗法的治疗反应并预测远期治疗效果。

（5）肩袖损伤后冈上肌脂肪性退变：冈上肌腱撕裂后可以导致不可逆的肌肉组织萎缩和脂肪变性，影响术后运动功能的恢复，并且肌内脂肪变性早于肌肉组织萎缩。外科手术修复应尽可能在肌肉组织出现不可逆损伤之前，脂肪变性累及一半以上肌肉组织是外科手术的禁忌证。磁共振脂肪定量成像技术能实现早期脂肪定量测定和准确评估肩袖损伤后冈上肌内脂肪浸润程度，有助于制定治疗方案和判断预后。

（6）脂肪定量测量肌肉的脂肪浸润：许多慢性疾病状态中都能观察到肌肉的脂肪浸润，包括代谢紊乱（如肥胖、糖尿病、肌少症等）、神经源性紊乱（如慢性去神经支配和肌肉营养不良、服用糖皮质激素导致晚期严重的肌肉及肌腱损伤等）。采用脂肪定量技术评估肌肉脂肪浸润，可作为重要的诊断性方法，为患者制定合理的治疗方案。

二、铁质定量成像技术的临床应用

铁是人体内非常重要的微量元素，对于血红蛋白或肌红蛋白的生成必不可少，其吸收和排泄在人体内维持一个动态平衡的过程。但是体内过度铁的集聚会导致毒性氧自由基的形成，引起细胞损伤。过量的铁进入体内可归因于 3 个主要机制：①增加的肠吸收，如遗传学血色素病；②慢性输血，如骨髓增生异常综合征、贫血、镰状细胞疾病、地中海贫血反复输血后在内分泌腺体、肝、心、肾脏铁沉积；髓性白血病、镰状细胞疾病、重型地中海贫血等血液系统疾病需要常规输血治疗，也导致了含铁血黄素沉着症进而导致铁过载。而肝脏受上述疾病的影响导致铁过载，常常伴随肝炎、肝纤维化甚至发展为肝硬化、肝功能衰竭。心脏、肾脏也常常会受上述疾病的影响，进而发展为器官功能衰竭；③各种慢性肝病，包括慢性病毒性肝炎、酒精性肝病，非酒精性脂肪肝，和迟发性皮肤卟啉病也能导致肝脏铁过载。在慢性肝病，沉积铁可表现为铁蛋白和含铁血黄素的形式，铁过载导致肝损伤，最终发展为肝硬化，肝衰及肝细胞肝癌。因此准确诊断铁过载并早期干预治疗，尤其对因血液系统疾病输血导致的铁过载至关重要。

脂肪定量技术（如 GE IDEAL IQ）可同时得到 $R2^*$ 量化参数，$R2^*$ 值与铁的含量呈正相关，即随着脏器铁含量的大量沉积，导致 $R2^*$ 明显增高，因此可对体内脏器如肝脏、内分泌腺体等的铁含量进行定量测量，有助于明确有无铁过载的存在，同时对这些不同原因导致的铁过载进行治疗的过程中，利用 $R2^*$ 的测量可动态监测减少铁的治疗效果。

第六节　PET-MRI

医学影像发展的必然趋势是图像融合，在经历了十多年的 PET-CT 一体化图像融合的临床实践后，CT 高分辨的解剖图像和精确的定位为 PET 提供了高质量的临床诊断图像。而在此十多年间，作为另一种临床影像最具潜力的 MR 系统，已经从解剖形态学向功能成像方向迈进，并取得了巨大突破。MR 和 PET 是医学影像学必不可少的组成部分，并且都是经临床广泛证实且极具临床诊断价值的影像诊断方法，二者具有极大的互补性。PET，即正电子发射计算机断层显像，是利用放射性标记分子探针在细胞分子水平上进行人体代谢显像的医学影像技术，不仅在葡萄糖代谢，还在酶、受体、蛋白及基因表达水平方面都能极为敏感和准确地探测到人体组织在病变过程中的异常变化。MR，即磁共振成像，在反映解剖形态和生理功能信息方面具有无可比拟的优越性。如果能够将这两种技术在可同步采集数据的系统中融合，则可获得人体有关解剖、功能和代谢方面的全方位信息，对于改进疾病

的诊断和治疗具有重要价值。

PET-MRI 的发展历经了十多年的探索和技术革新，其发展经历了三个阶段（图 6-29）。第一阶段：异室布置，异机融合（MR 和 PET）。由于无法解决 PET 和 MR 设备之间电磁场的干扰和同步采集的技术难关。早在 2000 年人们就尝试用异机图像融合软件将分别放置在不同地方的 MR 和 PET 用 DICOM 图像传输并在融合工作站上进行手动融合，这是 MR-PET 图像融合的最初尝试，而此阶段也只能称之为"MR 和 PET 的异机图像融合"。但由于两次扫描，用两个不同的机器，其空间定位和时间点的不同，对图像融合定位精度造成了很大误差，因此这种异机融合方式并没有在临床得到真正应用。第二阶段：同室布置，轮换扫描（MR+PET）。为了克服异机融合第一阶段空间定位的误差，在对 PET 进行有效磁屏蔽防护后，将 MR 和 PET 放置在同一房间内，两台设备间隔一定的距离，中间用一个公共的扫描床连接，病人需要分别进行 MR 和 PET 的轮换扫描，分别得到 MR 和 PET 的重建图像，然后再进行图像融合。此设计对提高空间定位和图像融合精度有一定的帮助，但仍旧是两个独立的 MR 和 PET 分别放置，没有真正做到同时扫描，

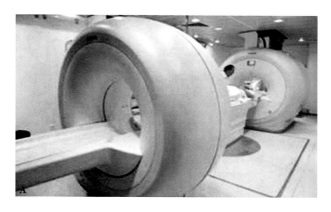

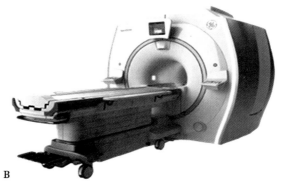

图 6-29　PET-MRI 设备
A. 异机融合，轮换扫描；B. 同机融合，同时扫描

同机融合的终极目标。第三阶段：同时扫描，同机融合。真正的 PET-MRI 一体化设备，克服了以前不同阶段所面临的技术难题，将 PET 探测器植入 MR 梯度线圈和射频线圈之间，实现了 MR 和 PET 的同时采集，同步处理，同机融合的一体化 PET-MRI。在同一个房间内，通过一次扫描得到融合 MR 和 PET 信息的全身成像，对于医学影像学的未来意义非凡。

PET-MRI 与 PET-CT 常规的检查程序一致，分四个流程，包括登记注射、静息等待、上机检查和结果分析。登记注射即登记预约、病史采集和静脉注射 PET 显像剂；静息等待即注射好显像剂需要安静休息，避免运动，否则会影响 PET 显像的效果；上机检查即静息等待 45 分钟后（以注射 FDG 葡萄糖代谢显像剂为例）进行线圈的摆放和病人的定位，完成 PET 和 MR 检查，以及图像后处理；结果分析即医生分析图像，书写诊断报告。

一、PET-MRI 数据采集

MRI 强大的静磁场、梯度场、射频信号均影响光电倍增管的正常工作，干扰 PET 探测器前端的电子线路，因此由于 PET 和 MRI 设备之间的相互干扰，传统 PET 的探测器采用光电倍增管（PMT）是无法在 MR 所产生的强磁场环境下工作的。一体化 PET-MRI 要实现 PET 与 MR 真正的同步扫描对 PET 和 MRI 各自的硬件都有特殊的要求，近年来由于技术的快速发展，出现了 MR 兼容的晶体，开发了适合 PET 的探测器，如采用雪崩二极管（APDs）和固态阵列光电转换器（SiPM）替代传统 PET 中的光电倍增管（PMT），不仅可以有效消除磁场对于 PET 数据采集链的干扰，还可以将整个探测器环嵌入在 MR 磁体腔中。同时为了避免 MR 相关的组件（例如头 / 颈部线圈，射频体线圈和扫描床等）对

PET 探测信号的衰减，所有相关组件都必须采用具有"PET 信号穿透性质"的低衰减材料（图 6-30）。

一体化 PET-MRI 的扫描方式与 PET/CT 有极大的区别。PET/CT 是 CT 和 PET 顺序采集，CT 的扫描速度远快于 PET，CT 全身扫描时间在 1 分钟之内，而 PET 扫描时间约 15 分钟（每个床位需要 1～3 分钟）；一体化 PET/MRI 是 PET 和 MR 同时扫描，PET 的每个床位扫描时间可以设定在 2 分钟，但是 MR 的扫描时间约在 2～6 分钟，跟所选 MR 的序列种类和数目是密切相关的。PET 的 TOF 技术在一体化 PET-MRI 设备同步扫描中也发挥了重要的作用，能够实现在 18 秒内完成一个床位扫描。在进行局部或全身扫描过程，无论是否带有呼吸门控技术，每个床位扫描的时间在 3 分钟左右，能够提高 PET 图像对比度，具有消除"热器官"征象和"正电子穿透效应"伪影的作用。

PET 图像具有两个特点：① 精准定量；② 3D 扫描模式。精准定量要求 MRI 扫描序列优先选择具有精准定量化的扫描序列或技术，比如：3D 准连续式动脉自旋标记技术、精准脂肪定量技术和弥散加权成像（DWI）技术等。PET 的扫描是采用 3D 模式，这也要求 MRI 的 MRAC 图以采集 3D 模式的序列为基础，这样 MR 图像才能实现与 PET 图像最完美的图像配准和融合，而 MR 用于诊断的图像可采用任意序列，包括血管成像序列等。

PET-MRI 的扫描时间由 MR 的序列和种类所决定，选用快速的 MR 序列和更少的 MR 序列，可以完成快速的 PET-MRI 扫描；根据病史需要 MR 局部高清扫描及加扫高级功能成像时，PET-MRI 的扫描时间就会延长，这样也可人为延长 PET 的扫描时间（与 MR 一致），提高 PET 图像信噪比，从而可以使用更少的放射性药物剂量，患者更加安全。

	传统光电培增管（PMT）	雪崩二极管（APD）	固态光电转换器（SiPM）
Profile	100mm	2mm	2mm
MR compatibility	No	Yes	Yes
Detection efficiency（探测效率）	25%	50%	50%
Gain（增益）	10^6	10^2	10^5～10^6
Noise（噪音）	Low	High	Low
Coincidence timing resolution（时间分辨率）	550ps	~2000ps	< 400ps

图 6-30　PMT APDs SiPM 比较

等同容积是指一体化 PET-MRI 的每一个扫描床位中，两个扫描的范围是相同的，在等中心、相同扫描范围内获得相同的扫描容积。所谓同步扫描是在同一扫描床位，PET 和 MR 的一个序列是在同一瞬间完成扫描的。要实现真正同步扫描，不仅在硬件上具有特殊的要求，而且在扫描结束后还需要进行精准的图像后处理，将 PET 扫描数据与每一个序列达到一一对应，这样就实现真正的同步扫描（图 6-31）。

热器官征象（hot organ）和正电子穿透效应（shine-through in PET/MR imaging）均可产生伪影。热器官征是一体化 PET-MRI 特有的伪影征象之一。由于静磁场、梯度场和射频场对 PET 探测器的影响，这三方面的因素共同作用导致在 PET 探测器产生微小干扰信号，尽管这种干扰的信号非常小，但是 PET 所有的探测器接收的这种信号经过滤波反投影（filter back-projection，FBP）后就会在 PET 视野的中心位置产生一个星状伪影，即使采用迭代图像重建方法也是无法消除的，该伪影主要发生在空腔脏器，特别是在磁场中心位置更加明显。正电子穿透效应是由于静磁场产生的，正电子核素（示踪剂或药物）带有正电荷，在磁场中将会运动，这种运动主要沿着磁场的方向进行。目前通过一些先进的技术（如 TOF 技术），能够消除"热器官"征象和"正电子穿透效应"伪影（图 6-32，图 6-33）。

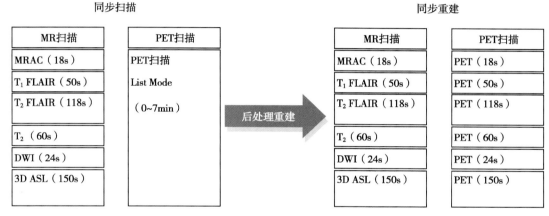

图 6-31 同步扫描与同步重建

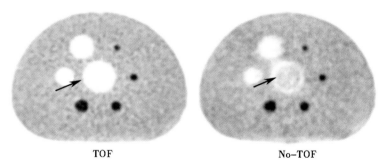

TOF   No-TOF

图 6-32 TOF 技术消除"热器官"征象伪影

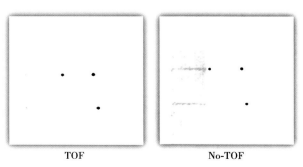

TOF   No-TOF

图 6-33 TOF 技术消除"正电子穿透效应"伪影

在一体化 PET-MRI 设备上，PET 与 MR 通过同一门控信号触发后同步开始进行 PET 和 MR 扫描。门控方法包括呼吸门控或呼吸导航、心电门控和指脉门控三种技术。门控方法是迄今最常用、最方便和效果最好，而且性价比最高的生理性运动伪影校正和进行心脏功能分析的技术。门控方法能够消除伪影，获得非常满意的高质量临床解剖结构图像。但是，门控校正方法的缺点是需要增加一些硬件成本和后处理软件工具。

二、PET-MRI 数据融合

1. 分体设计的 PET-MRI 融合图像技术 分体设计的 PET-MRI 是将现有的 PET 和 MRI 设备串联放在一起，PET/CT 就是这种方法，患者躺在扫描床上，顺序地在两种设备间滑动。图像重建后使用传感器编码的扫描床位置信息，进行采集数据的配准和图像融合。基于物联网基础上的 PET-MRI 融合图像技术是将现有的独立 PET/CT 和 MR 设备通过网络技术连接起来，并对 PET/CT 和 MR 原始图像做进一步图像处理，获得 PET/MR、CT/MR 和 PET/MR 融合图像，以实现提高对疾病诊断的准确性，满足临床医疗、科研和教学的需求。该技术的最大优势在于不影响 PET/CT 和 MR 设备各自功能的前提下，实现 PET/MR 图像融合。这样明显提高 PET/CT 与 MR 设备的经济效益和社会效益。但是缺点是两种设备不能实现真正的同步扫描，不仅增加扫描时间，而且由于患者的生理活动和不同设备之间转运引起的运动，可导致图像配准误差。

2. 一体化 PET-MRI 融合图像技术 PET-MRI 一体化设备，克服了以前不同阶段所面临的技术难题，将 PET 探测器植入 MR 磁体腔内，实现了 MR 和 PET 的同时采集，同步处理，同机融合的一体化 PET-MRI。在同一个房间内，通过一次扫描得到融合 MR 和 PET 信息的全身成像。

一体化 PET-MRI 和基于物联网基础上 PET-MRI 图像融合技术（PET/CT-MR）在结构、成像机制和临床应用既具有相同之处也有一些差异。PET/CT 与 MR 是临床诊疗、科研和教学必备的影像设备，而一体化同步扫描 PET-MRI 设备在脑科学研究，以及胃肠道等运动脏器疾病特殊研究中发挥重要的作用。也有学者认为一体化 PET-MRI 实际是转化医学和精准医学研究锐器。

三、PET-MRI 衰减校正

PET 成像实质是探测正负电子发生湮灭辐射后发射出能量相等（511keV）、方向相反的两个 γ 射线，然后计算出正负电子发生湮灭辐射的位置，也就是正电子核素分布的位置和放射性核素的活度。PET 探测正电子核素在体内组织、细胞分布的方法也被称为符合探测技术（coincidence detection，CD）。根据此原理获得正电子核素标记化合物（示踪剂）在组织细胞的分布，并获得组织细胞功能、代谢、受体分布和活性，以及基因表达的信息。由于 γ 射线从体内穿透组织细胞到体外的过程存在散射和严重的衰减，其散射和衰减的程度与组织密度直接相关，密度越大的组织 γ 射线散射和衰减就越明显。如果要对正电子示踪剂的分布进行精准的定量，就必须对 γ 射线在组织细胞的衰减进行精确的衰减校正。由于 PET 成像的基础是符合探测技术，其 γ 射线衰减比单光子发射型断层仪（SPECT）严重的多。所以，PET 成像过程必须对 PET 图像进行衰减校正。

传统的 PET 设备在其 PET 探测器机架上安装含有正电子核素 ^{68}Ga 放射线源（^{68}Ge-^{68}Ga），该线源在机架能够按照一定的速度匀速旋转，线源中 ^{68}Ga 发生湮灭辐射效应后释放的 γ 射线能够穿透人体组织细胞，从而获得 γ 射线在人体组织细胞衰减图（attenuation coefficient map，μ-Map）。以 γ 射线衰减图作为基础，然后对从人体组织细胞中发射的原始 γ 射线图像进行衰减校正。PET 成像过程对 γ 射线在体内组织细胞衰减校正不但能够提高 PET 图像对比度和分辨率、发现体内深部小的病灶，更重要的是能够实现对 PET 图像进行定量分析。反过来讲，PET 图像要进行定量分析，就必须对 PET 图像进行衰减校正。

1. 从 PET 到 PET/CT 设备中 PET 衰减校正技术发展 传统 PET 采用含有正电子核素线源穿过人体组织细胞来获得人体组织衰减图，然后对 PET 图像进行衰减校正。该方法中穿透人体组织的 γ 射线与从组织中发射出来的 γ 射线能量相同，这样就确保衰减校正的准确性。但是，PET 衰减校正用的线源中的正电子核素存在物理衰变，比如 ^{68}Ge 的半衰期为 270.8 天，经过一个半衰期后就需要更换放射源；线源的放射活性度不可能太高，这样线源转动穿透人体获得满意的图像需要比较长的时间，并且其图像质量远远不如 CT。另外，放射性线源在运输、保存中均给使用者增加了难度，限制了 PET 的普及化使用。为此，一些学者提出采用 X 线 CT 设备替代 PET 机架中的线源，即采用 X 线 CT 图像信息进行校正（CT attenuation correction，CTAC）。虽然用 X 线 CT 图像信息进行 CTAC 存在着一定的问题，但是 X 线 CT 图像具有的简单、方便、图像质量高和容易实现定量化等优势使得 CTAC 技术得到普及化使用。

在 PET/CT 成像过程中从正负电子湮灭辐射发射出的 γ 射线在组织细胞中的衰减导致只要进行 PET 成像就必须进行的 CT 扫描。PET/CT 中 CTAC 的优势和固有缺陷也是明显的，这就要求 PET/CT 设备中的 CT 进行扫描时一般需要尽可能低的 X 线剂量，以降低对人体组织细胞电离辐射的损伤。

2. 从 PET/CT 到 PET/MR 设备中 PET 衰减校正技术存在的挑战　采用 MRI 信号信息对 PET 成像过程中 γ 射线在组织细胞中的衰减进行衰减校正（MRAC）克服了 X 线在组织细胞中的电离辐射作用，能够提供高分辨率软组织结构用于诊断和对疗效的评估，并且能够准确获得组织水、脂肪（甘油三酯）信息用于诊断和 PET 图像衰减校正。因此，用 MRI 信号信息对 PET 图像进行衰减校正具有很多的优势。采用 MRI 图像信息对 PET 图像进行衰减校正首先需要对 MRI 不同组织细胞的信号信息进行精确的分割（segmentation）达到对组织进行分类（classification）的目的，然后对不同种类的组织采用不同的衰减系数进行衰减校正。

目前，采用 MRI 图像信息对 PET 图像进行衰减校正的方法可大致分成三种类型：基于 MRI 信号的组织分类方法（segmentation-based methods）、基于 MRI 信号组织分类结合图谱（集）的方法（atlas-based methods）和 MRI 组织分类结合 TOF PET 图像技术的方法。

（1）基于 MRI 信号的组织分类方法：是基于原始的 MRI 信号信息对组织进行分类的方法。从

MRI 信号来看可以采用 T_1、T_2 和质子加权信号，也可以将 T_1 与 T_2 信号结合起来。组织 MRI 信息与 CT 信息具有本质的不同，用常规的 MRI 序列无法直接获得组织密度信息，对 MRI T_1 加权图像进行组织分类的精确度影响 MRAC 的准确性。采用 T_2 超短回波时间（ultrashort echo time，UTE）获得 T_2 图像需要双回波或多回波，然后通过计算获得骨骼结构。这样明显提高头颅 PET 图像衰减校正的准确性。采用 UTE 结合 Dixon 水、脂同反相位（phase in/phase out）信号对组织进行分类，这样将组织分类从原来的 3 种提高到 4 种类型。结果表明 UTE 结合 Dixon 的分类方法明显优于单独的 T_1 加权信号方法。但是采用 UTE 获得骨骼结构，Dixon 序列获得水、脂肪的信号，这样会造成扫描时间延长，增加了临床操作的复杂性。

基础和临床研究结果表明无论是双回波还是多回波的 UTE 都并不能精准的获得骨骼皮质结构，而在骨骼组织中衰减最明显的是骨皮质结构。ZTE 是通过获得接近零回波时间的质子加权图像信息，ZTE 序列中回波时间一般小于 10μs，而 UTE 序列能够获得的最小回波时间也在 75μs。这就是 UTE 不能获得骨皮质结构的原因。依据 MRI 信号信息对人体组织进行分类后，然后将分类的组织按照 511keV 能量 γ 射线的衰减系数进行校正。由于头颅骨骼结构的特殊性，头颈部一体化 PET/MR 图像 MRAC 采用 ZTE 技术进行衰减校正方法已经被广泛应用（图 6-34）。

（2）组织分割结合图谱的方法：图谱方法是将从一定临床受检者中获得 MRI 图像进行统计，获得平均分布的图像信息。以此平均分布的图像作为图谱模板，与具体患者的 MRI 图像进行配准，然后帮助进行组织分割。这样可以帮助找到人体轮廓、胸腹部解剖结构，达到提高组织分割精度的目的。将 MRI 信息结合解剖结构图谱能够明显提高对组织分割的精度，实际应用中常常将图谱方法与模拟识

	UTE	ZTE
采集模式	2D	3D
回波	双回波/多回波	单回波
回波时间	75μs/1.8ms	0~100ps
图像	骨小梁	骨皮质
扫描时间	3.5~6min	<1min

图 6-34　UTE 与 ZTE 技术进行衰减校正方法比较

别技术相结合以提高对组织分类的精确度。

（3）MRI 组织分割结合 TOF PET 图像方法：如果将 PET 的 TOF 图像与 MRI 图像信息结合就能够获得预期精准度的衰减校正图像，降低胸部、腹部 PET 图像的伪影。PET 的 TOF 技术能够提高图像对比度、降低伪影（特别是体内异物造成的伪影），并提高图像分辨率。另外，TOF 图像能够提供准确的人体轮廓，以弥补 MRI 图像的缺陷。最新研究结果表明 PET 的 TOF 技术还能够消除"热器官"征象和"穿透效应"引起的伪影，这些明显提高了原始未进行 MRAC 前 PET 图像的真实性，从根本上提高了 MRAC 和 PET 图像的准确性。

3. 一体化 PET-MRI 衰减校正技术原理和方法

一体化 PET-MRI 衰减校正是指采用 MR 信息对 PET 成像过程 γ 射线的衰减进行校正。一般是采用 MR 的扫描获得组织的水、脂肪、软组织、气体和骨骼的信息后，产生衰减系数图像（μ-map），然后对 PET 图像进行校正（图 6-35）。

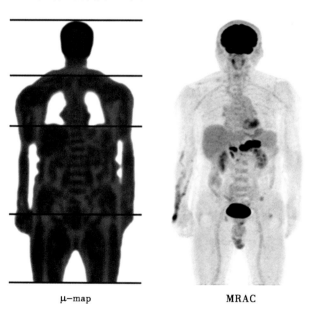

μ-map　　　　　　　　MRAC

图 6-35　μ-map 图和 MRAC 图

一体化 PET-MRI 与传统 PET/CT 最大的区别在于，前者是采用 MRAC 技术，特别是采用 MRI（ZTE）能够获得骨骼解剖结构（骨皮质），明显提高了 MRAC 精准度。使用 PET 的 TOF 技术后明显提高扫描速度、降低了注射剂量。尤其是 PET 与 MR 能够真正实现同步扫描，以实现同时获得高质量的

PET 和 MR 的图像。而且用 ZTE 序列进行 PET 衰减校正实现真正的 PET 精准定量化，并且确保 PET 和 MRI 达到真正同步扫描。

一体化 PET-MRI 采用将 TOF 与 ZTE 结合的技术对 PET 图像进行 MRAC 后，推动 TOF-PET/MR 从半定量进入精准定量化、从简单定性诊断推向具有精准定量化诊断的新阶段，提高了病灶诊断的准确性。对于胸部、腹部运动脏器，PET/CT 图像常常发现有 PET 与 CT 图像错误的问题，而 PET-MRI 同步扫描就有望彻底克服 PET/CT 在运动脏器成像中存在的固有缺陷，扩大其临床应用，提高 SUV 值在运动脏器和骨骼系统病灶的准确性和精确性（图 6-36）。

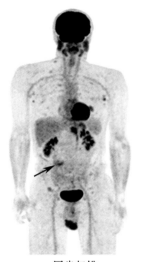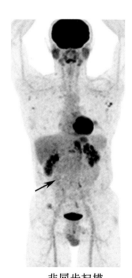

同步扫描　　　　　　　　非同步扫描
PET/MR　　　　　　　　PET/CT-MR

图 6-36　PET 与 MR 同步扫描消除运动伪影（左图），PET/CT 与 MR 不同步扫描产生运动伪影（右图）

PET 图像衰减校正技术从传统 PET 到 PET/CT，采用 CT 图像信息对 PET 图像进行校正（CTAC）明显提高了 PET 图像质量、缩短了 PET 成像时间，推动 PET 进入常规的临床应用。但是，PET/CT 中的 PET 和 CT 是序列化扫描，并且 CT 的软组织分辨率较低使其在神经系统临床应用受到限制。一体化 PET-MRI 设备中，不但提高了 PET 图像质量，确保 PET 和 MRI 实现同步扫描，更重要的是将 PET 的 TOF 技术与 MRI 的 ZTE 技术相结合实现 MRAC 的精准定量化，推动 PET-MRI 从定性阶段进入精准定量化的阶段。

第七章

磁共振检查技术的临床应用

第一节 磁共振检查前注意事项

一、磁共振检查适应证

MRI 适用于人体多种疾病的诊断：包括肿瘤性、感染性、寄生虫性、血管性、代谢性、中毒性、先天性、外伤性等疾病。

MRI 检查可适用于人体的任何部位：包括颅脑、耳、鼻、咽、喉、颈部、心脏、肺、纵隔、乳腺、肝、胆、胰、脾、胃肠道、肾及肾上腺、膀胱、前列腺、子宫及附件、四肢骨关节及软组织、脊柱、脊髓、外周血管及神经等。

MRI 在中枢神经系统颅脑的应用最具优势。对于肿瘤、感染、血管性病变、脑梗死、脑白质病变、先天性颅脑发育异常、脑积水、脑萎缩、退行性病变、脑室系统及蛛网膜下腔病变、出血性病变等均优于 CT。MRI 具有不产生骨伪影的优点，对后颅凹及颅颈交界区病变的诊断具有独特的优势。目前，MRI 在中枢神经系统的应用，已扩展到分子水平。

MRI 在脊柱及脊髓的应用也具有很强的优势，如：脊膜膨出和脊髓脊膜膨出、脊髓创伤、硬膜外脓肿和硬膜下脓肿、椎管内血管畸形、脊髓空洞症、脊髓萎缩、椎间盘突出、椎管狭窄等。

MRI 具有软组织分辨力高的特点及血管流空效应，可清晰显示咽、喉、甲状腺、颈部淋巴结、血管及颈部肌肉，对颈部病变诊断具有重要价值。可对鼻咽及颈部的良恶性肿瘤进行准确的诊断和鉴别诊断。

纵隔内血管的流空效应及纵隔内脂肪的高信号特点，形成了纵隔 MRI 图像的良好对比。MRI 对纵隔及肺门淋巴结肿大，占位性病变的诊断具有很高的价值。但是，肺的 MR 成像质量相对较差，如对肺部钙化及小病灶的检出常不如 CT，这与 MRI 成像原理有关。根据 MRI 成像原理，MRI 信号强度与质子含量有关，肺为含气器官，相等体积 MRI 成像肺组织质子含量较少，信号弱，同时伴有呼吸运动伪影的影响，因此，肺的 MRI 成像质量相对 CT 欠佳。

心脏具有周期性搏动，为了减少其运动伪影影响，可运用心电门控触发技术进行 MRI 成像。MRI 可对心肌、心腔、心包病变、某些先天性心脏病作出准确诊断，并可对心脏功能作定量分析。MRI 亦可直观地显示主动脉瘤、主动脉夹层等大血管病变。

MRI 多参数技术及快速和超快速序列在肝脏病变的鉴别诊断中具有重要价值，对典型病例不需用对比剂即可通过 T_1 加权像和 T_2 加权像直接鉴别肝脏良、恶性病变。在肝脏方面，MRI 可用于肝脏的原发性或转移性肿瘤以及肝海绵状血管瘤、肝寄生虫病、弥漫性肝病、肝先天性发育异常、肝脓肿、肝局限性结节增生和肝炎性假瘤等。磁共振胰胆管造影（MR cholangio pancreatography；MRCP）应用 MRI 水成像技术，不需用对比剂即可获得造影效果，对胆囊、胆道及胰腺疾病的诊断有很大的价值。如：胆道梗阻，MRCP 可有助于明确梗阻的部位。

肾与其周围脂肪囊在 MR 图像上形成鲜明的对比，肾实质与肾盂内尿液形成良好对比。MRI 对肾脏疾病的诊断具有重要价值，MRI 可直接显示尿路造影图像（MR urography，MRU），对诊断输尿管狭窄、梗阻具有重要价值。MRI 可用于显示肾区肿块、肾脏感染性病变（肾结核、肾周脓肿等）、肾脏外伤、肾脏实质性病变、肾移植术前供体肾血管评估、肾移植及肾脏手术后随访、肾脏先天性畸形等。另外，在肾上腺相关疾病中，MRI 可用于诊断功能性肾上腺病变（原发性醛固酮增多症、嗜铬细胞瘤、皮质醇增多症等）及无功能性肾上腺病变（无功能性腺瘤、转移瘤、囊肿、肾上腺结核等）。

由于胰腺周围脂肪衬托，MRI 可显示出胰腺及胰腺导管，MRCP 对胰腺疾病亦有一定的帮助，在对胰腺病变的诊断中 CT 与 MRI 两者具有互补性。

MRI 多方位、大视野成像可清晰地显示盆腔的解剖结构。尤其对女性盆腔疾病具有重要诊断价值，对盆腔内血管及淋巴结的鉴别较容易，是盆腔肿瘤、炎症、子宫内膜异位症、转移癌等病变的最佳影像学检查手段。

对四肢骨髓炎、软组织内肿瘤及血管畸形有良好的显示效果。MRI 可清晰显示软骨、关节囊、关节液及关节韧带，对关节软骨损伤、半月板损伤、关节积液等病变的诊断具有其他影像学检查无法比拟的价值。在关节软骨的变性与坏死诊断中，早于其他影像学方法。另外，MRI 还可用于骨关节肿瘤与肿瘤样病变、骨髓病变、骨关节的类风湿关节炎、肌肉软组织肿瘤等的诊断。

MRI 利用特殊的成像技术和序列，能简便、无创地实施 MR 血管造影和 MR 水成像。

二、磁共振检查禁忌证

MRI 是利用磁场与特定原子核的磁共振作用所产生信号来成像的，MRI 系统的强磁场和射频场有可能使心脏起搏器失灵，也容易使各种体内金属性植入物移位，在激励电磁波作用下，体内的金属还会因发热而对受检者造成伤害。因此，MRI 检查具有绝对和相对禁忌证。

1. 绝对禁忌证　指受检者进入磁孔后，会导致生命危险或伤害的情况。例如下列情况一般不宜行 MR 检查：

（1）体内装有心脏起搏器者，除外起搏器为新型的 MRI 兼容性产品。

（2）体内植入电子耳蜗、磁性金属药物灌注泵、神经刺激器等电子装置者。

（3）妊娠三个月内的受孕初期者。

（4）眼眶内磁性金属异物。

2. 相对禁忌证　指受检者进入磁孔后，可能导致潜在伤害的情况。例如下列情况，应在做好风险评估、成像效果预估的前提下，权衡病情与检查的利弊关系后，慎重考虑检查：

（1）体内有弱磁性植入物者，如心脏金属瓣膜、血管金属支架、血管夹、螺旋圈、滤器、封堵物等，如病情需要，一般建议术后 6~8 周再检查，并且最好在 1.5T 以下场强设备进行。

（2）体内有骨关节固定钢钉、骨螺丝、固定义齿、避孕环等，一般不会造成严重的人身伤害，主要以产生的金属伪影是否影响检查目标的观察而考虑是否适宜检查。

（3）体内有金属弹片、金属人工关节、假肢、假体、固定钢板等，应视金属植入物距扫描区域（磁场中心）的距离情况，以确保人身安全为首要考虑因素，慎重选择检查，而且建议在 1.5T 以下场强设备进行。

（4）危重患者或可短时去除生命监护设备（磁性金属类、电子类）的危重患者。

（5）癫痫患者（应在充分控制症状的前提下进行磁共振检查）。

（6）高热患者。

（7）妊娠三个月以上的妇女。

（8）幽闭恐惧症患者，如必须进行 MR 检查，应在给予适量镇静剂后进行。

（9）不合作患者，如：小儿，应在给予适量镇静剂后进行。

投射或导弹效应：是指铁磁性物体靠近磁体时，因受磁场吸引而获得很快的速度向磁体方向飞行。这类铁磁性物体进入磁体间内，可对受检者和工作人员造成灾难性甚至致命性伤害。因此，应禁止将磁性氧气活塞、推车、担架、剪刀、镊子等非 MRI 兼容性急救设备、监护仪器、呼吸器以及钥匙、硬币、发夹、手机、手表等金属物体带入扫描室内。

对 MRI 检查的安全性，操作者一定要重视。检查前必须详细询问，弄清楚是否在禁忌范围，严禁将磁性金属物品带入扫描室，以确保人身安全及图像质量。

三、磁共振检查前准备

由于 MRI 设备的特殊性，因此 MRI 检查需做相应的检查前工作：

1. 检查前，认真核对 MRI 检查申请单，确认是否患者本人，了解病史，明确检查目的和要求。对检查目的、要求不清的申请单，应与临床申请医师核准确认。

2. 确认受检者没有禁忌证，并嘱受检者认真阅读检查注意事项，按要求准备。凡体内装有磁性金属植入物者,应严禁 MRI 检查。

3. 进入扫描室前,嘱受检者及陪同家属除去随身携带的任何金属物品(如手机、手表、刀具、硬币、钥匙、发夹、别针、磁卡、推床、轮椅等)并妥善保管,严禁带入检查室。

4. 给受检者讲述检查过程,消除恐惧心理,争取检查时的合作。告知受检者所需检查时间、扫描时机器会发出较大噪声;嘱受检者在扫描过程中不要随意运动;按检查部位要求,训练受检者呼吸、闭气;告知受检者若有不适,可通过配备的通讯工具(如报警器)与扫描室外工作人员联系。

5. 婴幼儿、烦躁不安及幽闭恐惧症受检者,应给适量的镇静剂或麻醉药物(由麻醉师用药并陪同),以提高检查成功率。

6. 急危重受检者,必须做 MRI 检查时,应由临床医师陪同观察,所有抢救器械、药品必须在扫描室外就近备齐,受检者发生紧急情况时,应迅速移至扫描室外抢救。同时,在检查过程中,应配备使用相应的监护设施,如磁共振兼容的监护仪等。

第二节　中枢神经系统磁共振检查

一、颅脑磁共振常规检查

(一)适应证:

1. 脑血管性疾病　如:脑梗死、脑出血、脑血管畸形等。

2. 颅内占位性病变　如:脑良恶性肿瘤、脑囊肿、脑囊虫病等。

3. 颅内感染与炎症　如:脑膜炎、脑炎、脑膜脑炎等。

4. 脑部退行性病变　如:阿尔茨海默病(Alzheimer disease,AD),帕金森病(Parkinson disease,PD)等。

5. 颅脑先天性发育异常、脑积水、脑萎缩。

6. 脑白质病变　如:脑白质脱髓鞘病变等。

7. 颅脑外伤　尤适用于 CT 检查阴性者。

8. 颅骨骨源性疾病。

(二)检查技术

1. 线圈　头单通道线圈、头多通道线圈、头正交线圈、头相控阵线圈以及头颈联合线圈等均适用。若特殊情况下,也可使用其他线圈代替,如腹部线圈等(图 7-1)。

2. 体位　仰卧,头先进,头部置于线圈内,眉间线对线圈中心,定位线对线圈中心标线及眉间线。锁定定位线,将定位中心送至磁体扫描中心。MRI 对体位摆置的要求,一般较宽松,以舒适为主,以便适应较长时间的检查。如某些仰卧不能的患者,也可采用侧卧位或俯卧位进行头部常规磁共振扫描。

3. 成像方位、序列及参数

(1)成像方位:首先采用 3-plan 快速定位成像序列同时扫出横、矢、冠状三平面定位像,再在三平面定位像上设置不同方位的成像。

1)横断面成像(图 7-2):①在矢状面定位像上设置横断面的扫描层面,可使横断面扫描层面平行于前 - 后联合连线;②在冠状面定位像上设置横断面,扫描层面可平行于两侧颞叶底部连线;③在横断面定位像上调正视野,使头部横断图像位于 FOV 正中,且不旋转倾斜。横断面成像范围下至枕骨大孔,上至颅顶。若有需要,可在扫描层面范围上、下方设置预饱和带,消除血流搏动伪影。

2)矢状面成像(图 7-3):①在横断面图像上设置矢状面成像,需使成像层面与大脑正中矢状裂平行;②在冠状位定位像上与大脑正中矢状裂、脑干及延髓平行;③在矢状位定位像上调整视野范围。矢状面成像范围视病情包含病灶或全脑。

3)冠状面成像:在横断面图像上设置冠状面成像,使成像层面与大脑正中矢状裂垂直,在矢状位像上使冠状成像层面与脑干大致平行(要求较宽松),在冠状位定位像上调整视野。冠状面成像范围视病情包含病灶或全脑。若遇特殊病变,也可根据解剖部位及病情适当调整冠状面的倾斜角度,如怀疑海马病变时,可垂直海马长轴行斜冠状扫描(图 7-4)。

(2)成像序列:常规序列组合一般选择横断面(Tra)T_1WI、T_2WI、T_2-FLAIR,矢状面(Sag)T_2WI 或 T_1WI 或冠状面(Cor)T_1WI。必要时加作 T_2^*WI、SWI、DWI 序列扫描及脂肪抑制技术。

T_2WI 及 T_1WI 为首选序列,T_2-FLAIR 序列为抑制自由水信号的 T_2 加权序列。相较于 T_2WI,T_2-FLAIR 对某些病灶更敏感,如脑白质脱髓鞘病变(图 7-5)、多发性硬化等。因此,常规应用此三个序列作颅脑成像的基本序列。

相较于 T_2 FSE 序列,T_2^*WI 由于缺乏 180° 重聚脉冲,对磁场不均匀性更敏感,因此,更易检测出急性脑出血、铁质沉积等病症(图 7-6)。

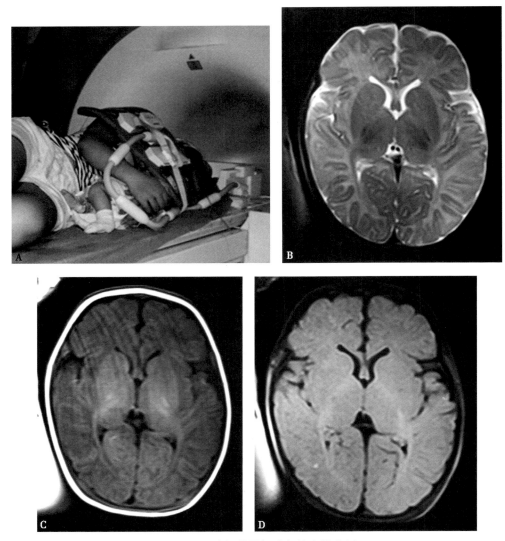

图 7-1　用腹部线圈行头部检查的病例

患儿，女，1 个月，临床怀疑颅内缺氧行头部检查。该患儿易惊醒，多次尝试将其放入磁共振线圈内，均以失败告终。最后，让其躺在母亲怀里，用腹部线圈进行扫描获得成功。A. 患儿的体位摆放图；B. 患儿的 T$_2$WI；C. 患儿的 T$_1$WI；D. 患儿的 T$_2$FLAIR

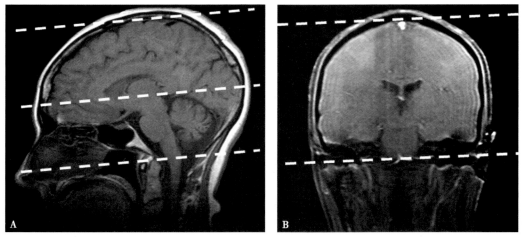

图 7-2　头部横断面定位线的设置

A. 头部横断面在矢状定位像上的设置；B. 头部横断面在冠状定位像上的设置

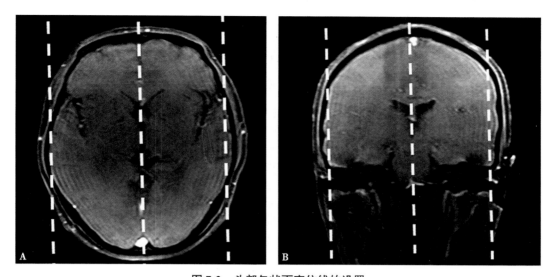

图 7-3　头部矢状面定位线的设置
A. 头部矢状面在横断面定位像上的设置；B. 头部矢状面在冠状定位像上的设置

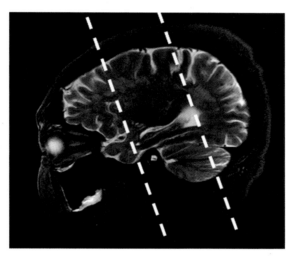

图 7-4　海马病变的斜冠状定位线的设置

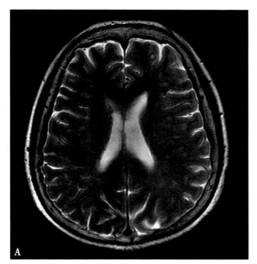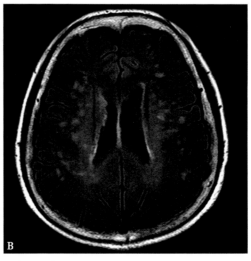

图 7-5　脑白质脱髓鞘病变
A. T_2WI；B. T_2-FLAI

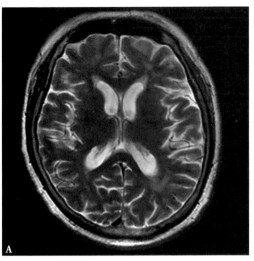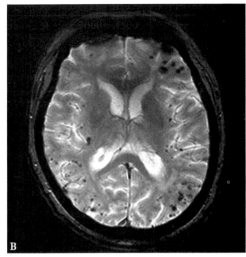

图 7-6 颅内散在微小出血灶的磁共振表现

A. T_2WI；B. T_2^*WI。相较于 T_2WI，T_2^*WI 上可见更多的细小低信号区域，提示颅内散在微出血

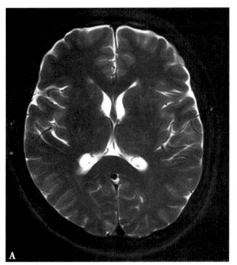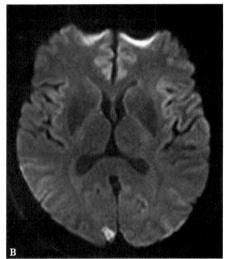

图 7-7 急性脑梗死的磁共振表现

A. T_2WI；B. DWI

相较于 T_2 FSE 序列，T_2-FLAIR 及 DWI 序列对脑梗死较敏感（图 7-7），尤其 DWI 对早期脑梗死最敏感。

若病变在 T_1WI 及 T_2WI 序列均显示为高信号时，可采用脂肪抑制技术，以鉴别高信号病灶成分是否为脂肪。

（3）参数：因场强、机型等而有所不同。基本参数可参考表 7-1。

4. 增强扫描 常用对比剂 Gd-DTPA，常规剂量为 0.1mmol/kg 体重，以 0.5～1ml/s 速度静脉注射后，作横、矢、冠状面 T_1WI 成像。由于 T_1WI 像上脂肪及 Gd-DTPA 增强区域均为高信号，为增加强化后的病变与背景组织间的对比差异，增强后的

表 7-1 常规头部 MRI 扫描基本参数

基本序列	视野（mm²）	层厚（mm）	间隔（%）	矩阵（≥）	TR（ms）	TE（ms）	相位编码方向
横断 T_2WI	24×20	5～6	10～20	384×224	3000～4500	80～120	左右
横断 $T_1WI^\triangle$	24×20	5～6	10～20	320×192	400～700	5～30	左右
横断 T_2-FLAIR	24×20	5～6	10～20	320×192	6000～10 000	80～120	左右
矢状 T_2WI	24×24	5～6	10～20	384×224	3000～4500	80～120	前后

$\triangle$：若扫描仪 $B_0 \leqslant 1.5T$，T_1WI 可选用 SE 序列。若 $B_0=3.0T$ 时，则可采用 T_1-FLAIR 序列，参数为：TR=1000～2000ms，TI=700～1000ms，TE=5～30ms

T_1WI 可采用脂肪抑制（图7-8）或者磁化传递技术。另外，增强后的扫描层面应保持与平扫一致。

磁共振造影剂的使用有如下优势：①注射造影剂后，可增加病灶与背景组织的对比（图7-8），有利于病灶检出，特别是提高小病灶的检出率；②有助于了解病灶血供特征，有利于定性诊断及鉴别诊断，尤其是怀疑炎症、寄生虫感染及肿瘤等疾病时宜常规选择做增强MRI扫描。

针对多数颅内病灶而言，其最佳强化时间在注射造影剂后5～10分钟（图7-9）。而Gd-DTPA为顺磁性造影剂，主要影响的是 T_1 弛豫，对 T_1WI 改变大，而 T_2WI 基本不受顺磁性造影剂影响。因此，为节约检查时间，可在扫描 T_2WI-TSE前注射顺磁性造影剂，待扫描完 T_2WI 后再扫描增强 T_1WI。另外，由于3D序列的空间分辨率较2D好，有利于小病灶的检出，增强扫描最好选择3D扫描进行冠矢横断位重建。

5. 图像后处理 颅脑常规MRI一般不需要特殊后处理。

6. 图像优化技巧

（1）颅脑MRI常规扫描方案以横轴位 T_2WI、T_1WI、T_2-FLAIR，及矢状面 T_2WI 或 T_1WI 或冠状面（Cor）T_1WI 组合为主。必要时可根据病情及病变需要，加做相应的优势序列。

（2）扫描参数应与序列对应，在不同的机器上扫描参数可有少许差异。

（3）相位编码方向：由于相位编码方向与图像重建K空间填充有关。对于常规的快速自旋回波序列（FSE）而言，相位编码方向上的矩阵与扫描时

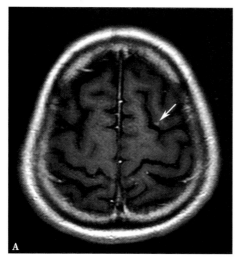
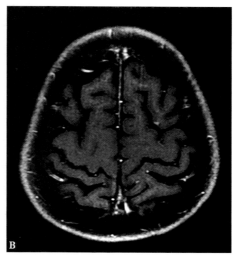

图7-8 肺癌脑转移瘤（箭头）T_1WI+C 脂肪抑制与否的比较
A. T_1WI+C 不加脂肪抑制；B. T_1WI+C+ 脂肪抑制

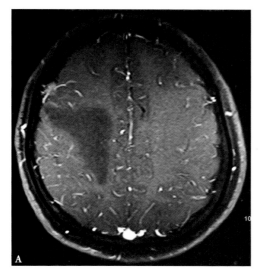
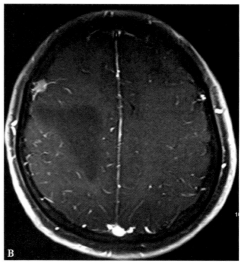

图7-9 颅内转移瘤增强 T_1WI
A. 注射造影剂后3分钟采集得到的 T_1WI；B. 注射造影剂后9分钟得到的 T_1WI

间呈正比关系。因此，设置原则为将相位编码方向尽量放置在解剖部位的短轴上，以节省扫描时间。例如横断面成像颅脑左右径短于前后径，相位编码方向取左右向可以节省 K 空间填充时间，从而节省扫描时间，同时可避免眼球运动伪影前后方向叠加于脑区。但需要注意的是血管搏动伪影、运动伪影通常也会沿相位编码方向排列，因此要注意避免这些伪影对病变的干扰。若相位编码方向在解剖部位的短轴上恰好会因为血管搏动等伪影影响对病变的显示，则以清晰显示病变为准来选择相位编码方向。

（4）增强扫描序列为 T_1WI，施加脂肪抑制技术可提高增强组织与背景组织的对比度，并可鉴别脂肪信号。

二、鞍区磁共振检查

（一）适应证

1. 鞍区肿瘤　如：垂体微腺瘤和垂体腺瘤；
2. 鞍区感染性疾病；
3. 鞍区血管性病变；
4. 鞍区骨源性疾病；
5. 鞍区先天性发育异常；
6. 外伤累及鞍区等。

（二）检查技术

1. 线圈　同颅脑 MRI。
2. 体位　同颅脑 MRI。
3. 成像方位、序列及参数

（1）成像方位：鞍区 MRI 常规采用高分辨、薄层 Sag-T_1WI、Cor-T_1WI、Cor-T_2WI 扫描。矢状面（图 7-10）、冠状面（图 7-11）层面分别平行并经过垂体柄长轴。

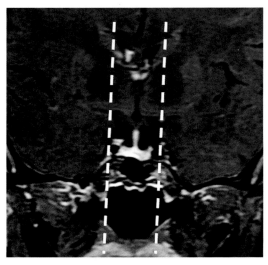

图 7-10　鞍区 MRI 矢状面扫描定位像

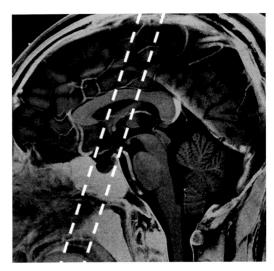

图 7-11　鞍区 MRI 冠状面扫描定位像

（2）序列：以矢状面 T_1WI、冠状面 T_1WI 及 T_2WI 为主。如需鉴别鞍区病变的出血或脂肪成分，则需加做 T_1WI-FS 序列。垂体微腺瘤病变可行动态增强扫描。

（3）参数：小视野及薄层扫描。因设备场强、机型不同，具体参数参考如下：FOV 160～200mm，相位编码方向抗卷褶，以消除小 FOV 产生的卷褶伪影。层厚 2～3mm（微腺瘤 2mm），层间隔为 0 或为层厚的 10%～20%，矩阵 128～256×256～448。T_2WI 序列：TR=2000～4000ms，TE=90～120ms，重聚脉冲激励角度：150°～160°，激励次数 1～2。T_1WI 序列：TR=300～700ms，TE=10～30ms，激励次数 2～4，T_1WI 动态扫描序列：TR=300～400ms，TE=5～10ms，激励次数：1～2，层数：3～7。

4. 图像后处理

（1）对动态增强扫描所获原始图像，可进行 T_1 灌注时间 - 信号强度曲线分析。

（2）胶片打印时，可针对垂体局部放大显示。

5. 图像优化技巧

（1）薄层、高分辨率扫描。

（2）垂体动态增强扫描：垂体微腺瘤以及小于 1cm 的垂体瘤常需作动态增强扫描，即多时相采集，冠状面或矢状面 T_1WI-FS 序列快速动态连续成像 4～10 次时相不等，单次采集时间 30 秒以内，因设备性能不同而异，在保证图像信噪比前提下时间越短，时间分辨率越高，动态效应越好，第一时相采集后，立即静脉快速团注 GD-DTPA 对比剂，注射速率 2～3ml/s，连续采集全部时相（图 7-12）。

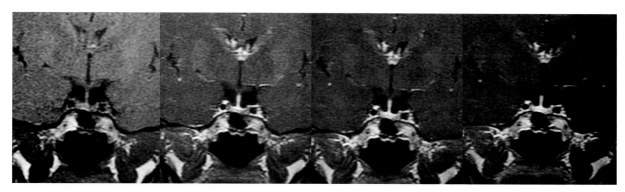

图 7-12　鞍区 MRI 动态扫描

（3）鞍区普通增强扫描：垂体大于 1cm 以上的病变或鞍区病变可做普通增强扫描，采用 Sag-T$_1$WI 和 Cor-T$_1$WI 加脂肪抑制，与平扫同层面，必要时作横断面扫描。

（4）由于垂体位于颅底，紧邻筛窦等含气腔隙，因此在怀疑垂体微腺瘤时，应尽量避免使用梯度回波进行采集，也不能为节省时间而使用三维序列进行重建冠矢状图像。而应采用 2D 快速自旋回波分别行冠状和矢状扫描（图 7-13）。

三、颅神经磁共振检查

（一）适应证

1．各类颅神经病变引起的疾病　如：视神经病变引起的视神经萎缩、视力障碍及视野缺损；动眼神经病变引起的眼肌瘫痪、复视、斜视等；三叉神经病变引起的面部感觉障碍、咀嚼肌瘫痪等。

2．颅神经相关肿瘤　如：听神经瘤（图 7-14）、舌咽神经纤维瘤等。

3．颅神经各段受压导致的一系列临床症状　如：椎动脉压迫三叉神经（图 7-15）导致三叉神经痛等。

（二）检查技术

1．线圈　同颅脑 MRI。

2．体位　同颅脑 MRI。

3．成像方位、序列及参数

（1）成像方位：横轴面平行于前颅窝底，矢状面平行于头颅矢状面，冠状面平行于头颅冠状面及 / 或脑干、延髓上下长轴线。

（2）序列：常规平扫可行薄层横轴面 T$_2$WI、T$_1$WI、T$_2$-FLAIR 序列及矢状面、冠状面 T$_1$WI/T$_2$WI 序列扫描。必要时（如胆脂瘤）加脂肪抑制技术。需观察神经与血管比邻关系者，可进行横断面 3D-T$_1$WI-MRA、3D-T$_2$WI- 水成像序列成像。观察内听道病变，可进行 3D-T$_2$WI 水成像序列成像。

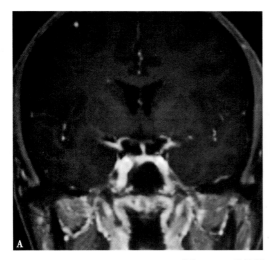
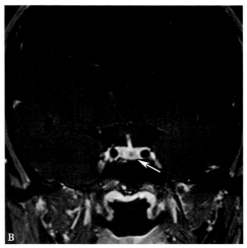

图 7-13　垂体微腺瘤冠状 T$_1$+C

A．3D-FLASH 重建的 T$_1$+C，层厚 =3mm；B．FSE T$_1$+C，层厚 =3mm。图 B 可清晰显示垂体微腺瘤（箭），而图 A 则不能显示

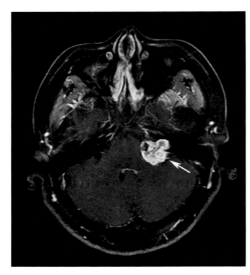

图 7-14　听神经瘤 T_1+C

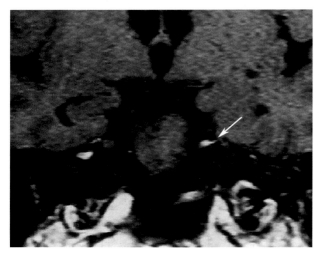

图 7-15　三叉神经 T_1WI
可见左侧椎动脉压迫三叉神经

（3）参数：FOV 200～250mm，层厚 2～5mm，层间隔为相应层厚的 10%～20%，矩阵 128～256×200～300 以上。3D-T_1WI 及 3D-T_2WI 为三维

扫描，层厚 0.3～1mm 不等，层间隔为 0 或重叠覆盖扫描，具体参数因不同设备场强及性能而有差异。增强扫描按常规剂量静脉注射 Gd-DTPA 对比剂后，进行 T_1WI-FS 序列横、矢、冠状面扫描，与平扫尽量保持同层同方位。

4．图像后处理　2D 序列无需特殊后处理。3D-T_1WI-MRA 序列原始图像可进行血管与神经的 MIP 和 MPR（multiple-plan reconstruction，MPR）重建；3D-T_2WI 水成像序列原始图像可进行内耳膜迷路水成像 MIP 重建（图 7-16）。对有病变的神经进行细节显示时，可局部放大显示。

5．图像优化技巧

（1）薄层、高分辨率扫描。

（2）根据病变选择优势序列成像，例如 3D-T_1WI-MRA 序列、3D-T_2WI- 水成像序列。不同的序列对各个颅神经的显示情况也有不同（图 7-17）。

四、颅脑 MRA 检查

（一）适应证

1．脑动脉瘤；

2．Moyamoya 病（烟雾病）；

3．脑血管狭窄和闭塞；

4．颅底动 - 静脉畸形及其供血动脉和引流静脉；

5．颅内动脉粥样硬化；

6．肿瘤血管的血供；

7．肿瘤压迫邻近血管结构并使之移位。

（二）检查技术

颅脑磁共振血管成像中常用的方法有 3D/2D 时间飞逝血流成像（TOF 法）、3D/2D 相位对比血流成像（PC 法）、3D 造影剂增强血管成像（CE-MRA 法）。

1．3D-TOF-MRA　主要用于流速较快的动脉血管成像，能良好显示颈内动脉系统及椎 - 基底动脉系统动脉血管主干及主要分支。TOF 法在脑血

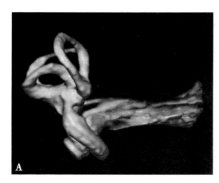
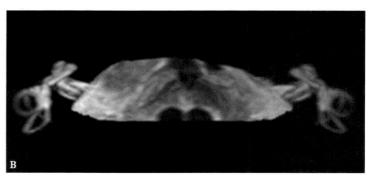

图 7-16　内耳膜迷路水成像（3D-T_2WI）
A．VR 重建；B．MIP 重建

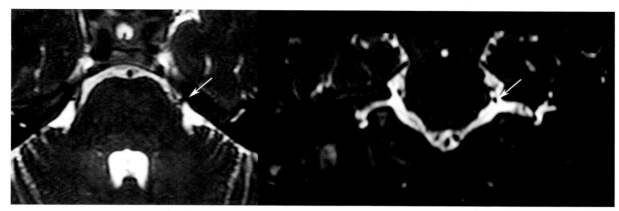

图 7-17　3D-FRFSE T₂WI 对三叉神经的显示
可见左侧小脑上动脉压迫三叉神经（箭头）

管成像中应用非常广泛。

（1）线圈：各种头线圈及头颈联合线圈均适用。

（2）体位：同颅脑 MRI。

（3）成像方位、序列及参数。

1）成像方位：在矢状面定位像图像上设置 3D-TOF-MRA 横断面扫描块，层面与多数颅内动脉走行垂直或成角，或与前 - 后联合连线平行，在冠状面像上与两侧颞叶底部连线平行，在横断面像上调整视野（图 7-18）。

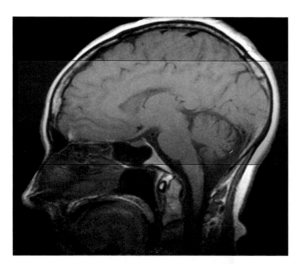

图 7-18　常规颅脑动脉 TOF-MRA 定位图

2）序列：3D-TOF-FLASH 快速梯度回波序列。

3）参数：因场强、机型等而有所不同。TR=20～40ms，TE= 最短（3.34～10ms），FOV 200～220mm，层厚 0.5～2.5mm，层间隔 0，重叠覆盖层面（overlap）1～2mm，矩阵 128～400×256～512，激励角 20°～30°。

（4）图像后处理：将所得原始图像进行最大强度投影（MIP）重建产生三维血管解剖图。重建后 MIP 图可作任意方位、角度旋转重建；亦可对兴趣区进行靶 MIP（targeted　MIP）重建，减少背景噪声，提高兴趣区血管病变的检出率。

（5）图像优化技巧

1）扫描范围：3D-TOF-MRA 成像层数根据 MRI 图像所示病情而定。如：在怀疑患者脑梗时，需要务必扫描至梗死灶下方的动脉血管（图 7-19）。

2）扫描层块：3D-TOF-MRA 的扫描可采用单个 3D 块，也可多个 3D 块重叠衔接扫描。相较于单个 3D 成像块，多个 3D 块的重叠采集的优点如下：①可减轻血流的流出层面饱和效应（图 7-20）；②有利于慢血流和动脉细小分支的显示；③有效成像范围加大。缺点是：①各个层块交界处可因对血流的饱和程度不同而出现分界线；②为弥补"分界线"缺点，多个 3D 层块采集时需要进行层块的重叠采集，但同时也会增加相同扫描范围的扫描时间。

3）饱和带的设置：行颅脑动脉成像时，预饱和带设置在颅顶，以饱和矢状窦及其引流静脉血流。若运用 TOF 法行颅脑静脉成像时，预饱和带应设置在采集层面下方，以饱和从下往上流动的动脉血。运用流动补偿技术，以增强血流信号及消除流动伪影。对动静脉畸形病例，取消预饱和带，可同时显示动静脉畸形的动脉、畸形血管及引流静脉。

4）血流饱和效应的纠正：3D-TOF-MRA 层面设置，一般尽量使层面与成像部位中多数血管相垂直，以使血流达到最高信号强度。由于 3D-TOF-MRA 采集是激发整个层块，受 TR、翻转角及流速的影响，血流流经一定距离后，逐渐产生饱和效应，信号逐渐减弱。因此，3D 块越厚，血管远端及分支信号则越弱。可通过以下几种方法改善这

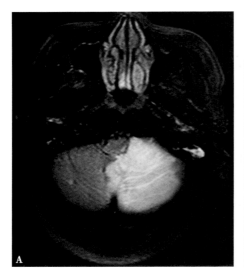
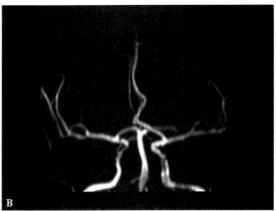
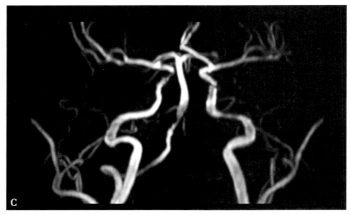

图 7-19　脑梗死患者的 TOF-MRA

A. T₂ FLAIR，可见左侧小脑梗死灶；B. 按照常规定位得到的 TOF-MRA，血管未见明显异常；
C. 将扫描范围移至梗死灶下方得到的 TOF-MRA，可见左侧椎动脉梗阻

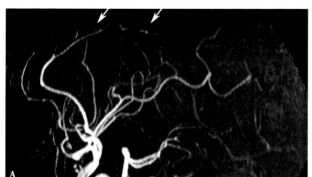
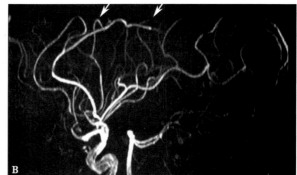

图 7-20　单层块 TOF-MRA 与多层块 TOF-MRA 的比较

A. 单层块 TOF-MRA；B. 多层块 TOF-MRA。可见多层块 TOF-MRA 对动脉细致的显示优于单层块 TOF-MRA（箭头）

种状况：①倾斜优化无饱和激励（tilted optimized nonsaturating excitation，TONE）：又称为信号等量分配技术。即：在成像过程中逐渐加大翻转角，接近流入方向部分，流入效应较强，血流质子多未饱和，可用小的翻转角激励，接近流出方向，血流质子逐渐饱和，需逐渐加大翻转角，以产生较大的信号。从而使流入层面和流出层面的血流信号强度基本一致。②多薄块重叠血管造影技术（multiple overlapping thin slab angiography，MOTSA）：对较大的扫描范围用多个相对小的 3D 块在衔接处

重叠采集。③磁化传递（magnetization transfer, MT）：该技术可抑制背景静止组织信号，从而提高血管高信号与周围静止组织信号的对比（图7-21）。④运用三维部分 K- 空间技术和层面选择方向内插技术，可提高成像速度及层面选择方向的分辨率。

2. 2D-TOF-MRA　主要用于矢状窦、乙状窦的静脉血管成像。

（1）线圈：同 3D-TOF-MRA。

（2）体位：同颅脑 MRI。

（3）成像方位、序列及参数：

1）成像方位：取颅脑斜矢状位或冠状位成像，斜矢状位扫描范围比冠状位小（颅脑左右径比前后径小），可节省扫描时间。在横轴位定位像上设置 2D-TOF-MRV 斜矢状面扫描层面，与颅脑正中矢状面大约成 15°角，这样能使成像层面最大限度地与尽量多的颅内静脉成角，扫描范围在横轴位及冠状位定位像上包含左右侧乙状窦外缘，在矢状位定位像上调正 FOV，在 FOV 下方设置预饱和带，消除动脉血流影响。

2）序列：2D-TOF-FLASH- 快速梯度回波序列。

3）参数：因场强、机型等而有所不同。TR= 最短（设备允许的最小值，例如 10～20ms），TE= 最短（3～6ms），激励角 50°～70°。FOV 200～220mm，层厚 0.5～2.0mm，层间隔 0 或 overlap20%～50%（重叠覆盖层厚的 20%～50%，矩阵 192～256×256～512，激励次数 1～2 次）。

因场强、机型等而有所不同。TR= 最短，例如，20～40ms，TE= 最短，例如 4.9～10ms，FOV 200～

220mm，层厚 1.5～2.0mm，层间隔 0，矩阵 128～400×256～512，激励角 40°～60°。

（4）图像后处理：与 3D-TOF-MRA 相同。

（5）图像优化技巧

1）注意扫描层面尽量与大多数血管走向垂直或成角，因此，一般采用颅脑斜矢状面或冠状面扫描。

2）扫描参数与序列对应。

3）2D TOF-MRA 扫描时，为避免血流中的质子多次受到激发而饱和，因此应逆血流方向进行采集。与 3D-TOF-MRA 比较，逆血流方向采集的 2D-TOF-MRA 的优势有：①无 3D 层块扫描的末端血管信号低于起始端的血管信号不均匀现象；②可采集较大范围；③流动 - 静止对比好；④对慢速血流、血流方向一致的血管显示好；⑤相同容积 2D-TOF-MRA 较 3D-TOF-MRA 成像时间短。缺点为：① 2D-TOF-MRA 层面厚，空间分辨力差；②相位散相强，弯曲血管信号有丢失；③ SNR 较低。

3. 3D-PC-MRA　在颅脑血管中，可用于动脉或静脉成像，最多的还是用于矢状窦、乙状窦的静脉血管成像。

（1）线圈：同 3D-TOF-MRA。

（2）体位：同颅脑 MRI。

（3）成像方位、序列及参数

1）成像方位：由于 PC-TOF-MRA 的成像不依赖于血流的流入增强效应，因此成像方位取颅脑横断位、矢状面或冠状面均可。

2）序列：采用 3D-PC 相位对比梯度回波序列。

3）参数：因场强、机型等而有所不同。TR=

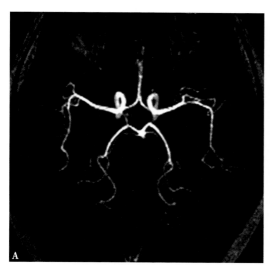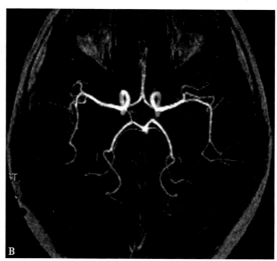

图 7-21　MT 技术对颅脑 TOF-MRA 成像的影响

A. 未加 MT 的 TOF-MRA；B. 施加 MT 的 TOF-MRA。可见图 B 的血管与背景的对比明显优于图 A

20～60ms，TE= 最短，例如，4.6～10ms，FOV 200～250mm，层厚 0.5～2.0mm，层间隔 0，矩阵 128～400×256～512，激励角 10°～20°。PC 流速编码值（velocity encoding，VENC），应根据兴趣区血流速度设定。通常在扫描前根据需观察的血流速度选择 VENC 值，使某种速度的血流产生的相位差最大，则该速度的血流在图像上信号最高。颅脑静脉一般取 10～30cm/s，颅脑动脉一般取 75cm/s。

（4）图像后处理：同 TOF-MRA。

（5）图像优化技巧

1）成像方位取颅脑横断位、矢状面或冠状面均可。

2）参数应与序列对应。正确设置靶血管流速编码值。

3）3D-PC-MRA 的特点：①仅血流呈高信号，背景抑制优于 3D-TOF 法；②与 3D-TOF 相比，饱和效应更小（图 7-22）；③能区分各种流速并进行编码，显示动脉与静脉；④成像容积内信号均匀一致；⑤有很宽的流速敏感范围，可显示动脉与静脉；⑥能定量和定性分析，但成像时间较长。可用于分析可疑病变区的细节，检查流量与方向，大量血肿未吸收时，观察被血肿掩盖的血管病变。

3D-PC 的缺点：成像时间长；需要先行 2D-PC 造影以确定最佳流速编码；对湍流引起的信号丢失较 TOF 法更敏感。

4．2D-PC-MRA　可用于头部动脉和静脉成像。

（1）线圈：同 3D-TOF-MRA。

（2）体位：同颅脑 MRI。

（3）成像方位、序列及参数

1）成像方位：取冠状面扫描，范围可视兴趣血管而定。

2）序列：2D-PC 相位对比梯度回波序列。

3）参数：因场强、机型等而有所不同。TR= 20～40ms，TE= 最短，例如，4.6～10ms，FOV 200～250mm，层厚 40～100mm，矩阵 128～400×256～512，激励角 10°～20°，1 次激励。PC VENC 值，可根据估计兴趣区血流速度设定，例如 10～40cm/s。

（4）图像后处理：直接获得血管造影像，无需特殊处理。

（5）图像优化技巧：2D-PC-MRA 具有仅血流成高信号及采集时间短的特点，可用于显示需极短时间成像的病变，亦可用于筛选流速成像，作为 3D-PC-MRA 的流速预测。对欲行 3D-PC-MRA 的靶血管作 2D-PC-MRA，在短时间内可预测其大致流速，然后再行 3D-PC-MRA。

5．3D-CE-MRA　主要用于颅脑大面积血管病变，也可用于显示颅内病变与血管之间的关系（图 7-23）。可在不同时相观察到动脉或静脉病变，亦可作减影显示病变。

（1）线圈：同 3D-TOF-MRA。

（2）体位：同颅脑 MRI。

（3）成像方位、序列及参数

1）成像方位：取矢状面或冠状面扫描均可，定位方法同颅脑 MRI，扫描范围包含全颅外缘。

2）序列：采用快速动态采集 3D-FLASH 梯度回波序列。

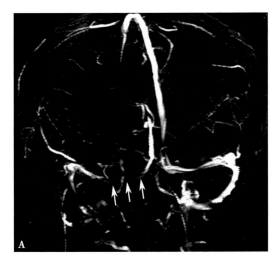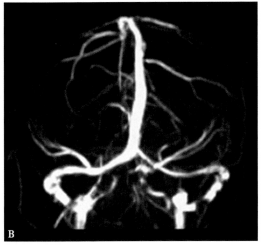

图 7-22　3D-TOF 法及 3D-PC 法对颅脑静脉的显示
A．TOF-MRV；B．PC-MRV。可见右侧横窦（箭头）在图 B 上的显示明显优于图 A

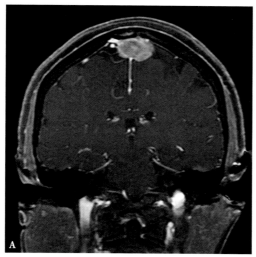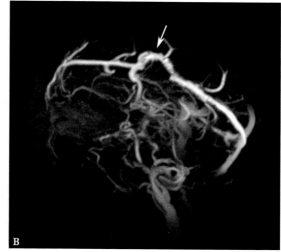

图 7-23　矢状窦旁脑膜瘤

患者，女，64 岁。A. T_1WI+C；B. CE-MRV。可见脑膜瘤对矢状窦的推挤

3）参数：因场强、机型而有所差异。一般：TR 选最短，如 5.1～10ms，TE 选最短，1.5～2.0ms。FA=30°～40°，层厚 0.5～2mm，层间隔 0 或覆盖重叠扫描。FOV=400～440mm，矩阵 110～192×400～512。0.5 或 1 次激励。

（4）图像后处理：将注射对比剂后的多期扫描图像对应减去注射对比剂前的图像（蒙片），即得到只有对比剂高信号的血管影像，再将其进行 MIP 重建即可产生连续的三维血管造影像。

（5）图像优化技巧：

1）以 19G 静脉留置针建立肘静脉通道，以 1.2mm 三通连接管分别接 50ml 生理盐水及剂量为 0.1～0.2mmol/kg 体重的 Gd-DTPA。

2）先行矢状面 3D 快速扫描（蒙片），受检者体位不变，快速团注 Gd-DTPA（亦可采用高压注射器），并进行连续 2 次以上的动态多期扫描（动脉期和静脉期）。扫描开始时间是 CE-MRA 成败的关键。

3）计算扫描开始时间的方法有：①按公式计算：Ts=Tt−Tk。Ts 是扫描开始时间（即从注射造影剂算起，到启动扫描的时间），Tt 为对比剂达峰时间，Tk 为 K 空间中心填充的延迟时间。因为 K 空间中心决定图像对比，因此这样做的目的在于使填充图像 K 空间中心时，目标血管的血药浓度最高。我们可预先用 2ml 对比剂试验获得 Tt 时间，后用该公式计算出 Ts。②经验值估算：根据正常的颅内血管内血流的生理循环时间进行估算。但此种方法受到患者个体差异的限制，因此精确性欠佳。③采用透视扫描目测触发扫描：在透视序列扫描的同时推注对比剂，目测观察到颈内动脉起始段有对比剂显影后，即刻转入 CE-MRA 序列扫描。④智能感应触发序列：应用智能感应触发序列，预设对比剂感应兴趣区于颈内动脉起始段，注射对比剂并启动智能感应序列，程序自动启动序列转入数据采集扫描。⑤超快速序列动态扫描：超快速序列扫描时间极短（3～5 秒 / 期），注射对比剂即开始超快速连续多期动态扫描，可获得几乎实时的动态图像，无需预算开始扫描的时间，如 4D-TRICKS。

五、MR 脑扩散加权成像检查

弥散加权成像是一种主要体现组织内水分子扩散情况的技术。它可通过两个及以上不同扩散敏感梯度值（b 值），来体现分子扩散敏感梯度方向上水分子布朗运动状况。根据不同的成像技术获取不同的参数指标。

（一）扩散加权成像（diffusion-weighted imaging，DWI）

通过 DWI 图像可计算出扩散敏感梯度方向上水分子的表观扩散系数（ADC 值）。ADC 值反映了水分子的扩散运动能力：ADC 值越高，表示水分子扩散能力越强；ADC 值越低，表示水分子扩散能力越弱。

1. 适应证

（1）早期、超早期脑梗死的诊断；

（2）脑肿瘤恶性级别的评估；

（3）脑转移瘤的鉴别诊断；

（4）脑脓肿的鉴别诊断；

（5）脑炎；

2．检查技术

（1）线圈：同颅脑 MRI。

（2）体位：同颅脑 MRI。

（3）成像方位、序列及参数

1）成像方位：一般采用颅脑横轴面扫描。可适当倾斜层面以避开颅底骨的磁敏感伪影（图 7-24）。视病变部位的需要尚可设定矢状面及冠状面扫描（例如脑干病变）。

2）序列：EPI-DWI 序列。

3）参数：FOV 200～250mm，层厚 5～8mm，层间隔为相应层厚的 10%～20% 或为 0，矩阵 77～128×112～128 或以上。TR=6000～8000ms，TE=90～100ms，选择 2 个以上扩散加权系数，即 b 值，通常为 0 和 1000/mm²，亦可进行多个 b 值及高 b 值成像。X, Y, Z 三轴方向均加扩散梯度成像。不同于常规头部序列，头部 DWI 的相位编码方向取前 - 后向。

（4）图像后处理　2 组 b 值的原始图像经 DWI 后处理软件处理，可生成 ADC 图像及 / 或 EADC 图像（图 7-25，见文末彩插）。

（5）图像优化技巧：扫描参数与序列对应，b 值 2 个以上，相位编码方向取前 - 后向可最大限度减少磁敏感伪影（图 7-26）。另外，也可运用多次激发的 DWI 序列（如：resolve-DWI）代替单次激发 DWI 减小磁敏感伪影（图 7-27）。

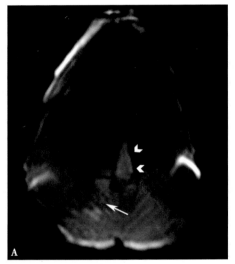
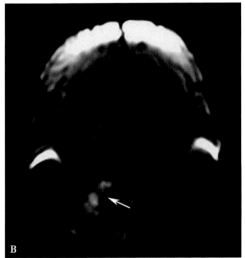

图 7-24　常规横断 DWI 与斜横断 DWI 在义齿患者上的比较

患者，女，67 岁，有义齿。A. 常规横断的 DWI；B. 斜横断 DWI。可见图 B 对小脑梗死灶（箭头）的显示较图 A 好，且图 A 脑干处可见伪影（燕尾箭头）

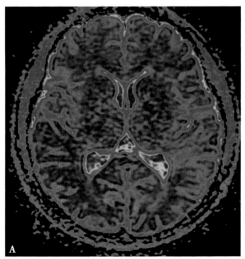
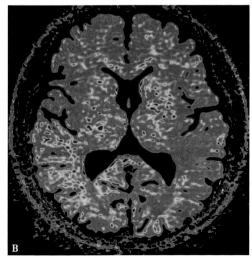

图 7-25　头部 ADC 和 EADC

A. ADC 图；B. EADC 图

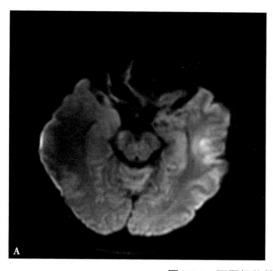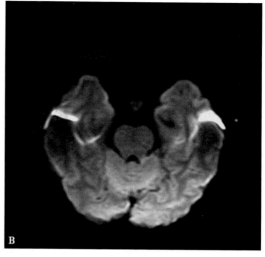

图 7-26 不同相位编码方向的头部 DWI
A. 相位编码方向为左右方向；B. 相位编码方向为前后方向。可见图 B 的变形较图 A 轻

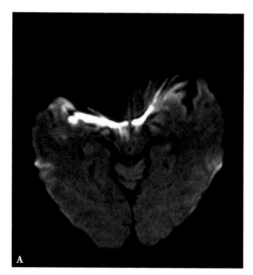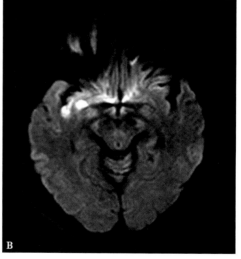

图 7-27 单次激发 DWI 与多次激发 DWI
女，65 岁，固定义齿。A. 单次激发 DWI；B. 多次激发 DWI。可见图 B 的伪影明显小于图 A

（二）弥散张量成像（diffusion tensor imaging，DTI）

在均质介质中，水分子的运动是无序随机运动的，其向各个方向运动的概率即扩散程度是相同的，即具有各向同性（isotropy）的特征。然而，在人体组织中，由于受到组织细胞结构的影响，水分子在各个方向的扩散程度是不同的，具有方向依赖性，即具有各向异性（anisotropy）的特征。由于 DWI 序列只在 x、y、z 轴三个方向上施加扩散敏感梯度脉冲，不能完全、正确地反映不同组织中水分子在三维空间内各个方向上不同的扩散情况，组织的各向异性程度被低估。

DTI 是在 DWI 的基础上发展和深化而来的，能够更准确地定量分析组织内各个方向上水分子不同扩散程度的特性。它引入了张量 D 的概念，通过至少在 6 个不同方向上施加弥散敏感梯度及采集 1 个不施加弥散敏感梯度（即 b 值为 0）的图像，从这些弥散加权像分别和非弥散加权像的信号强度衰减差异中得到多组表观扩散系数 ADC 图，再将这些数据进行六元一次方程组的数学模式处理，求得每个体素的有效弥散张量 D 值。一般而言，施加的弥散敏感梯度方向越多，DTI 数据越准确。

1. 适应证

（1）脑梗死：DWI 有助于临床诊断早期、超早期脑梗死的及时诊断，而 DTI 在检测脑梗死后皮质脊髓束损伤有着显著优势。

（2）脑肿瘤：DTI可定量分析肿瘤组织的特征以鉴别肿瘤的级别，鉴别正常脑白质纤维、水肿及肿瘤区域。测量肿瘤周围水肿的平均ADC值和FA值，以分析鉴别转移瘤和胶质瘤，但目前这些研究尚未取得一致结论。显示脑白质纤维和肿瘤的相互关系，这对指导外科手术具有重要的临床价值。

（3）大脑发育不良及衰老：DTI可定量分析不同部位脑组织的各向异性程度，显示大脑的发育过程及衰老。

（4）脑白质变性疾病：应用DTI随访追踪脑白质变性疾病的病理变化过程，如多发性硬化（MS）、缺血性白质疏松（LA）、肌萎缩性侧索硬化症（ALS）、阿尔茨海默氏病（AD）。

（5）其他：如精神分裂症、慢性酒精中毒、弥漫性轴索损伤等，应用DTI参数评估，均有一定价值。

2. 检查技术

（1）线圈：同颅脑MRI。

（2）体位：同颅脑MRI。

（3）成像方位、序列及参数

1）成像方位：DTI-横轴位，3D-T$_1$WI。

2）序列：EPI-DTI、3D-T$_1$WI。由于EPI-DTI的空间分辨率较低，因此，需要与高分辨的3D-T$_1$W进行融合，得到既能体现水分子弥散情况又能展示准确解剖结构的图像。

3）参数：仅供参考。FOV 200～250mm，层厚2～5mm，层间隔为0，矩阵192×192。TR=6000～10 000ms，TE=90～100ms，激励次数2～6次，2个b值：b=0和1000～1500s/mm^2，选择6个以上弥散加权梯度方向，最多可达128个方向。

（4）图像后处理：利用DTI后处理软件，将3D-T$_1$WI图像与DTI图融合。在DTI图像上可获取以下量化指标（图7-28，见文末彩插）：①平均弥

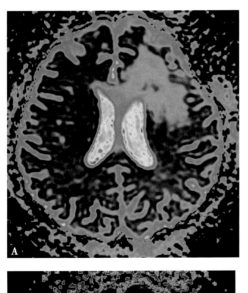
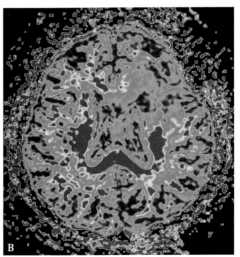
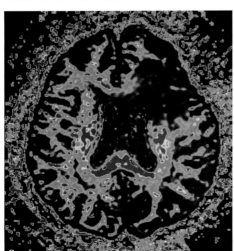

图7-28　DTI后处理得到的MD图、FA图及VR图

A. MD图；B. FA图；C. VR图

散率（mean diffusivity MD）：成像体素内各个方向弥散程度的平均值。为了对组织某一体素或区域的弥散状况进行全面的评价，必须要消除各向异性弥散的影响，并用一不变的参数来表示，也就是说这一参数的变化不依赖于弥散的方向。MD 只表示弥散的大小，而与弥散的方向无关。MD 越大，组织内所含自由水分子则越多。②部分各向异性指数（fractional anisotropy，FA）：指弥散的各向异性部分与弥散张量总值的比值。反映了各向异性成分占整个弥散张量的比例。取值 0～1 之间。0 代表了最大各向同性的弥散，比如在完全均质中的水分子弥散，1 代表了假想下最大各向异性的弥散。例如大脑白质纤维 FA 值接近 1。③相对各向异性（relative anisotropy，RA）和容积比（volume ratio，VR）：RA 为各向异性和各向同性成分的比例，它的变化范围从 0（各向同性弥散）到 √2（无穷各向异性）。VR 等于椭球体的体积与半径为平均扩散率的球体体积之比。由于它的变化范围从 1（即各向同性弥散）到 0，所以临床上更倾向于应用 1/VR。RA 的意义与 FA 相似，越接近 √2 说明水分子的各向异性程度越高。而 VR 越接近 1 说明水分子的弥散越趋向于各向同性。④ DTI 的彩色弥散张量图：根据体素弥散的最大本征向量的方向决定白质纤维走行的原理，通过将 X、Y、Z 轴方向的主要本征向量分别配以红、绿、蓝三种颜色，得到 DTI 彩色弥散图。⑤白质纤维束示踪像（图 7-29，见文末彩插）：利用最大本征向量对应纤维束传导方向将大脑中枢神经纤维束轨迹描出来，实现直观地查看和研究活体中枢神经以及周围神经系统的神经通路的连接和连续性走行。方法：从一个设置的种子位置开始追踪，直到遇到体素的 FA 值小于 0.2，即可描出由该种子开始的神经纤维束走行的通路及形态。

DTI 虽然在临床应用具有以上价值，但它的局限性也是显然的，首先，存在"证实"问题：如何在证实 DTI 所追踪描出的白质纤维走行的精确度与人体是否符合，是当前待研究解决的关键问题。其次，结果准确性问题：DTI 结果分析尚受后处理操作因素的影响，例如选取分析兴趣区的大小、位置、FA 阈值、采用的算法以及对神经解剖学知识的熟知程度等均影响示踪成像结果的准确性。

（5）图像优化技巧：扫描参数与序列对应，6 个或 6 个以上弥散加权梯度方向。

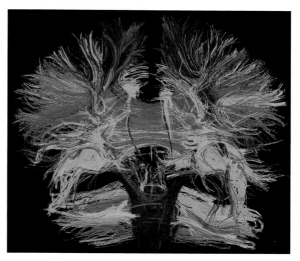

图 7-29 DTI 对白质纤维走行的显示

六、MR 脑灌注成像检查

MR 脑灌注成像（perfusion weighted imaging，PWI）分两大类，一类是依赖于外源性示踪剂的动态磁敏感对比成像（dynamic susceptibility contrast，DSC），另一类是内源性示踪剂即动脉自旋标记（arterial spin labeling，ASL）灌注成像。

（一）DSC

1. 适应证　DSC 利用注射外源性示踪剂（一般为含钆的对比剂，如 Gd-DTPA 等），利用其对颅脑的磁敏感效应的改变，获取颅脑相应的动态 T_2^*WI 进行成像。DSC 脑灌注成像适用于观察颅脑血管微循环的血流灌注情况，如脑梗死、脑出血、脑肿瘤等。

2. 检查技术

（1）体位：同颅脑 MRI。

（2）线圈：同颅脑 MRI。

（3）成像方位、序列及参数

1）成像方位：一般取颅脑横轴面扫描，可先作弥散加权成像，作为诊断及病变定位图像。

2）序列：可选用 EPI- 自旋回波序列（EPI-SE），EPI- 梯度回波序列（EPI-GRE），EPI- 自由衰减序列（EPI-FID），即 GRE-EPI-T_2^* 加权快速成像序列。

3）参数：灌注扫描序列 TR=1000～1500ms，TE=30ms，激励角 90°，FOV 230～250mm，矩阵 128×128，层厚 3～5mm，层间隔为层厚的 10%～50%，激励次数 1。按设备允许的最大扫描层数（15～30 层）包含兴趣区，连续动态扫描 40～60 期，每期 1～2 秒（1 个 TR）内或更短（设备性能允许的情况下）扫完所设层面，对比剂在启动扫描 1～2 期后开始快速静脉团注，注射速度3～5ml/s（尽可能地快速，以实现团注效应）。

（4）图像后处理：在工作站用信号强度-时间变化曲线分析软件，分析血流灌注过程，并计算T_2^*图像信号变化率，根据T_2^*变化率计算出局部相对脑血容量（rCBV），达峰时间（TTP），局部血流平均通过时间（MTT）和局部脑血流量（rCBF）（图7-30，见文末彩插）等参数。

（5）图像优化技巧：①在满足图像质量要求前提下，每期的扫描时间越短（即时间分辨率越高），所反映的组织灌注精确性越好；②使用高压注射器注射对比剂，以便于对比剂匀速且快速地注入；③同DWI序列，头部DSC灌注序列的相位编码方向为前后方向，以减少图像变形及伪影；④注射对比剂前需要采集几个期相的平扫图像，以获取时间-信号强度曲线的平台期。

（二）ASL

1. 适应证　ASL利用自身动脉血中的水分子作为内源性示踪剂来获取组织微循环的灌注信息。它不使用对比剂，相较于DSC灌注成像，其安全性高，对人体完全无害。而且水分子能自由扩散，因此，ASL的灌注结果准确性高。目前，3D-ASL已被广泛应用于临床，如脑血管疾病（脑缺血、脑梗死、脑出血、脑血管畸形、儿童的脑血管疾病），脑肿瘤及肿瘤恶性分级，感染或炎症性疾病、癫痫等的研究。

2. 检查技术

（1）线圈：同颅脑MRI。

（2）体位：同颅脑MRI。

（3）成像方位、序列及参数

1）成像方位：取横轴面扫描，范围可包含全脑。

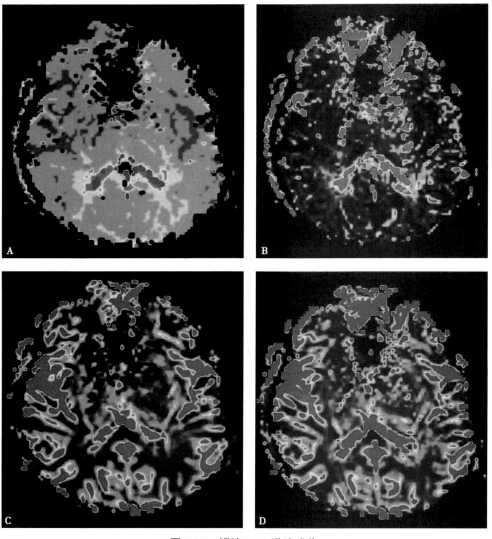

图7-30　颅脑DSC灌注成像

A. TTP；B. MTT；C. rCBF；D. rCBV

2）序列：3D-ASL 或 2D-ASL 序列。可在 GRE 或 FSE 序列上进行采集。并且可以采集与 ASL 序列同层的 T₁WI 或 T₂WI 作为解剖像，与 ASL 序列进行融合，同时反映脑灌注情况及解剖结构。

3）参数：1.5 秒 1000 次标记脉冲激励，螺旋式 K 空间填充。两次采集（标记组及非标记组），TR=2500～4000ms，TE=10～20ms，激励角 90°，FOV=220～250mm，矩阵 64×64，层厚 4～8mm，标记延迟时间 PLD 1～2.5 秒。

（4）图像后处理：用 ASL 处理软件获取脑血流量 CBF、脑血容量 CBV（科研理论）、血流平均通过时间 MTT 参数（科研理论）。在图像后处理伪彩图时，要以良好表现出病灶为准，并且可以与 T₁WI+C 融合，同时显示灌注信息及解剖结构（图 7-31，见文末彩图）。

（5）图像优化技巧：① 2D-ASL：对流入动脉血液的标记脉冲为脉冲式，二维激励，基于梯度回波序列采集。理论上可获得脑血流量 BF（用于临床定量指标）、脑血容量 BV（科研理论）及平均通过时间 MTT（科研理论）。② 3D-ASL：对动脉血液的标记为连续式，三维全脑激励，基于快速自旋回波序列采集根据成像目的不同，PLD 或 TI 时间可以进行相应的设置。在大部分临床工作中只需要设置一个 PLD 时间，而且根据扫描对象的不同要进行相应的调整，如儿童血流速度快则 PLD 时间要短，老年人要延长 PLD 时间。多个 PLD 的使用常见于脑血管病患者，由于血流动力学的改变，导致单个 PLD 无法准确评估 CBF，但多个 PLD 会明显延长扫描时长。

七、MR 脑活动功能成像（BOLD）检查

脑功能 MR 成像（functional MRI，fMRI），分为广义的脑功能成像和狭义的脑功能成像。广义的脑功能成像包括脑扩散加权成像、灌注成像、血氧水平依赖（blood oxygen level dependent，BOLD）测定，以及 MR 波谱分析（magnetic resonance spectroscopy，MRS），狭义脑功能成像则只指 BOLD。

（一）适应证

BOLD-fMRI 主要用于功能皮层中枢的定位，包括视觉、运动、听觉、感觉、语言等皮层中枢的定位研究，这对于指导临床外科手术定位及术后随访评估预后具有重要的参考意义；fMRI 的应用目前已扩展至类似于记忆等认知功能的研究领域；fMRI 检查可协助脑外科医生制定手术计划，避免术中损伤皮层；fMRI 可用于评价脑卒中患者的中枢损害及功能重组情况，在指导康复中起重要作用。fMRI 还能应用于癫痫的评价等。

（二）检查技术

BOLD-fMRI 成像需作特殊的准备：①根据所观察活动中枢配备适当的刺激工具，如刺激呈现设备等；②扫描前，可与受检者充分讨论检查过程，使受检者熟悉刺激过程，并作出正确的反应；③注意将受检者头部尽量靠近磁场中心，头前后径小的受检者应在颅后加垫，使头颅前后径中心与正中冠状面一致，因 EPI 成像无中心偏置，用束带固定器将受检者头固定，保持受检者头部无运动。

1. 线圈　同颅脑 MRI。
2. 体位　同颅脑 MRI。

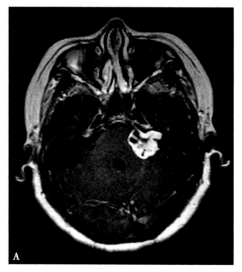
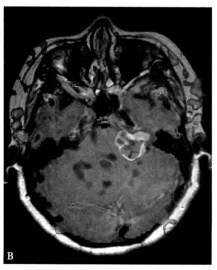

图 7-31　颅脑 ASL 灌注成像获得的 CBF 图
女，52 岁，听神经瘤。A. T₁+C；B. rCBF 与 T₁ 增强图像的融合图

3. 成像方位、序列及参数

（1）成像方位：取横轴面成像。

（2）序列：BOLD-FID-EPI-T$_2^*$加权序列；SE-T$_1$W 或 GRE-T$_1$WI 序列作为基础解剖图像，用于后处理时与功能图像叠加融合。

（3）参数：

① SE-T$_1$WI 序列：层厚 2～6mm，扫描范围10～20 层包含兴趣区或包含全脑。GRE 序列可用3D FSPGR，体素为 1mm×1mm×1mm，包括全脑。

② BOLD-FID-EPI-T$_2^*$加权序列：具体扫描参数视场强、机型而异。TR=2000～3000ms，TE=20～30ms，激励角 90°，FOV 200～250mm，矩阵 64×64，层厚 3～5mm。激励次数 1 次。需注意相位编码方向为前后方向。

4. 图像后处理　可用一些成型的软件包，常用的有 SPM，AFNI，MEDx，Analyze 等。

（1）功能图像的产生：将刺激活动的平均像与休息平均图像对应相减，产生每一层的功能图像。

在后处理分类计算中，通常只需要将刺激活动组与休息组分类，其余统计计算工作由计算机自动完成，并最终产生功能图像。在此过程中，常常涉及到一个 Z 分数阈值的设定，通常 Z 分数阈值设定为最大 Z 值的一半或最大 Z 值减去 0.5～1，标准的Z 分数阈值设定为 2。

（2）功能图像与解剖图像的叠加：运用图像动态处理功能，将功能图像对应叠加在相应功能层面的基础解剖图像上，使解剖关系与活动功能关系达到统一（图 7-32，见文末彩图）。

（3）信号的统计比较：统计动态曲线分析功能，选取一个有明显信号改变的功能区为兴趣区，将全部时相扫描按时间顺序依次作时间 - 信号强度曲线，可见 MR 信号呈交替波动曲线（图 7-33）。

5. 图像优化技巧　可根据需要（如任务刺激的设计）设置扫描时相。例如：延迟时间 3～10 秒，每5 个时相为一组，共分 12 组。1、3、5、7、9、11 组为刺激活动组（A），2、4、6、8、10、12 组为休息组（N）。两组交替扫描，每组扫描作出正确反应，直至全部时相扫描完成。

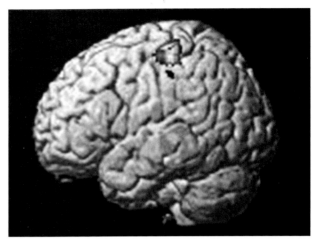

图 7-32　右手触觉刺激 BOLD 图

BOLD-fMRI 对运动非常敏感。在扫描过程中，应保证受试者头部保持不动。并在检查过程中平静呼吸，避免吞咽、咳嗽等容易引起头部运动的动作。扫描结束后，可立即利用相关软件查看头动情况，若头动超过 1mm，建议重新扫描。

八、MR 脑波谱分析检查

（一）适应证

1. 脑肿瘤代谢（图 7-34）

2. 脑发育成熟程度

3. 感染性病变

4. 脱髓鞘病变

5. 感染

6. 缺血性病变等

（二）检查技术

1. 线圈　同颅脑 MRI。

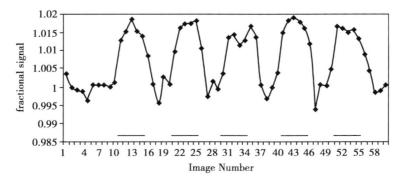

图 7-33　BOLD-fMRI 的 MR 信号呈交替波动曲线

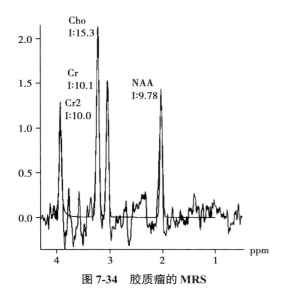

图7-34　胶质瘤的MRS

2. 体位　同颅脑MRI。

3. 成像方位、序列及参数

（1）成像方位一般需要先做横轴位、矢状面及冠状面T_2W平扫，在此三个方位的图像上精确设置MRS采集区。

（2）序列：可根据需要，选择点解析波谱技术（point-resolved spectroscopy，PRESS）或激励回波技术（stimulated-echo acquisition mode，STEAM）成像。STEAM序列与PRESS序列的比较见表7-2。

（3）参数：扫描体素根据需要调节，但需要注意VOI越小，SNR越低。常用参数为：20mm×20mm×20mm，TR=2000ms，TE=35ms（STEAM序列）或135~270ms（PRESS序列）。

4. 图像后处理　获得波谱后主要进行：①选择感兴趣波段；②过滤杂波；③基线、相位校正；④测量各代谢物的峰下面积，进行分析评价。

5. 图像优化技巧

（1）定位技术：为更集中地采集到病变所在部位的病理生理信息，精确的定位技术非常关键。先做平扫，然后根据平扫所得到图像进行空间定位波谱成像。

（2）感兴趣区大小的选择：原则上感兴趣区太小，SNR很低，为了进行弥补，可增加NEX，但扫描时间延长；反之，感兴趣区过大，则易受所测组织之

外脂肪、骨骼及液体的污染，导致谱线变形。

（3）抑水：在生物体中，水的含量较高，其信号远大于其他组织，不利于探测其他信号微弱的代谢产物。因此，MRS信号采集前，通常采用化学位移选择饱和法先行水抑制。一般认为，抑水的百分数越高，则水信号抑制越彻底，MRS波谱质量越好。

（4）匀场：波谱的信号和分辨率部分决定于谱线线宽，谱线线宽受原子核自然线宽及磁场均匀度的影响。磁场的均匀度越高，线宽越小，波谱分辨率越高。新一代的磁共振扫描仪都是自动匀场和具有抑水功能。若自动匀场效果不佳时，可进行手动匀场。

九、MR脑磁敏感成像检查

（一）适应证

1. 脑外伤

2. 脑肿瘤

3. 脑血管畸形

4. 脑血管病

5. 神经变性病等

（二）检查技术

1. 线圈　同颅脑MRI。

2. 体位　同颅脑MRI。

3. 成像方位、序列及参数

（1）成像方位：一般做横轴位SWI。

（2）序列：常规用基于T_2^*的3D-GRE序列。

（3）参数：TR=最短（设备允许的最小值，例如20~30ms），TE=20ms，激励角10°~20°。FOV 200~230mm，层厚1~2.0mm，矩阵256×256，激励次数1次。

4. 图像后处理　①SWI的相位图可通过滤波减少不必要的场效应，这一过程通常由机器后台自动处理，不需要人为干预；②利用相位图对强度图进行增强处理，这也是由后台自动处理生成；③图像重建方式选择最小信号强度投影（图7-35）。

5. 图像优化技巧

（1）目前颅脑所用的SWI序列均为3D-GRE序列，因此，其在层面方向上可有卷褶伪影。在采集时，应注意避免该伪影。如，适当加大采集范围，丢弃开始及最后几幅图像等。

表7-2　STEAM序列与PRESS序列的比较

	扫描方式	SNR	水抑制	TE	对短T_2代谢物的观察	对运动的敏感性
STEAM	常用单体素	较低	好	较短	容易	敏感
PRESS	单体素或多体素	较高	不如STEAM	较长	较STEAM难	不敏感

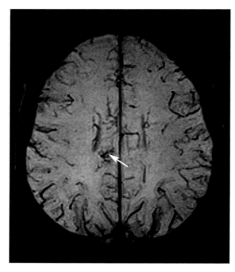

图 7-35 颅脑 SWI 图像
可见动静脉畸形（箭头）

（2）可在三个方向上（频率编码方向、相位编码方向、层间方向）施加完全流动补偿。以避免由于脑脊液流动等引起的相位偏差。

（3）需要获取相位图像（图 7-36）。

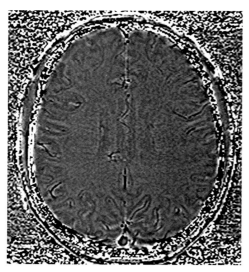

图 7-36 SWI 的相位图

第三节 眼耳鼻喉、颌面部及颈部磁共振检查

一、眼部病变磁共振检查

（一）适应证

1. 眼球疾病　如：视网膜母细胞瘤、脉络膜恶性黑色素瘤等。

2. 眼眶疾病　如：视神经病变、炎性假瘤、海绵状血管瘤、Graves 眼病等。

（二）检查技术

1. 线圈　头颅相控阵线圈或小视野柔软表面线圈。

2. 体位　头先进，仰卧位。听眦线为定位中心，"十字"定位灯的横线对准眼外眦连线、纵线对准头颅正中矢状线。头部制动，闭眼以减少眼球的运动。

3. 成像方法、序列及参数

（1）成像方法：眼部磁共振检查的扫描范围要包括眼眶上缘和下缘，以横轴位（Tra）和冠状位（Cor）为基本检查方位。横轴位（Tra）扫描以矢状定位像作参考，平行视神经定位（图 7-37A）。冠状位（Cor）扫描以横轴定位像作参考，垂直于硬腭定位（图 7-37B）。如遇视神经病变，则需加做双侧视神经斜矢状位（OSag）扫描，以横轴定位像作参考定位，平行于视神经的长轴（图 7-37C）。

（2）序列：横轴位 T_2WI 脂肪抑制、横轴位 T_1WI；冠状位 T_2WI 脂肪抑制、冠状位 T_1WI；斜矢状位 T_2WI 脂肪抑制。

（3）参数：横轴位（Tra）以左右方向作为相位编码方向，扫描野（FOV）一般为 150～200mm，层厚一般为 3mm，层间隔一般为 0.3mm，矩阵一般为 288×192。冠状位（Cor）以左右作为相位编码方向，扫描野（FOV）一般为 150～200mm，层厚一般为 3mm，层间隔一般为 0.3mm，矩阵一般为 288×192。斜矢状位（OSag）以左右作为相位编码方向，扫描野（FOV）一般为 150～200mm，层厚一般为 3mm，层间隔一般为 0.3mm，矩阵一般为 288×192。

4. 增强扫描

（1）横轴位脂肪抑制 T_1WI 序列：横轴位（Tra）扫描以矢状定位像作参考，平行视神经定位。以左右方向作为相位编码方向，扫描野（FOV）一般为 150～200mm，层厚一般为 3mm，层间隔一般为 0.3mm，矩阵一般为 288×192。

（2）冠状位脂肪抑制 T_1WI 序列：冠状位（Cor）扫描以横轴定位像作参考，垂直于硬腭定位。以左右作为相位编码方向，扫描野（FOV）一般为 150～200mm，层厚一般为 3mm，层间隔一般为 0.3mm，矩阵一般为 288×192。

（3）斜矢状位脂肪抑制 T_1WI 序列：斜矢状位（OSag）扫描以横轴定位像作参考定位，平行于视神经的长轴。以左右作为相位编码方向，扫描野（FOV）一般为 150～200mm，层厚一般为 3mm，层间隔一般为 0.3mm，矩阵一般为 288×192。

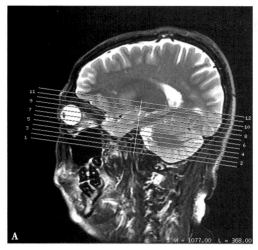

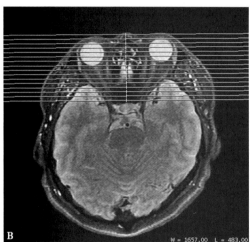

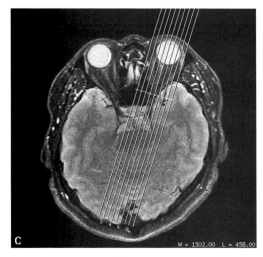

图 7-37
A. 横轴位扫描定位；B. 冠状位扫描定位；
C. 矢状位扫描定位

（4）对比剂：常规剂量采用 0.2ml/kg，手推注射。

5. 图像后处理　眼部常规 MRI 一般不需要特殊后处理。

6. 图像优化技巧

（1）脂肪抑制扫描应采用局部匀场，注意局部匀场的设定与扫描范围要匹配。

（2）在合理的扫描时间内，尽可能采用小的扫描野，以获得较高的空间分辨率。

（3）采用流动补偿，在成像层面上下分别设定预饱和带。

二、颞骨、内耳磁共振检查

（一）适应证

1. 感音神经性耳聋；

2. 内耳先天发育异常；

3. 人工耳蜗植入术前评估。

（二）检查技术

1. 线圈　头相控阵线圈或头颈联合相控阵线圈。

2. 体位　头先进，仰卧位。听眶线为定位中心，"十字"定位灯的横线对准听眶下线、纵线对准头颅正中矢状线。头部制动。

3. 成像方法、序列及参数

（1）成像方法：颞耳部磁共振检查扫描范围要包括内耳和内听道区。以横轴位（Tra）和冠状位（Cor）为基本检查方位。横轴位（Tra）扫描以冠状定位像作参考，平行于两侧颞叶底部连线定位（图 7-38A）。冠状位（Cor）扫描以横轴位定位像为参考，平行于两侧内听道连线定位（图 7-38B）。内耳膜迷路成像采用横轴位三维重 T_2WI 序列扫描，以冠状定位像作参考，平行于两侧颞叶底部连线定位（图 7-38C）。

（2）序列：横轴位 T_2WI 脂肪抑制、横轴位 T_1WI；冠状位 T_2WI 脂肪抑制、冠状位 T_1WI；横轴位三维重 T_2WI。

（3）参数：横轴位（Tra）以左右方向作为相位编码方向，扫描野（FOV）一般为 150～200mm，层厚一般为 3mm，层间隔一般为 0.3mm，矩阵一般为 288×224。冠状位（Cor）以左右作为相位编码方向，扫描野（FOV）一般为 150～200mm，层厚一般为 3mm，层间隔一般为 0.3mm，矩阵一般为 288×224。内耳迷路横轴位三维重 T_2WI 以前后作为相位编码的方向，扫描野（FOV）一般为 150～200mm，层厚一般为 3mm，矩阵一般为 512×256。

4. 增强扫描

（1）横轴位脂肪抑制 T_1WI 序列：横轴位（Tra）扫描以冠状定位像作参考，平行于两侧颞叶底部连线定位。以左右方向作为相位编码方向,扫描野(FOV)一般为 150～200mm,层厚一般为 3mm,层间隔一般为 0.3mm,矩阵一般为 288×224。

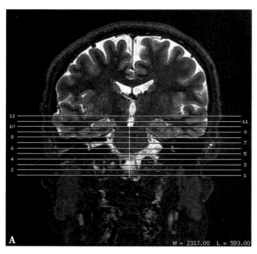

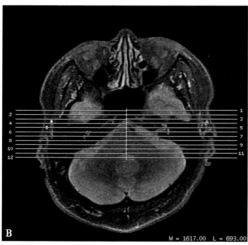

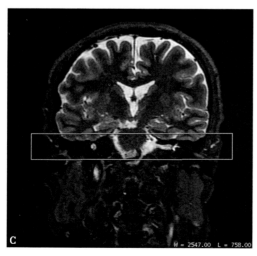

图 7-38

A. 横轴位扫描定位;B. 冠状位扫描定位;
C. 横轴位三维重 T_2WI 序列扫描定位

(2)冠状位脂肪抑制 T_1WI 序列:冠状位(Cor)以横轴位定位像为参考,平行于两侧内听道连线定位。以左右作为相位编码方向,扫描野(FOV)一般为 150～200mm,层厚一般为 3mm,层间隔一般为 0.3mm,矩阵一般为 288×224。

(3)对比剂:常规剂量采用 0.2ml/kg,手推注射。

5. 图像后处理 内耳迷路横轴位三维重 T_2WI 图像需要进行最大密度投影(MIP)多角度、多方位重建,重建过程中尽可能的除外内耳和内听道以外的影像。

6. 图像优化技巧

(1)脂肪抑制扫描应采用局部匀场,注意局部匀场的设定与扫描范围要匹配。

(2)在合理的扫描时间内,尽可能地采用小的扫描野,获得较高的空间分辨率。

(3)采用流动补偿,在成像层面上下分别设定预饱和带。

三、鼻、鼻窦磁共振检查

(一)适应证

1. 鼻窦疾病 如:鼻窦肿瘤、鼻窦囊肿、嗅神经母细胞瘤、鼻窦炎性病变等。

2. 鼻咽部疾病 如:鼻咽纤维血管瘤、鼻咽癌等。

(二)检查技术

1. 线圈 头相控阵线圈或头颈联合相控阵线圈。

2. 体位 头先进、仰卧位。鼻根部为定位中心,"十字"定位灯的横线对准鼻根部、纵线对准头颅正中矢状线。头部制动。

3. 成像方法、序列及参数

(1)成像方法:鼻和鼻窦磁共振检查的扫描范围是从口底至额窦上界的全部鼻腔和鼻窦。以横轴位(Tra)和冠状位(Cor)为基本检查方位。横轴位(Tra)扫描以矢状位定位像作参考,平行于硬腭的平行线定位(图 7-39A)。冠状位(Cor)扫描以矢状位定位像为参考,垂直于硬腭的平行线定位(图 7-39B)。矢状位(Sag)扫描以冠状位定位像为参考,平行于大脑纵裂定位(图 7-39C)。

(2)序列:横轴位 T_2WI 脂肪抑制、横轴位 T_1WI;冠状位 T_2WI 脂肪抑制、冠状位 T_1WI、矢状位 T_2WI 脂肪抑制。

(3)参数:横轴位(Tra)是以左右方向作为相位编码方向,扫描野(FOV)一般为 200mm,层厚一般为 4mm,层间隔一般为 0.4mm,矩阵一般为 320×256。冠状位(Cor)是以左右方向作为相位编码方向,扫描野(FOV)一般为 220mm,层厚一般为

4mm，层间隔一般为 0.4mm，矩阵一般为 320×192。矢状位（Sag）是以前后方向作为相位编码方向，扫描野（FOV）一般为 220mm，层厚一般为 4mm，层间隔一般为 0.4mm，矩阵一般为 320×192。

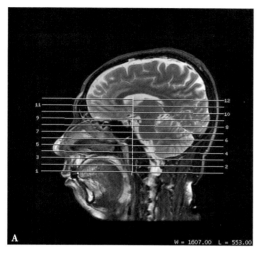

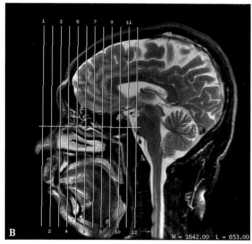

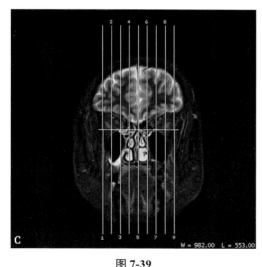

图 7-39
A．横轴位扫描定位；B．冠状位扫描定位；
C．矢状位扫描定位

4．增强扫描

（1）横轴位脂肪抑制 T_1WI 序列：横轴位（Tra）是以左右方向作为相位编码方向，扫描野（FOV）一般为 200mm，层厚一般为 4mm，层间隔一般为 0.4mm，矩阵一般为 288×192。

（2）冠状位脂肪抑制 T_1WI 序列：冠状位（Cor）是以左右方向作为相位编码方向，扫描野（FOV）一般为 220mm，层厚一般为 4mm，层间隔一般为 0.4mm，矩阵一般为 288×192。

（3）矢状位脂肪抑制 T_1WI 序列：矢状位（Sag）是以前后方向作为相位编码方向，扫描野（FOV）一般为 220mm，层厚一般为 4mm，层间隔一般为 0.4mm，矩阵一般为 320×192。

（4）对比剂：常规剂量采用 0.2ml/kg，手推注射。

5．图像后处理　鼻、鼻咽部常规 MRI 一般不需要特殊后处理。

6．图像优化技巧

（1）脂肪抑制扫描应采用局部匀场，注意局部匀场的设定与扫描范围要匹配。

（2）采用流动补偿，在成像层面上下分别设定预饱和带。

四、咽部磁共振检查

（一）适应证

1．咽部肿瘤　如：舌根癌、口咽癌等。

2．咽部脓肿。

（二）检查技术

1．线圈　头颈联合相控阵线圈。

2．体位　头先进、仰卧位。听眦线为定位中心，"十字"定位灯的横线对准听鼻线、纵线对准头颅正中矢状线。头部制动，扫描过程中禁止做吞咽动作。

3．成像方法、序列及参数

（1）成像方法：咽部磁共振检查的范围是从颅底到环状软骨的下缘。以横轴位（Tra）、冠状位（Cor）和矢状位（Sag）为基本检查方位。横轴位（Tra）扫描以矢状位定位像作参考，平行于硬腭的平行线定位（图 7-40A）。矢状位（Sag）扫描以冠状位定位像作参考，平行于颈椎定位（图 7-40B）。冠状位（Cor）扫描是以矢状位定位像作参考，垂直于硬腭的平行线定位（图 7-40C）。

（2）序列：横轴位 T_2WI 脂肪抑制、横轴位 T_1WI；矢状位 T_2WI 脂肪抑制、矢状位 T_1WI；冠状位 T_2WI 脂肪抑制。

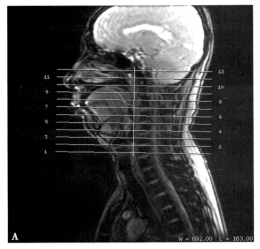

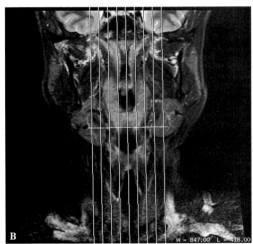

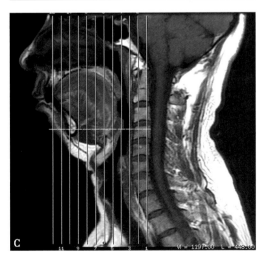

图 7-40
A. 横轴位扫描定位；B. 矢状位扫描定位；
C. 冠状位扫描定位

（3）参数：横轴位（Tra）是以左右方向作为相位编码方向，扫描野（FOV）一般为 200mm，层厚一般为 4mm，层间隔一般为 0.4mm，矩阵一般为 320×192。矢状位（Sag）是以前后方向作为相位编

码方向，扫描野（FOV）一般为 280mm，层厚一般为 4mm，层间隔一般为 0.4mm，矩阵一般为 320×192。冠状位（Cor）是以左右方向作为相位编码方向，扫描野（FOV）一般为 280mm，层厚一般为 4mm，层间隔一般为 0.4mm，矩阵一般为 320×192。

4. 增强扫描

（1）横轴位脂肪抑制 T_1WI 序列：横轴位（Tra）是以左右方向作为相位编码方向，扫描野（FOV）一般为 200mm，层厚一般为 4mm，层间隔一般为 0.4mm，矩阵一般为 320×192。

（2）冠状位脂肪抑制 T_1WI 序列：冠状位（Cor）是以左右方向作为相位编码方向，扫描野（FOV）一般为 280mm，层厚一般为 4mm，层间隔一般为 0.4mm，矩阵一般为 320×192。

（3）矢状位脂肪抑制 T_1WI 序列：矢状位（Sag）是以前后方向作为相位编码方向，扫描野（FOV）一般为 280mm，层厚一般为 4mm，层间隔一般为 0.4mm，矩阵一般为 320×192。

（4）对比剂：常规剂量采用 0.2ml/kg，手推注射。

5. 图像后处理：咽部常规 MRI 一般不需要特殊后处理。

6. 图像优化技巧

（1）脂肪抑制扫描应采用局部匀场，注意局部匀场的设定与扫描范围要匹配。

（2）采用流动补偿，在成像层面上下分别设定预饱和带。

五、颞颌关节磁共振检查

（一）适应证

1. 颞颌关节炎。

2. 颞颌关节紊乱综合征。

（二）检查技术

1. 线圈　头相控阵线圈或双颞下颌关节表面线圈。

2. 体位　头先进、仰卧位。听眦线为定位中心，"十字"定位灯的横线对准听眦下线、纵线对准头颅正中矢状线。头部制动，训练患者做张闭口动作。

3. 成像方法、序列及参数

（1）成像方法：颞颌关节磁共振检查的范围是从颅底至舌骨的下缘（第 5 颈椎水平）。以横轴位（Tra）、冠状位（Cor）和斜矢状位（Sag）为基本检查方位。横轴位（Tra）扫描以矢状位定位像作参考，平行于硬腭的平行线定位（图 7-41A）。冠状位

（Cor）扫描是以横轴位定位像作参考，垂直于髁状突定位（图7-41B）。斜矢状位（Sag）以冠状位定位像作参考，平行于髁状突长轴定位（图7-41C）。

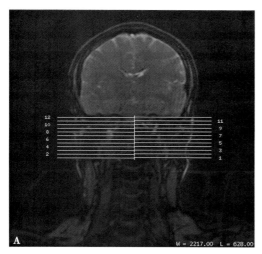

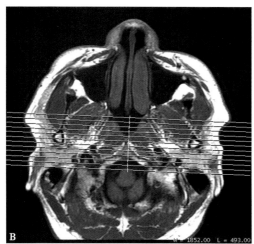

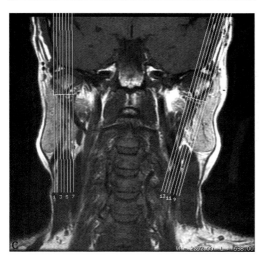

图7-41
A. 横轴位扫描定位；B. 冠状位扫描定位；
C. 矢状位扫描定位

（2）序列：横轴位T₂WI脂肪抑制、横轴位T₁WI；冠状位T₂WI脂肪抑制、矢状位T₁WI；斜矢状位动态电影。

（3）参数：横轴位（Tra）是以左右方向作为相位编码方向，扫描野（FOV）一般为200mm，层厚一般为4mm，层间隔一般为0.4mm，矩阵一般为288×224（图7-41A）。冠状位（Cor）是以左右方向作为相位编码方向，扫描野（FOV）一般为280mm，层厚一般为3mm，层间隔一般为0.4mm，矩阵一般为320×192（图7-41B）。斜矢状位（Sag）动态电影是以前后方向作为相位编码方向，扫描野（FOV）一般为280mm，层厚一般为3mm，层间隔一般为0.4mm，矩阵一般为288×224（图7-41C）。

4. 图像后处理　颞颌关节常规MRI一般不需要特殊后处理。

5. 图像优化技巧

（1）脂肪抑制扫描应采用局部匀场，注意局部匀场的设定与扫描范围要匹配。

（2）采用流动补偿，在成像层面上下分别设定预饱和带。

（3）斜矢状位（Sag）动态电影一般采用五个动态，每个动态电影大约40秒左右，每次动态扫描前依次提示患者最大范围开口或闭口。

六、颌面、口腔磁共振检查

（一）适应证

1. 颌面、口腔炎性病变。

2. 颌面、口腔肿瘤性病变。

3. 颌面部血管瘤。

4. 腮腺、颌下腺病变。

5. 颌面部外伤。

（二）检查技术

1. 线圈　头颈联合线圈或头相控阵线圈。

2. 体位　头先进、仰卧位。听眦线为定位中心，"十字"定位灯的横线对准听眦下线、纵线对准头颅正中矢状线。头部制动。

3. 成像方法、序列及参数

（1）成像方法：颌面部磁共振检查的范围是从颅底至舌骨的下缘（第五颈椎水平）。以横轴位（Tra）、冠状位（Cor）和矢状位（Sag）为基本检查方位。横轴位（Tra）扫描以矢状位定位像作参考，平行于硬腭的平行线定位（图7-42A）。冠状位（Cor）扫描是以矢状位定位像作参考，垂直于硬腭的平行线定位(图7-42B)。矢状位(Sag)扫描以冠状位定位像作参考，平行于人体正中矢状线定位(图7-42C)。

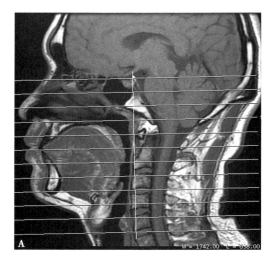

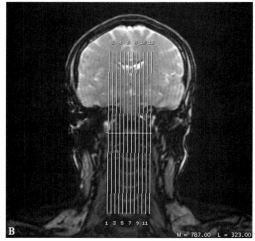

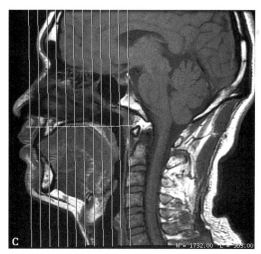

图 7-42
A.横轴位扫描定位；B.冠状位扫描定位；
C.矢状位扫描定位

（2）序列：横轴位 T_2WI 脂肪抑制、横轴位 T_1WI；冠状位 T_2WI 脂肪抑制、冠状位 T_1WI；矢状位 T_2WI 脂肪抑制。

（3）参数：横轴位（Tra）是以左右方向作为相位编码方向，扫描野（FOV）一般为 200mm，层厚一般为 4mm，层间隔一般为 0.4mm，矩阵一般为 320×192。冠状位（Cor）是以左右方向作为相位编码方向，扫描野（FOV）一般为 280mm，层厚一般为 4mm，层间隔一般为 0.4mm，矩阵一般为 320×192。矢状位（Sag）是以前后方向作为相位编码方向，扫描野（FOV）一般为 280mm，层厚一般为 4mm，层间隔一般为 0.4mm，矩阵一般为 320×192。

4．增强扫描

（1）横轴位脂肪抑制 T_1WI 序列：横轴位（Tra）是以左右方向作为相位编码方向，扫描野（FOV）一般为 200mm，层厚一般为 4mm，层间隔一般为 0.4mm，矩阵一般为 320×192。

（2）冠状位脂肪抑制 T_1WI 序列：冠状位（Cor）是以左右方向作为相位编码方向，扫描野（FOV）一般为 280mm，层厚一般为 4mm，层间隔一般为 0.4mm，矩阵一般为 320×192。

（3）矢状位脂肪抑制 T_1WI 序列：矢状位（Sag）是以前后方向作为相位编码方向，扫描野（FOV）一般为 280mm，层厚一般为 4mm，层间隔一般为 0.4mm，矩阵一般为 320×192。

（4）对比剂：常规剂量采用 0.2ml/kg，手推注射。

5．图像后处理　颌面部及口腔常规 MRI 一般不需要特殊后处理。

6．图像优化技巧

（1）脂肪抑制扫描应采用局部匀场，注意局部匀场的设定与扫描范围要匹配。

（2）采用流动补偿，在成像层面上下分别设定预饱和带。

七、喉部及甲状腺磁共振检查

（一）适应证

1．喉部肿瘤性疾病；

2．喉部感染性疾病；

3．声带疾病。

（二）检查技术

1．线圈　头颈联合线圈或颈部相控阵线圈。

2．体位　头先进、仰卧位。下颌角为定位中心，"十字"定位灯的横线对准下颌角、纵线对准人体正中矢状线。颈部制动，扫描过程中禁止做吞咽动作。

3．成像方法、序列及参数

（1）成像方法：喉部及甲状腺磁共振检查的范围是从硬腭到第1胸椎的下缘。以横轴位（Tra）、冠状位（Cor）和矢状位（Sag）为基本检查方位。横轴位（Tra）扫描以矢状位定位像作参考，垂直于气管定位（图7-43A）。冠状位（Cor）扫描以矢状位定位像作参考，平行于气管定位（图7-43B）。矢状位（Sag）扫描是以冠状位定位像作参考，平行于人体正中矢状线定位（图7-43C）。

（2）序列：横轴位 T_2WI 脂肪抑制、横轴位 T_1WI；冠状位 T_2WI 脂肪抑制、矢状位 T_1WI；矢状位 T_2WI 脂肪抑制。

（3）参数：横轴位（Tra）是以左右方向作为相位编码方向，扫描野（FOV）一般为200mm，层厚一般为4mm，层间隔一般为0.4mm，矩阵一般为320×192。冠状位（Cor）是以左右方向作为相位编码方向，扫描野（FOV）一般为280mm，层厚一般为4mm，层间隔一般为0.4mm，矩阵一般为320×192。矢状位（Sag）是以前后方向作为相位编码方向，扫描野（FOV）一般为280mm，层厚一般为4mm，层间隔一般为0.4mm，矩阵一般为320×192。

4．增强扫描

（1）横轴位脂肪抑制 T_1WI 序列：横轴位（Tra）是以左右方向作为相位编码方向，扫描野（FOV）一般为200mm，层厚一般为4mm，层间隔一般为0.4mm，矩阵一般为320×192。

（2）冠状位脂肪抑制 T_1WI 序列：冠状位（Cor）是以左右方向作为相位编码方向，扫描野（FOV）一般为280mm，层厚一般为4mm，层间隔一般为0.4mm，矩阵一般为320×192。

（3）矢状位脂肪抑制 T_1WI 序列：矢状位（Sag）是以前后方向作为相位编码方向，扫描野（FOV）一般为280mm，层厚一般为4mm，层间隔一般为0.4mm，矩阵一般为320×192。

（4）对比剂：常规剂量采用 0.2ml/kg，手推注射。

5．图像后处理　喉部常规 MRI 一般不需要特殊后处理。

6．图像优化技巧

（1）脂肪抑制扫描应采用局部匀场，注意局部匀场的设定与扫描范围要匹配。

（2）采用流动补偿，在成像层面上下分别设定预饱和带。

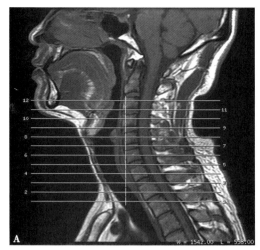

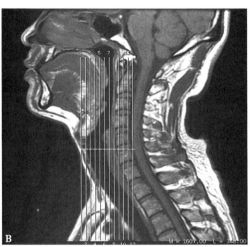

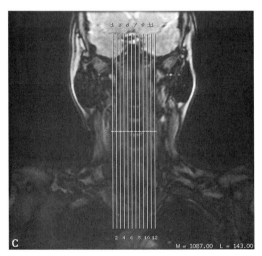

图 7-43

A. 横轴位扫描定位；B. 冠状位扫描定位；
C. 矢状位扫描定位

八、颈部软组织磁共振检查

（一）适应证

1. 颈部肿瘤性疾病。

2．颈部感染性疾病。

3．颈部皮下血管瘤。

4．甲状腺相关疾病。

5．颈部淋巴结相关疾病。

（二）检查技术

1．线圈　头颈联合线圈或颈部相控阵线圈。

2．体位　头先进、仰卧位。下颌角为定位中心，"十字"定位灯的横线对准下颌角、纵线对准人体正中矢状线。颈部制动，扫描过程中禁止做吞咽动作。

3．成像方法、序列及参数

（1）成像方法：颈部磁共振检查的范围是从硬腭到第 1 胸椎的下缘。以横轴位（Tra）、冠状位（Cor）和矢状位（Sag）为基本检查方位。横轴位（Tra）扫描以矢状位定位像作参考，垂直于气管定位（图 7-44A）。冠状位（Cor）扫描以矢状位定位像作参考，平行于气管定位（图 7-44B）。矢状位（Sag）扫描是以冠状位定位像作参考，平行于人体正中矢状线定位（图 7-44C）。

（2）序列：横轴位 T_2WI 脂肪抑制、横轴位 T_1WI；冠状位 T_2WI 脂肪抑制、矢状位 T_1WI；矢状位 T_2WI 脂肪抑制。

（3）参数：横轴位（Tra）是以左右方向作为相位编码方向，扫描野（FOV）一般为 200mm，层厚一般为 4mm，层间隔一般为 0.4mm，矩阵一般为 320×192。冠状位（Cor）是以左右方向作为相位编码方向，扫描野（FOV）一般为 280mm，层厚一般为 4mm，层间隔一般为 0.4mm，矩阵一般为 320×192。矢状位（Sag）是以前后方向作为相位编码方向，扫描野（FOV）一般为 280mm，层厚一般为 4mm，层间隔一般为 0.4mm，矩阵一般为 320×192。

4．增强扫描

（1）横轴位脂肪抑制 T_1WI 序列：横轴位（Tra）是以左右方向作为相位编码方向，扫描野（FOV）一般为 200mm，层厚一般为 4mm，层间隔一般为 0.4mm，矩阵一般为 320×192。

（2）冠状位脂肪抑制 T_1WI 序列：冠状位（Cor）是以左右方向作为相位编码方向，扫描野（FOV）一般为 280mm，层厚一般为 4mm，层间隔一般为 0.4mm，矩阵一般为 320×192。

（3）矢状位脂肪抑制 T_1WI 序列：矢状位（Sag）是以前后方向作为相位编码方向，扫描野（FOV）一般为 280mm，层厚一般为 4mm，层间隔一般为 0.4mm，矩阵一般为 320×192。

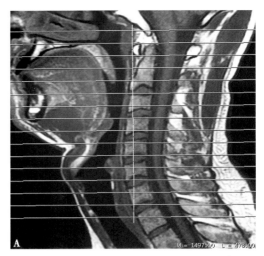

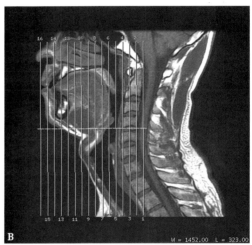

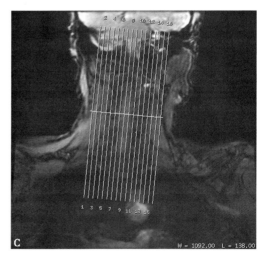

图 7-44

A．横轴位扫描定位；B．冠状位扫描定位；

C．矢状位扫描定位

（4）对比剂：常规剂量采用 0.2ml/kg，手推注射。

5．图像后处理　颈部常规 MRI 一般不需要特殊后处理。

6．图像优化技巧

（1）脂肪抑制扫描应采用局部匀场，注意局部匀场的设定与扫描范围要匹配。

（2）采用流动补偿，在成像层面上下分别设定预饱和带。

（3）颈部磁共振检查的定位要根据扫描的器官、部位或所需显示的结构确定。

九、颈部血管磁共振检查

（一）适应证

1．颈部血管性病变　如：颈动脉狭窄、阻塞、畸形，颈动脉瘤、椎动脉狭窄、阻塞等。

2．颈部包块。

（二）检查技术

1．线圈　头颈联合线圈或颈部相控阵线圈。

2．体位　头先进、仰卧位。下颌角为定位中心，"十字"定位灯的横线对准下颌角、纵线对准人体正中矢状线。颈部制动，扫描过程中禁止做吞咽动作。

3．成像方法、序列及参数

（1）成像方法：非增强颈动脉（MRA）及非增强颈静脉（MRV）扫描范围是从主动脉弓至颅底。非增强颈动脉（MRA）以横轴位（Tra）3D TOF MRA 为基本检查方位，以矢状位定位像作参考，垂直于颈部血管定位（图7-45A）。非增强颈静脉（MRV）以横轴位（Tra）3D PC MRV 为基本检查方位，以冠状位定位像作参考，垂直于颈部血管定位（图7-45B）。

（2）序列：横轴位 3D TOF MRA；横轴位 3D PC MRV。

（3）参数：横轴位（Tra）3D TOF MRA 是以前后方向作为相位编码方向，扫描野（FOV）一般为230mm，层厚一般为1mm，层间隔一般重叠30%左右，矩阵一般为320×256。横轴位 3D PC MRV 是以前后方向作为相位编码方向，扫描野（FOV）一般为230mm，层厚一般为2mm，无层间隔，矩阵一般为320×256。

4．增强扫描

（1）增强颈部血管成像（CE-MRA）扫描范围是从主动脉弓至颅底。增强颈部血管成像（CE-MRA）以冠状位为基本检查方位，以横轴位定位像作参考，平行于颈椎椎间孔定位（图7-45C）。

（2）增强前扫描一次作为蒙片（mask），使用小剂量团注试验法（test bolus）计算启动时间（启动时间 = 团注试验达峰时间 − K 空间填充中心的延迟时间）或透视触发法（观察到主动脉弓显影时，手动 /

自动启动扫描），注药后无间隔采集 2 次时相，第 1 期为动脉期，第 2 期为动静脉期，与蒙片减影，用减影图像作最大信号投影（MIP），多角度重建。

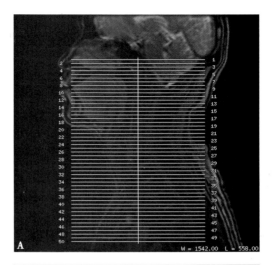

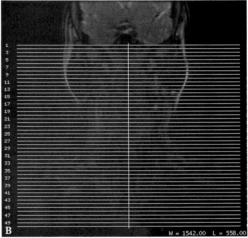

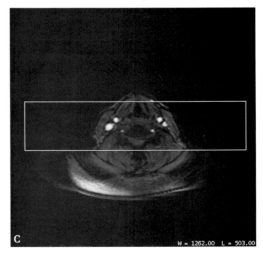

图 7-45

A．非增强颈动脉（MRA）横轴位（Tra）3D TOF MRA 扫描定位；B．非增强颈静脉（MRV）横轴位（Tra）3D PC MRV 扫描定位；C．增强颈部血管成像（CE-MRA）冠状位扫描定位

（3）增强颈部血管成像（CE-MRA）是以前后方向作为相位编码方向，扫描野（FOV）一般为350mm，层厚一般为1mm，无层间隔，矩阵一般为512×384。

（4）对比剂：小剂量团注测试对比剂剂量一般为2ml，注射速率2ml/s，10ml盐水冲刷。常规剂量采用0.2ml/kg，2ml/s团注，20ml盐水冲刷。

5．图像后处理　增强颈部血管成像（CE-MRA）减影后图像分别做动脉期和静脉期的最大信号投影（MIP），之后可进行多角度重建。

6．图像优化处理

（1）非增强颈动脉横轴位（Tra）3D TOF MRA扫描时，要在层块上方设置饱和带以饱和静脉影。

（2）非增强颈静脉冠状位（Cor）3D PC MRV扫描时，一定要设定好血管的流速，因磁共振扫描仪的不同，其值也有差异，一般设定为30左右，要根据所使用的磁共振扫描仪适当调整。

（3）团注测试方法启动扫描时间的确定要根据所使用扫描序列的K空间填充技术来计算，K空间循环对称填充的启动时间是达峰时间 −½ 采集时间，K空间中心优先填充序列的启动时间就是达峰时间。团注测试方法的对比剂注射速率要与静脉团注速率一致。

（4）透视触发法一般使用K空间中心优先填充序列。

第四节　胸部磁共振检查

一、胸/纵隔磁共振检查

（一）适应证

1．纵隔肿瘤性病变。

2．纵隔感染性病变。

3．纵隔淋巴结病变。

4．肺部占位性病变。

（二）检查技术

1．线圈　体部相控阵线圈。

2．体位　仰卧位，头先进，双臂环绕抱头。胸骨角与剑突连线中心为定位中心，"十字"定位灯的横线对准胸骨角与剑突连线中心、纵线对准人体正中矢状线。体部制动，训练患者均匀呼吸及屏气配合。

3．成像方法、序列及参数

（1）成像方法：纵隔/肺的磁共振扫描范围是从

胸廓入口至隔角肌，以横轴位（Tra）和冠状位（Cor）为基本扫描方位。横轴位（Tra）扫描以冠状位和矢状位定位像作参考，垂直于胸椎定位（图7-46A）。冠状位（Cor）扫描以矢状位定位像作参考，平行于胸椎定位（图7-46B）。

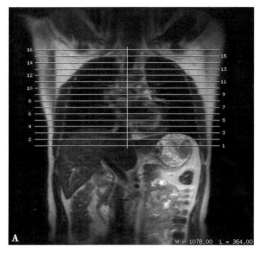

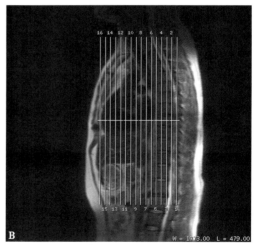

图7-46
A.横轴位扫描定位；B.冠状位扫描定位

（2）序列：呼吸触发横轴位 T_2WI 脂肪抑制、屏气横轴位 T_1WI；呼吸触发横轴位扩散加权成像（diffusion weighted imaging，DWI），呼吸触发冠状位 T_2WI 脂肪抑制。

（3）参数：横轴位（Tra）是以左右方向作为相位编码方向，扫描野（FOV）一般为380mm，层厚一般为8mm，层间隔一般为1mm，矩阵一般为288×224。横轴位（Tra）扩散加权成像（DWI）是以左右方向作为相位编码方向，扫描野（FOV）一般为380mm，层厚一般为8mm，层间隔一般为1mm，矩阵一般为128×128，弥散敏感因子（b）值选择

600mm²/s。冠状位（Cor）是以上下方向作为相位编码方向，扫描野（FOV）一般为400mm，层厚一般为8mm，层间隔一般为1mm，矩阵一般为320×192。

4．增强扫描

（1）横轴位（Tra）三维脂肪抑制快速容积成像动态扫描（LAVA）的扫描范围是从胸廓入口至隔角肌，以冠状位定位像作参考，垂直于胸椎定位。增强前扫描一次作为蒙片（mask），透视触发法（观察到左室显影最亮时，手动/自动启动扫描），注药后屏气依次采集3次时相，第1期为动脉期，第2期为动静脉期，第3期为平衡期。横轴位（Tra）增强三维快速容积成像动态扫描（LAVA）是以左右方向作为相位编码方向，扫描野（FOV）一般为380mm，层厚一般为6mm，无层间隔，矩阵一般为288×160。

（2）冠状位（Cor）三维脂肪抑制快速容积成像（LAVA）的扫描范围是从胸廓入口至隔角肌，以横轴位定位像作参考，平行于人体正中矢状线定位。增强三维快速容积成像动态扫描（LAVA）是以上下方向作为相位编码方向，扫描野（FOV）一般为380mm，层厚一般为6mm，无层间隔，矩阵一般为256×160。

（3）对比剂：常规剂量采用0.2ml/kg，2ml/s团注，20ml盐水冲刷。

5．图像后处理　胸部常规MRI一般不需要特殊后处理。

6．图像优化技巧

（1）使用呼吸门控或心电门控，采用流动补偿，在成像层面上下分别设定预饱和带，以减少血管搏动伪影。

（2）脂肪抑制扫描应采用局部匀场，注意局部匀场的设定与扫描范围要匹配。

（3）根据病变的实际情况，调整扫描的范围、方位和层厚等参数。

二、胸壁磁共振检查

（一）适应证

1．胸壁发育异常。

2．胸壁感染性病变。

3．胸壁肿块。

4．胸壁肌肉病变。

（二）检查技术

1．线圈　体部相控阵线圈。

2．体位　仰卧位，头先进，双臂环绕抱头。胸骨角与剑突连线中心为定位中心，"十字"定位灯

的横线对准胸骨角与剑突连线中心、纵线对准人体正中矢状线。体部制动，训练患者均匀呼吸及屏气配合。

3．成像方法、序列及参数

（1）成像方法：胸壁的磁共振扫描范围是从胸廓入口至膈肌，以横轴位（Tra）和矢状位（Sag）为基本扫描方位。横轴位（Tra）扫描以冠状位和矢状位定位像作参考，垂直于胸椎定位（图7-47A）。矢状位（Sag）扫描以冠状位定位像作参考，平行于胸椎定位（图7-47B）。

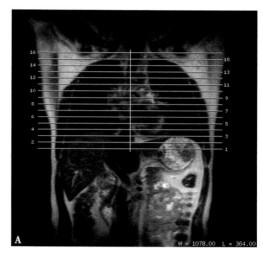

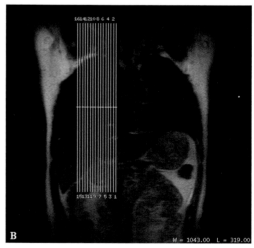

图7-47
A．横轴位扫描定位；B．矢状位扫描定位

（2）序列：呼吸触发横轴位T_2WI脂肪抑制、屏气横轴位T_1WI；呼吸触发横轴位扩散加权成像（diffusion weighted imaging，DWI），呼吸触发矢状位T_2WI脂肪抑制。

（3）参数：横轴位（Tra）是以左右方向作为相位编码方向，扫描野（FOV）一般为380mm，层

厚一般为 8mm，层间隔一般为 1mm，矩阵一般为 288×224。横轴位（Tra）扩散加权成像（DWI）是以左右方向作为相位编码方向，扫描野（FOV）一般为 380mm，层厚一般为 8mm，层间隔一般为 1mm，矩阵一般为 128×128，弥散敏感因子（b）值选择 600mm²/s。矢状位（Sag）是以左右方向作为相位编码方向，扫描野（FOV）一般为 400mm，层厚一般为 8mm，层间隔一般为 1mm，矩阵一般为 320×192。

4. 增强扫描

（1）横轴位（Tra）三维脂肪抑制快速容积成像动态扫描（LAVA）的扫描范围是从胸廓入口至膈肌，以冠状位定位像作参考，垂直于胸椎定位。横轴位（Tra）增强三维快速容积成像动态扫描（LAVA）是以左右方向作为相位编码方向，扫描野（FOV）一般为 380mm，层厚一般为 6mm，无层间隔，矩阵一般为 288×160。

（2）冠状位（Cor）三维脂肪抑制快速容积成像（LAVA）的扫描范围是从胸廓入口至膈肌，以横轴位定位像作参考，平行于人体正中矢状线定位。增强三维快速容积成像动态扫描（LAVA）是以上下方向作为相位编码方向，扫描野（FOV）一般为 380mm，层厚一般为 6mm，无层间隔，矩阵一般为 256×160。

（3）矢状位（Sag）三维脂肪抑制快速容积成像（LAVA）的扫描范围是从胸廓入口至膈肌，以冠状位定位像作参考，平行于人体正中矢状线定位。增强三维快速容积成像动态扫描（LAVA）是以左右方向作为相位编码方向，扫描野（FOV）一般为 380mm，层厚一般为 6mm，无层间隔，矩阵一般为 256×160。

（4）对比剂：常规剂量采用 0.2ml/kg，手推注射。

5. 图像后处理　胸壁常规 MRI 一般不需要特殊后处理。

6. 图像优化技巧

（1）根据病变的实际情况，调整扫描的范围、方位和层厚等参数。

（2）脂肪抑制扫描应采用局部匀场，注意局部匀场的设定与扫描范围要匹配。

（3）使用呼吸门控，采用流动补偿，在成像层面上下分别设定预饱和带，以减少血管搏动伪影。

三、乳腺磁共振检查

（一）适应证

1. 乳腺感染性疾病。

2. 乳腺肿瘤性疾病。

（二）检查技术

1. 线圈　乳腺专用相控阵线圈。

2. 体位　俯卧位，头先进或足先进。双侧腺体自然下垂，置于线圈中心，双臂前伸环绕抱头。乳头连线为定位中心，"十字"定位灯的横线对准乳头连线、纵线对准身体正中矢状线。体部制动，平静呼吸。

3. 成像方法、序列及参数

（1）成像方法：乳腺磁共振检查的范围要包括全部乳腺腺体及腋下淋巴结。以横轴位（Tra）和斜矢状位（OSag）为基本扫描方位。横轴位扫描（Tra）以冠状定位像和矢状定位像为参考，平行于乳腺体中心定位（图 7-48A）。斜矢状位（OSag）以横轴定位像和冠状定位像为参考，平行于乳头定位（图 7-48B）。

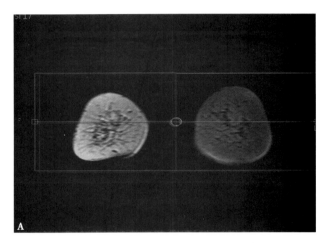

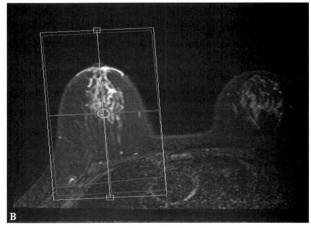

图 7-48
A. 横轴位扫描定位；B. 斜矢状位扫描定位

（2）序列：横轴位 T₂WI 脂肪抑制、横轴位 T₁WI；双侧乳腺斜矢状位 T₂WI 脂肪抑制、横轴位扩散加权成像（diffusion weighted imaging，DWI）。

（3）参数：横轴位（Tra）T_2WI 和 T_1WI 以左右方向作为相位编码方向，扫描野（FOV）一般为320mm，层厚一般为4mm，层间隔一般为0.5～1mm，矩阵一般为288×224。横轴位（Tra）扩散加权成像（DWI）以左右方向作为相位编码方向，扫描野（FOV）一般为320mm，层厚一般为4mm，层间隔一般为0.5～1mm，矩阵一般为128×128，弥散敏感因子（b）值选择1000mm²/s。斜矢状位（OSag）T_2WI 以前后方向作为相位编码方向，扫描野（FOV）一般为240mm，层厚一般为4mm，层间隔一般为0.5～1mm，矩阵一般为288×224。

4. 增强扫描

（1）横轴位（Tra）三维脂肪抑制高分辨动态扫描　动态扫描一般1～2次/分，增强动态扫描的总时间不应低于5分钟，扫描范围要包括全部乳腺体及腋下淋巴结。第一个动态扫描作为蒙片（mask），注药后延迟10秒开始动态增强扫描。横轴位（Tra）三维脂肪抑制高分辨动态扫描以冠状位和矢状位定位像为参考，平行于乳腺体中心定位（图7-48C）。以左右方向作为相位编码方向，扫描野（FOV）一般为320mm，矩阵一般为320×256。

（2）对比剂：常规剂量采用0.2ml/kg，2ml/s团注，20ml盐水冲刷，延迟10秒后扫描。

5. 图像后处理

（1）分析处理所有横轴位三维脂肪抑制高分辨动态扫描图像，计算时间-信号强度曲线（time intensity curve，TIC）。

（2）将增强后动态扫描所有时相影像逐一与作为蒙片（mask）的第一个动态扫描影像进行数字减影处理后，进行最大密度投影（MIP）重建。

6. 图像优化技巧

（1）脂肪抑制扫描应采用局部匀场，注意局部匀场的设定与扫描范围要匹配。

（2）三维动态增强扫描要注意增强扫描的时间，如时间过短得到的时间-信号强度曲线不能准确地反映病变的强化时间的长短，影响了BI-RADS的分级评估。

（3）减影后所得的每个动态都需要进行最大密度投影（MIP）重建，对病变的诊断很有帮助。

（4）采用流动补偿，在成像层面上下分别设定预饱和带。

（5）患者的最佳检查时间是月经周期的第二周，可以提高诊断的特异性。

（6）动态增强曲线不太依赖强化的程度，曲线的形状更为重要。动态增强曲线分为早期增强和延迟增强。早期增强（注射对比剂后的前2分钟）分为缓慢、中等、快速强化，延迟增强（注射对比剂2分钟后）分为持续型、平台型和廓清型。

第五节　心脏及大血管磁共振检查

一、心脏大血管形态学磁共振检查

（一）适应证

1. 心肌病。
2. 心脏瓣膜病。
3. 心包疾病。
4. 先天性心脏病。

（二）检查技术

1. 线圈　心脏专用表面线圈/体部矩形相控阵线圈/体线圈。

2. 体位　仰卧，头先进，双手上举置于头顶。将心脏置于线圈中心。呼吸门控感应器置于腹部或胸部呼吸运动起伏最明显处。按各厂家电极安放要求连接VCG（或ECG）电极，外周门控感应器夹于右手拇指或示指。定位线对线圈中心。

3. 成像方位、序列及参数

（1）成像方位：按美国心脏协会（AHA）在2002年对心脏的断层解剖成像命名进行各房室及大血管扫描方位的成像。常用成像方位有横断面、冠状面、二腔心位、短轴位、四腔心位、左室流出道位（三腔室位）、右室流出道位、主动脉弓位等。

1）横断面成像：在胸部冠状位定位像上设置横断面扫描层面，与人体上下轴垂直。扫描范围包含主动脉弓至心尖。相位编码取前-后方向（图7-49）。

2）冠状面成像：在横断面像上设置冠状面扫描层面，与人体前-后轴垂直。相位编码取左-右向（图7-50）。

3）二腔心位：在横断面像上设置扫描层面由左室心尖部至二尖瓣口，并与室间隔平行（图7-51）。

4）左室短轴位：在二腔心位像上设置扫描层面与左室心尖至二尖瓣口的连线垂直或平行于二尖瓣口平面（图7-52）。

5）四腔心位：在二腔心位像上设置扫描层面为由左室心尖部至二尖瓣口中心的连线，同时在左室短轴位像上设置扫描层面垂直室间隔，并且经过二尖瓣口中心、三尖瓣口中心及心尖3点。经此3

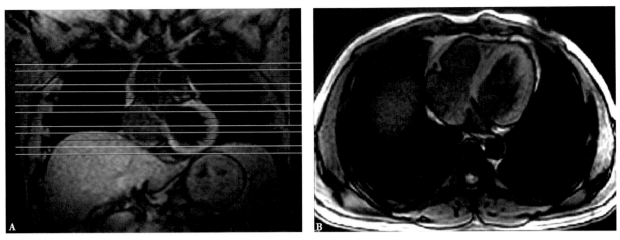

图 7-49　心脏横断面成像
A. 心脏横断面扫描定位线；B. 心脏横断面梯度回波 T_1W 像

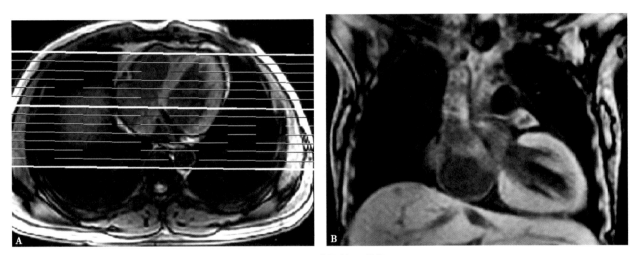

图 7-50　心脏冠状面成像
A. 冠状面扫描定位；B. 冠状面黑血序列像

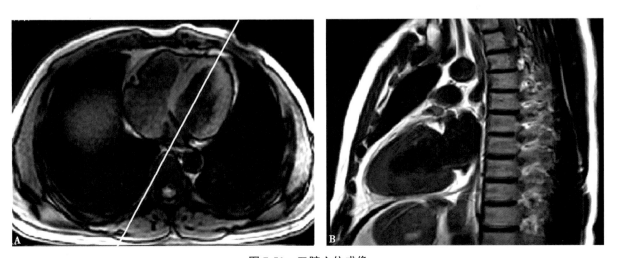

图 7-51　二腔心位成像
A. 二腔心定位，在横断面像上设置扫描层面平行于室间隔；B. 二腔心位像

点获得的四腔心平面可显示左、右心房及左、右心室 4 个腔。该方位可显示心室最大长径，主要显示房室间隔、二尖瓣、三尖瓣、心房、心室、心肌肌壁等（图 7-53）。

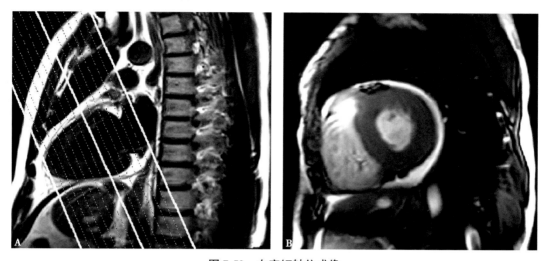

图 7-52　左室短轴位成像
A. 在二腔心位像上设置扫描层面垂直于心尖与二尖瓣口连线或平行于房室瓣口；B. 左室短轴位像

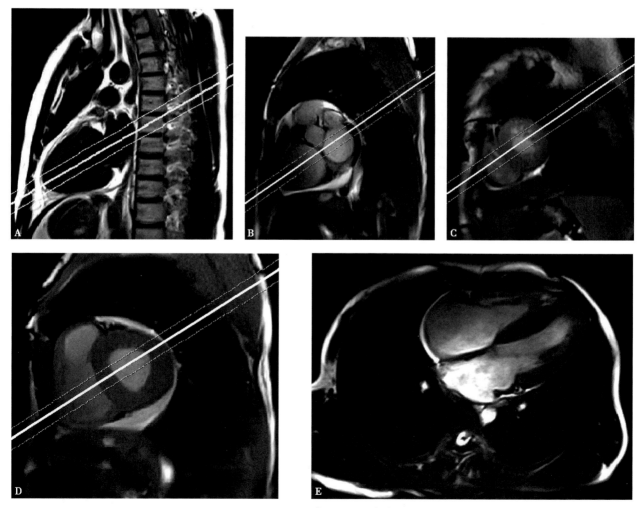

图 7-53　心脏四腔心位成像
A. 在二腔心像上设置扫描层面经过心尖及二尖瓣口中心；B，C. 并且在左室短轴位像上设置扫描层面经过二尖瓣口和三尖瓣口中心和心尖；D. 并且在左室短轴位像上设置扫描层面垂直室间隔；E. 四腔心位像，显示左、右心房及左、右心室

6）短轴位：在四腔心位像上设置扫描层面垂直于心脏长轴或室间隔。主要显示心脏后侧壁、室间隔、乳突肌腱，用于观察心室、心肌形态、心功能分析及心肌血供评价等（图7-54）。

7）左室流出道位：也称三腔心位。在短轴位像上设置扫描层面由左心室经过主动脉瓣及升主动脉根部。可显示左室、左房、二尖瓣口（左室流入道）及主动脉口、升主动脉（左室流出道）（图7-55）。

8）右室流出道位：在横断面显示肺动脉段及左右肺动脉分叉的层面图像上，设置扫描层面由前至后经过（或平行）左右肺动脉分叉前的肺动脉段，注意往下的层面经过部分右心室（图7-56）。

9）主动脉弓斜冠状面成像：在胸部横断面图像上设置扫描层面经过升主动脉、主动脉弓和降主动脉（图7-57）。

（2）序列：根据检查目的不同，可选用：

1）黑血序列：如双反转DIR-FSE、三反转DIR-FSE-FS等，用于鉴别心肌或心腔富含脂肪病变，对心脏肿瘤、心包和心肌病变的鉴别诊断具有重要意义，亦可采用幅度脂肪抑制反转恢复序列。

2）白血序列：主要是梯度回波序列，以平衡稳态自由进动梯度回波（balance steady state free procession，balance-SSFP）为主要序列，可以单相位成像显示形态，也可以电影成像方式显示心脏的运动功能。

（3）扫描参数：层厚6~8mm，层间隔为0或为层厚的10%~20%，FOV 300~400mm。采用心电门控或外周门控及呼吸门控技术。

1）心电门控技术：心脏MRI通常采用前瞻性或回顾性心电门控触发采集，获得心动周期特定时相或任一时相的图像，同时可减少心脏、大血管搏动及血流伪影。

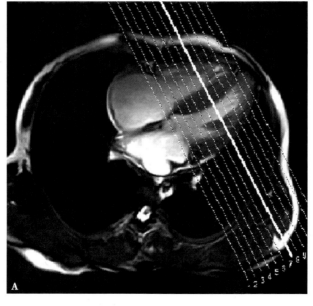

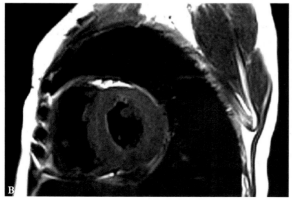

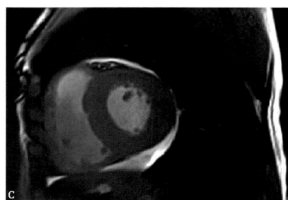

图7-54 短轴位成像

A. 在四腔心位像上设置扫描层面垂直于心脏长轴或室间隔；B. 黑血序列短轴位像；C. 白血序列短轴位像

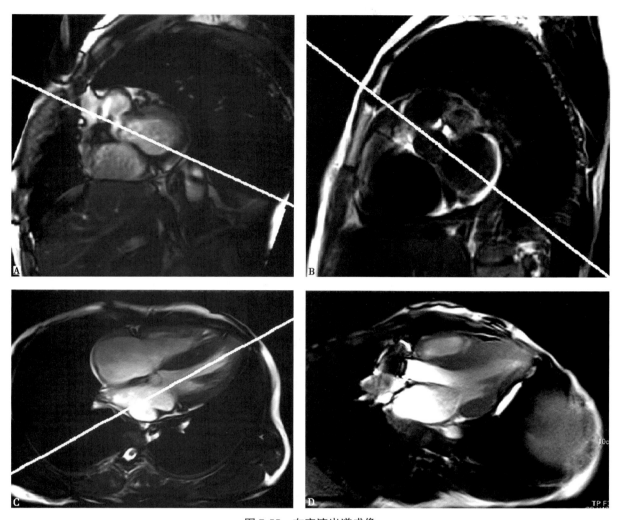

图 7-55　左室流出道成像

A、B. 在短轴位像上设置扫描层面经过左室及升主动脉根部（小葫芦）；C. 并且在四腔心位像上设置扫描层面经过左室心尖及二尖瓣口中心；D. 左室流出道像（三腔心）

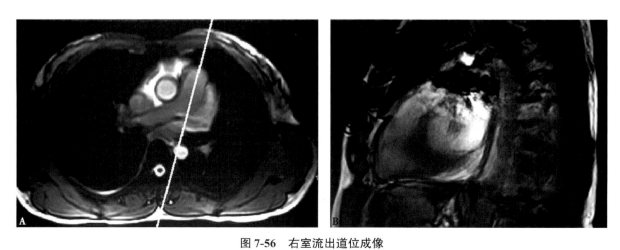

图 7-56　右室流出道位成像

A. 在横断面像上设置扫描层面由前至后经过肺动脉段及部分右心室；B. 右室流出道像

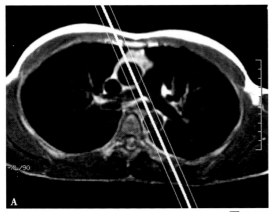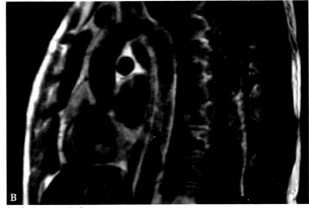

图 7-57　主动脉弓位成像
A. 在横断面像上设置扫描层面经过升主动脉、主动脉弓和降主动脉；B. 主动脉弓位像

2）参数选择：单时相扫描序列 TR 为一个或数个 R-R 间期。延迟时间（TD）选择"shortest"或"minimum"（最短或最小），或设定于一个 R-R 间期的特定时间。门控不应期值决定于 TR，且受心律的影响，门控不应期为（0.7～0.9）×N，N 为 TR 内含 R-R 间期的个数。心律齐时选 0.9×N，心律不齐时选 0.7×N。心律不应期拒绝窗：设定为 50%～70%。时相数：GRE 序列设为 1～64，SE 序列设为 1～8。间隔时间可设为"shortest"（最短）、"longest"（最长）或根据需要设置。

4. 增强扫描

（1）普通增强：指低场 MR 设备采用 SE-T₁W 序列进行的心脏增强扫描，必要时加脂肪抑制技术，对心脏肿瘤、心包和心肌病变的诊断与鉴别诊断具有一定意义。

（2）心肌灌注和心肌延迟强化成像：详见"心肌活性检测磁共振检查"。

心脏增强扫描一般指心肌灌注和心肌延迟强化成像。一般需在配备有高级成像包的高场 MR 设备才能完成。

5. 图像后处理　心脏 MRI 常规平扫序列一般不需要特殊后处理。

6. 图像优化技巧

（1）向受检者讲解检查注意事项，训练呼吸、屏气动作，以取得其积极配合。

（2）消除患者恐惧心理，以尽量减少心律波动。

（3）正确放置心电门控导联电极及呼吸门控感应器。

（4）电极连接后让受检者在磁孔中稍事停留片刻，待心电周期波形平稳后再开始扫描。

（5）扫描过程中每个序列在扫描前即时更新心率，尽量避免提前太长的时间预先更新。

（6）尽量首选心脏专用线圈。

（7）统一按 AHA 心脏的断层解剖成像命名进行成像，断层角度和方位要标准。以提供真实可靠的影像数据。

（8）磁敏感伪影一般在超高场 MR 设备较明显。采用手动容积匀场可不同程度地减轻磁敏感伪影。1.5T 场强的 MRI 设备一般可获得较理想的图像。

二、心功能分析磁共振检查

（一）适应证

心脏疾患需做心脏功能分析者，包括心肌厚度、心肌容积、心室容积、射血分数、心脏几何和功能评价等。

（二）检查技术

1. 线圈　同心脏形态学 MRI。

2. 体位　同心脏形态学 MRI。

3. 成像方位、序列及参数

（1）成像方位：MR 心功能分析一般在标准心脏短轴位上进行。获取短轴位的定位顺序和形态学 MRI 定位顺序一致，即横轴位——二腔心位——左室短轴位——四腔心位——短轴位。

（2）序列：在电影白血序列四腔心位的舒张末期图像上设置短轴位电影白血序列，从心尖到心底（房室瓣口）逐层屏气扫描（图 7-58）。

（3）扫描参数：TR 选最短（由心律决定，超高场机型可短至 3.8ms），TE 选最短（可短至 1.6ms），激励角 45°，层厚 6～8mm，FOV 280～300mm，矩阵 126～280×256～300，每层 25～30 个 Phase（时相）。

4. 图像处理

（1）将整个心动周期的各层短轴位电影图像输

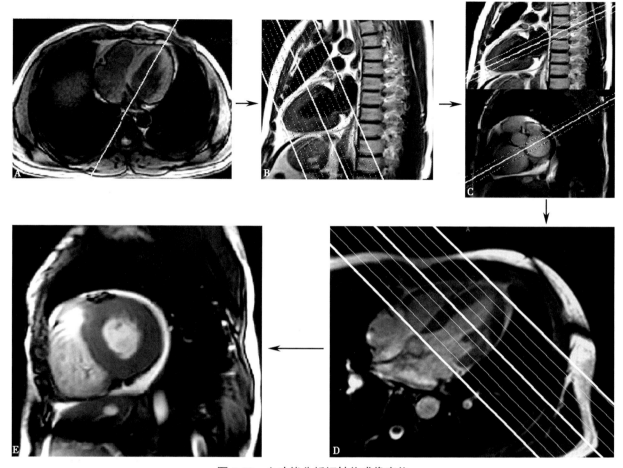

图 7-58　心功能分析短轴位成像定位
由 A～D 的定位扫描，最后获取 E 短轴位像

入心功能分析软件包，用手动或半自动方法可分别在舒张期、收缩期对左、右心室的内侧壁勾画轮廓（图 7-59）。

（2）产生心脏功能报告表，内容包括心肌肌块（平均肌块、肌块标准差）、LV 腔容积（EDV-0 相位、ESV-6 相位、第二 EDV-14 相位）、心功能数据

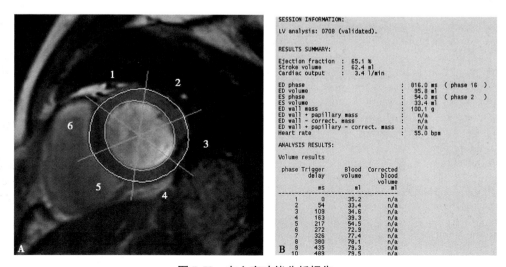

图 7-59　左心室功能分析报告
A. 在左室短轴位像上，勾画室壁内轮廓；B. 产生功能分析数据报告

（射血分数、每搏输出量、心脏搏出、峰射血率、峰充盈率）、时间数据（收缩期持续时间、舒张期持续时间、峰充盈时间及心率）及舒张末期容积差等（图7-59）。

（3）产生左室容积以及容积变化率曲线图（图7-60）。

（4）心肌厚度分析：在已勾画的心室心肌内侧壁的基础上再勾画其外侧壁轮廓，确定放射状区域，并计算结果，以表格或"牛眼"图的形式显示出来，包括心肌厚度的百分比、厚度差和绝对厚度（图7-61）。

（5）心脏磁共振几何和功能评价：内容包括心室容积、心肌肌块、左室和心肌的区域功能、心室的时间 - 容积曲线。

1）心室容积计算：利用短轴位电影多层采集图像获得舒张末期心室容积（EDV）和收缩末期心室容积（ESV），每搏输出量（SV）和射血分数（EF百分比）即可计算出：

$$SV = EDV - ESV \qquad 公式（7-1）$$
$$EF = (SV / EDV) \times 100\% \qquad 公式（7-2）$$

2）心肌肌块：正常心肌的密度值为1.05g/cm³。

3）心脏运动过程时间 - 压力、容积变化。

4）心脏血流动力学正常值（表7-3）。

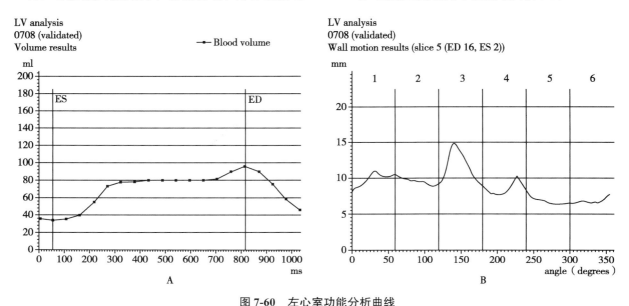

图7-60 左心室功能分析曲线
A. 左室容积以及容积变化率曲线图；B. 心脏运动过程中心肌厚度变化曲线

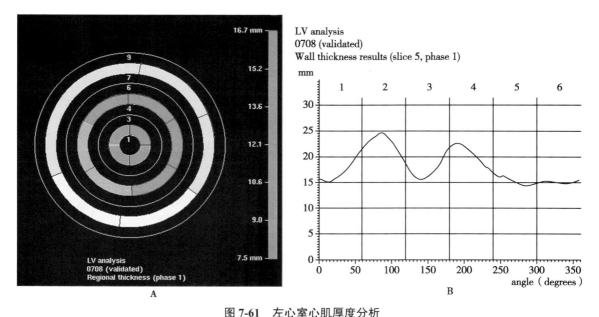

图7-61 左心室心肌厚度分析
A. 勾画室壁内、外轮廓，并描绘心肌厚度"牛眼图"；B. 心肌厚度曲线图

表 7-3 心脏血流动力学正常值

	CO	CI	SV	SVI	EF	EDV	ESV
左室	3.7～7.5	2.6～2.4	53～83	30～65	55～75	79～154	28～67
右室	—	—	28～70	—	54～79	48～100	13～37

CO：心脏输出量（L/min）；CI：心脏指数［L/(min·m²)］；SV：每搏输出量（ml/stroke）；SVI：每搏输出指数［ml/(stroke·m²)］；EF：射血分数（%）；EDV：舒张末期容积（左室舒张末期容积）（ml）；ESV：收缩末期容积（左室收缩末期容积）（ml）；CO=SV×心率（次／分）；CI=CO/A；SV=EDV-ESV（左室）；SVI=SV/A；EF=（SV/EDV）×100；A 为人体体表面积。

三、心肌活性检测磁共振检查

（一）适应证
心肌病变、心内膜病变等。

（二）检查技术
1. 线圈 同心脏形态学 MRI。
2. 体位 同心脏形态学 MRI。
3. 成像方位、序列及参数

（1）心肌灌注扫描：现多采用磁化准备梯度回波 T_1W 灌注序列，一般在两个 R-R 间期完成 4～6 个层面采集，短轴位成像，扫描范围从房室沟至心尖，或 2 个方位同时成像，即短轴位 3 层 + 四腔位 1 层。扫描 30～50 个时相，约 50～60 秒完成。高压快速团注对比剂 Gd-DTPA，建议一般按 0.1mmol/kg 体重给药，速率 3～5ml/s，5～8 秒内注射完毕，以保证在单次循环内完成造影剂注射。续以 15～20ml 生理盐水冲洗。灌注扫描和注药同时开始。

（2）心肌延迟强化扫描：灌注扫描结束后，补充注射钆对比剂，一般建议按 0.2mmol/kg 体重给药，注射速率 0.5～1ml/s，注药后在 8～20 分钟内扫描，采用反转快速梯度回波序列（IR-FGRE）或相位敏感反转梯度回波序列（PSIR），以短轴位和四腔位为主要成像方位，扫描范围包含全心。TI 时间一般在 230～350ms 之间，TI 需根据 TI 预测扫描序列的图像对比度做出即时的调整，一般选择心肌信号最黑的图像对应的时间输入 IR-FGRE 序列。如采用 PSIR 序列则无需进行 TI 预测序列扫描。也不需根据心率、对比剂注射后延迟时间进行调节。

4. 图像后处理

（1）心肌灌注分析：方法包括定性和定量分析。

1）定性分析：通过电影回放的方式从视觉上判断低灌注（无对比剂信号或信号较周围低）的区域。

2）定量分析：与心肌局部功能分析方式类似，在描记出心内膜和心外膜的分界和以前室沟划分心肌阶段后，测量每个阶段心肌信号随时间变化的曲线，并通过积分方式计算心肌血流速度、血流量、最大增强斜率和造影剂的平均通过时间等心肌灌注参数（图 7-62）。

（2）心肌延迟强化分析：通过心肌延迟强化扫描图像，观察心肌强化信号，存在强化高信号的区域，反映局部心肌钆剂渗透延迟及对钆剂的清除力减弱，从而对心肌活力做出诊断（图 7-63）。

5. 图像优化技巧

（1）心肌灌注：要求快速扫描，采用多种优化技术缩短周期扫描时间，以提高时间分辨率。时间分辨率越短，灌注效果越好。一般每两个 R-R 间期完成 4～6 个层面采集。基于冠状动脉血供分段的解剖特性，心肌灌注成像多选择短轴位成像（或短轴位 3 层 + 四腔位 1 层），成像范围从心尖至房室沟。对比剂给药方式要求高压快速团注，以达到灌注的目的。

（2）心肌延迟强化：利用钆对比剂延迟渗透进入以及延迟退出凝固坏死心肌区域的特性，显示心肌梗死或纤维化的存在和范围。在心肌灌注扫描完成后补充对比剂，延迟在 8～20 分钟内扫描，以短轴位和四腔心位为主要成像方位，由于注射钆对比剂后影响正常心肌 T_1 值，IR-FGRE 序列需要根据对比剂注射后的延迟时间和心率实时调整 TI 时间，以抑制正常心肌信号。PSIR 序列则无需调节。

目前多数钆对比剂为细胞外对比剂，在正常心肌内可被迅速廓清；当心肌发生凝固性坏死或纤维化时，细胞膜的完整性被破坏，对比剂通过渗透的方式进入梗死的部位并聚积，其廓清时间较正常心肌慢，当使用 T_1W 序列在 8～20 分钟扫描时，正常心肌钆对比剂已廓清呈现无或低信号，梗死心肌钆对比剂残留而呈现高信号，从而反映心肌活性及功能。

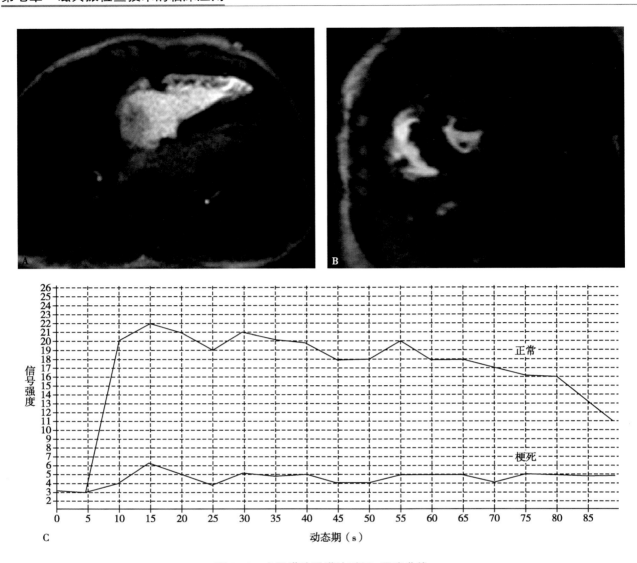

图 7-62 心肌灌注及灌注时间 - 强度曲线
A, B. 四腔心及短轴位首过灌注原始图；C. 示正常及梗死心肌的灌注时间 - 信号强度曲线

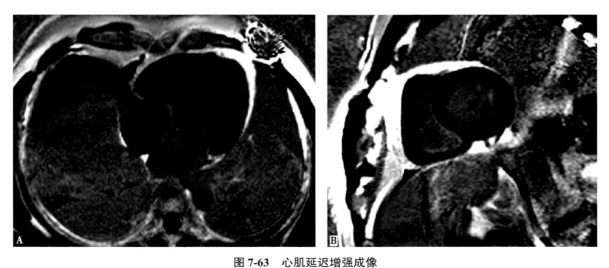

图 7-63 心肌延迟增强成像
A, B. 图示延迟增强扫描心肌显示为均匀低信号，表示心肌内对比剂已廓清

四、冠状动脉磁共振检查

（一）适应证

1. 缺血性心脏病（冠心病）。

2. 冠状动脉先天畸形。

3. 冠状动脉血管成型术后随诊等。

（二）检查技术

1. 线圈 同心脏形态学 MRI。

2. 体位 同心脏形态学 MRI。

3. 成像方位、序列及参数 序列可采用二维闭气超快速梯度回波序列或三维自由呼吸导航全心采集快速梯度回波序列。

（1）二维闭气超快速梯度回波序列：二维采集、脂肪抑制、心电门控触发、K-空间分段采集。

1）成像方位：以显示冠状动脉为目的而设置扫描方位。常规作横断位，垂直于室间隔的心脏短轴位和右前斜 30°横断位，以及能最大程度显示冠状动脉的任意方位成像。

①横、矢、冠三平面定位像；②横断面成像，可显示左右冠脉起始部及部分左冠状动脉前降支（LAD），并于左右心室层面显示室间隔；③以冠状面显示室间隔的层面为定位像，自心右缘至室间隔左缘进行平行于室间隔的斜切面扫描。显示心右缘冠状沟（即房室沟），左冠状动脉前降支；④在③中显示冠状沟的图像上，作平行于房室沟的斜切面扫描。可显示左冠状动脉回旋支（LCX）和右冠状动脉（RCA）；⑤在③中显示左冠状动脉前降支的层面的图像上，分别作正切于室间隔层面心表面前缘上部和前缘下部的斜切面扫描，可显示左冠状动脉前降支大部。

2）扫描参数：TR 选最短（约 7～10ms），TE 选最短（1.5～8ms），层厚 1.0～2.0mm，层间隔 0，激励角 20°～30°，FOV 280mm，矩阵（128～280）×（256～300，时间分辨力 100～158ms，平面分辨力（1.6～2.0）mm×（1.1～1.6）mm，心电 R 波触发延迟时间 400～600ms。

（2）自由呼吸导航快速梯度回波序列 自由呼吸导航、脂肪抑制、心电门控触发。优点是受检者可自由呼吸。可进行二维或三维全心采集。三维采集可提高空间分辨力。

1）成像方位：

①为测定冠脉采集时间（心电门控采集间期），即舒张早期末至舒张中期时间，需作四腔心白血电影序列。定位顺序：横轴位——二腔心——短轴位——四腔心。

②冠脉采集成像方位：在四腔心电影图像上找出冠脉采集时间窗（即舒张早期末至舒张中期的时间），依二维采集或三维采集而采用不同的成像方位：

二维成像方位：以能最大程度显示冠脉走行为目的的任意方位，如心脏横断位，心脏长轴位、短轴位、斜位等。也可用 3pps 法（3 点平面定位法）进行成像方位的精确定位。该法主要技术要点为：在四腔心像上逐层翻阅图像，在兴趣血管（右冠状动脉或左冠脉）走行上设定 3 个有一定距离的不同点，这 3 个点将连成一个平面，即为成像平面，可最大程度地显示冠脉的连续走行。

三维成像方位：三维呼吸导航全心冠脉采集只需进行横断面成像，而后对三维原始图像进行冠状动脉的 MPR 重建。3D 块扫描范围应包含升主动脉根部，即冠脉发出的位置至心尖膈顶。

2）扫描参数：自由呼吸导航梯度回波序列可采用 3D-FISP：TR 选最短（取决于心率，约 7～10ms），TE 选最短（约 1.5～3ms），层厚 1.5～2.0mm，层间隔 0 或 −0.5～−1mm（重叠、覆盖扫描），FOV 280～300mm，矩阵 128～280×256～300，3D 块厚或 2D 层数以覆盖冠脉走行为准。呼吸导航感应区放置于右侧膈顶最高处，使竖长方形的感应区域 1/3 位于膈顶上方肺野内，2/3 位于膈顶下方。

冠脉采集时间心率范围百分比（R-R Window）的选择，例如，心率为 57 次/分，心电周期全长 1053ms，选出的显示冠脉灌注较好的舒张早期末时间（即开始冠脉采集时间）为 600ms，舒张中期时间（即结束采集时间）为 900ms，则开始采集时间位于心率的 57% 处，结束采集时间位于心率的 85% 处（位于心率后半部 15%），采集间期位于 57%～85% 之间。将 57% 设为触发窗，15% 设为结束窗，作为冠脉采集序列参数选项"R-R-Window"的 2 个值（图 7-64）。

4. 图像后处理 利用设备自带或第三方研发的各种曲面重建软件，对二维或三维冠脉成像原始图像或 MPR 图像进行三维立体曲面重建（图 7-65）。

五、心脏大血管血流定量分析检查

（一）适应证

1. 可用于主动脉、肺动脉及冠状动脉的流速测定及流量估算，左右心室心搏容积的测量、瓣膜返流的动量分析，流量差的测定，瓣膜和血管狭窄两侧压差的评价等。

2. 评价心脏每搏输出量及主动脉瓣功能。

3. 对肺动脉高压具有一定的诊断价值。

4. 可无创显示冠脉主干及其主要分支，评价冠

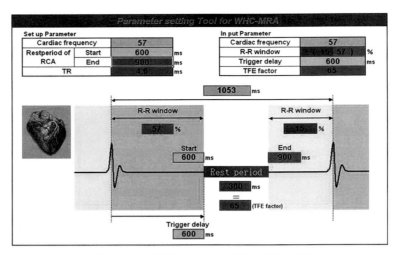

图 7-64　冠状动脉 MRA 成像心率采集窗

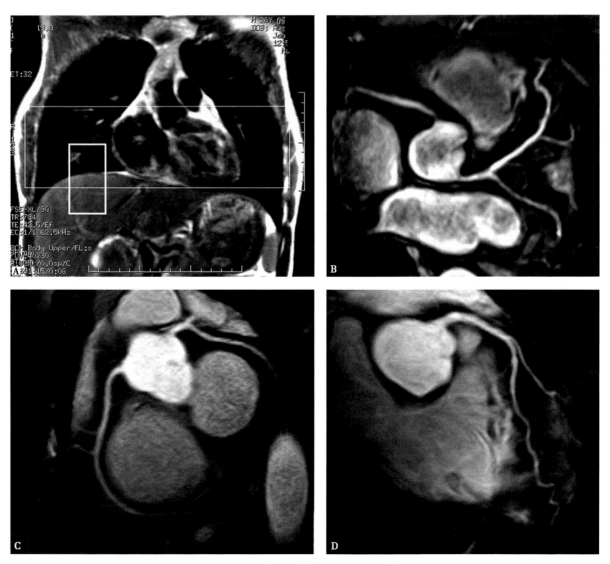

图 7-65　呼吸导航全心三维冠脉成像

A. 呼吸导航全心冠脉成像横断位 3D 块及呼吸导航感应区设置；B，C，D. 经曲面重建处理后的冠脉血管影像

脉血管扩张储备,对检测冠脉循环生理完整性的应用具有潜在价值。

(二)检查技术

1. 线圈　同心脏大血管形态学 MRI。

2. 体位　同心脏大血管形态学 MRI。

3. 成像方位、序列及参数　血流定量测量采用 2D-PC 相位对比流速编码梯度回波电影序列。

(1)成像方位:

1)主动脉:在主动脉弓位像上,作垂直于升、

降主动脉的轴位成像(图 7-66)。

2)肺动脉:先在显示部分肺动脉主干及左右肺动脉分叉的横断位定位像上,作平行于肺动脉主干的倾斜矢状面成像,所获的倾斜矢状面图像显示肺动脉瓣及肺动脉主干。再在此斜矢状位像上,于肺动脉瓣口上 2cm 处作垂直于肺动脉主干的斜轴位成像(图 7-67)。

3)冠状动脉:分别以显示左右冠脉主干、LAD、LCX、RCA 的图像为定位图像,再取与之垂

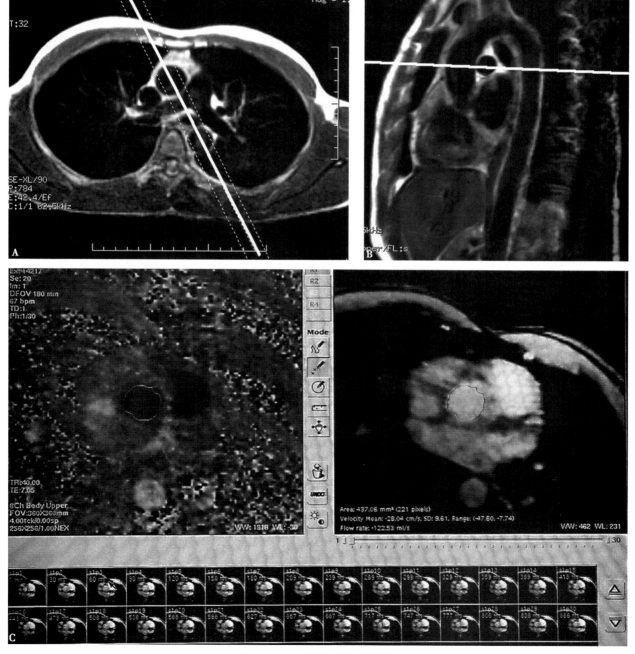

图 7-66　主动脉血流定量分析

A,B. 在主动脉弓位像上作层面垂直于升主动脉的流量分析成像;C. 成像结果定量分析软件处理界面。右上图为幅度图。左上图为相位图(白色 - 高信号代表血流正像,黑色 - 低信号代表血流逆向),下方为各时相(本例为 30 个时相)的幅度图

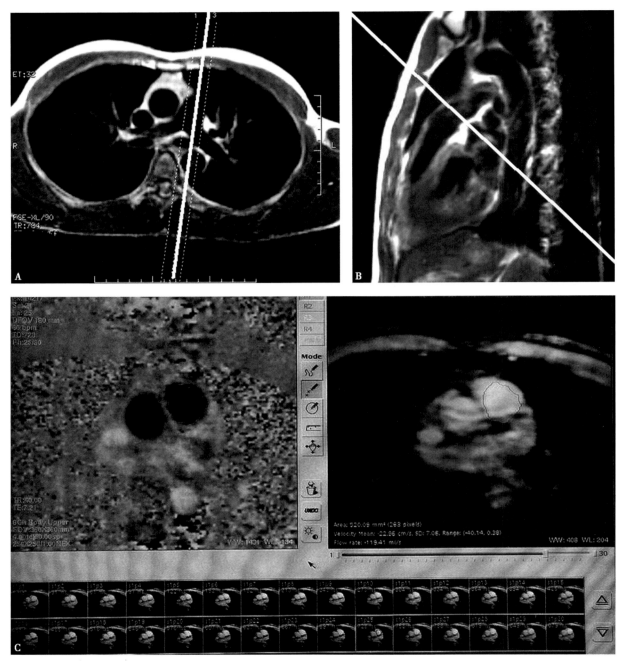

图 7-67 肺动脉血流定量分析

直的层面作定量分析扫描。

（2）扫描参数：2D-FLASH 序列，TR 20～40ms，TE 5～10ms，层厚 4～6mm，FOV 280～300mm，矩阵 160～256×256～300。激励角 20°～30°。30 个时相。

（3）流速编码（Venc）的选择：

1）主动脉：冠状位或主动脉弓位成像，即平行于层面的动态观察图像，Venc 选择 250cm/s，用以显示主动脉夹层；显示主动脉瓣口的冠状位或矢状位成像，即平行于层面的动态观察图像，Venc 选择 500cm/s；垂直于升、降主动脉的轴位定量测量图，Venc 选择 500cm/s，用于评价、测量主动脉瓣狭窄的近端与远端的流体情况。

2）肺动脉：Venc：150cm/s。

3）冠状动脉：Venc：75cm/s，TR 125ms，TE 5ms，FOV 240mm，矩阵（110～160）×（128～256）。

4．图像后处理 相位对比流速编码梯度回波电影序列产生 2 组图像，即幅度图像（magnitude

imaging）和相位对比流动图像（phase-contrast flow imaging）。扫描所获得的原始数据在一个心动周期内产生一系列时间间隔相等的图像，它代表速度在心动周期内作时间的函数。在相位对比图像上勾画出兴趣区（ROI）的截面轮廓，利用流动分析软件计算出每一心动周期内流体的峰速、平均流速（cm/s）、流量（cm³/s）。

在相位对比图像中，白色（高信号强度）代表正向流体，而黑色（低信号强度）代表逆向流体。

六、心脏大血管对比剂磁共振造影检查

（一）适应证

1. 先天性心脏病。
2. 主动脉瘤。
3. 主动脉夹层。
4. 肺血管畸形。

（二）检查技术

1. 线圈　同心脏大血管形态学 MRI。
2. 体位　同心脏大血管形态学 MRI。
3. 成像方位、序列及参数
（1）成像方位：一般取冠状面成像。
（2）序列：采用 3D- 快速梯度回波序列，如 3D-FLASH，3D-GRE 等。
（3）扫描参数：依设备性能而不同，仅供参考。TR 选最短（5～7ms），TE 选最短（1～6ms），激励角 20°～45°，激励次数 0.5 或 1 次，冠状面成像，FOV 400～480mm（矩形），矩阵（100～192）×（400～512），层厚 1～3mm，层间隔 0，3D 块厚及层数以覆盖心脏大血管为准，即包含心脏前缘及降主动脉后缘，脂肪抑制，1 次扫描时间（周期时间）3～25ms 不等（高性能设备，扫描时间快）。重复扫描 2～4 次不同时相影像。对比剂 Gd-DTPA 总用量 0.2～0.4mmol/kg 体重，高压注射器或手动静脉团注，注射速度 3ml/s 或前半部 3ml/s，后半部 1ml/s 维持，随后等速、等量或半量注射生理盐水。

4. 成像方法　以 19G 穿刺针建立肘静脉通道，用 1.2m 长的连接管相连，其远端接三通开关，三通的另两端分别接上 50ml 生理盐水和 0.2～0.4mmol/kg 体重的对比剂，采用高压注射器，以 3ml/s 速度注射对比剂后，嘱受检者吸气 - 呼气后屏气，开始造影扫描，可进行多次（多期）扫描。

注射对比剂后开始扫描的时间是造影成败的关键。可采用以下方法启动扫描：
（1）透视法：通过实时透视序列观察对比剂到达上腔静脉入右心房时转入造影序列扫描。

（2）智能追踪法：采用智能血管对比剂追踪成像序列，系统自动探测兴趣区（设置于上腔静脉如右心房附近）血管对比剂浓度，当浓度达到一定预设值（例如 20% 时），5～8 秒（供受检者吸气 - 呼气 - 闭气，可预设）后系统即自动转入血管造影数据采集扫描开始数据采集。

（3）生理循环时间：经验预估对比剂到达上腔静脉入右心房的时间。

（4）公式预算：

$$Td = Tp-Ti/2-T_{(time\ to\ center)} \qquad 公式（7-3）$$

Td 为开始注射对比剂到开始扫描的时间，Tp 为心脏大血管内对比剂的生理达峰时间，Ti 为注射对比剂时间，$T_{(time\ to\ center)}$ 为 K 空间填充中心的延退时间。目的是让血管内对比剂浓度达高峰时的数据采集线落在 K- 空间中心，以保持最大的造影对比。

（5）对比剂实验法：实验性注射对比剂 2ml，观察实验性对比剂到达上腔静脉入右心房的时间，以此作为开始扫描时间用于造影扫描。

5. 图像后处理　分期作 MIP、MPR 重建等处理，分别得到心脏大血管动、静脉循环过程中的不同时相的影像（图 7-68）。

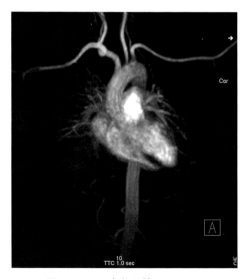

图 7-68　心脏大血管 CE-MRA
图示主动脉左弓、右降主动脉畸形

七、腹部血管对比剂磁共振造影检查

（一）适应证

1. 腹主动脉及其分支血管病变。
2. 血管周围病变观察与血管的关系。

（二）检查技术

1. 线圈　同腹部 MRI。

2. 体位　仰卧，头先进。定位中 in 对脐孔及线圈中心。

3. 成像方位、序列及参数

（1）成像方位：一般取斜冠状面成像，层面平行于腹主动脉长轴，范围包含腹主动脉前后缘及其主要分支血管。

（2）序列：3D- 快速梯度回波序列，如 3D-FLASH，3D-GRE 等。

（3）扫描参数：同"心脏大血管对比剂磁共振造影检查"。

4. 成像方法　参考"心脏大血管对比剂磁共振造影检查"。

（1）透视法：透视序列观察对比剂到达腹腔动脉上 2cm 处的腹主动脉时转入造影序列扫描，

（2）智能追踪法：自动探测兴趣区设置于腹腔动脉上 2cm 处的腹主动脉。

（3）生理循环时间：大约比心脏大血管造影长 1～2 秒。

（4）公式预算：$Td = Tp-Ti/2-T_{(time\ to\ center)}$（Td 为开始注射对比剂到开始扫描的时间，Tp 为心脏大血管内对比剂的生理达峰时间，Ti 为注射对比剂时间，$T_{(time\ to\ center)}$ 为 K 空间填充中心的延退时间）。

（5）对比剂实验法：实验靶区为腹腔动脉上 2cm 处的腹主动脉。

5. 图像后处理　分期作 MIP、MPR 重建等处理，分别得到腹部大血管不同时相的影像（图 7-69）。

八、全身血管对比剂磁共振造影检查

（一）适应证

1. 主动脉及其分支血管病变。

2. 血管周围病变与血管的关系。

（二）检查技术

1. 线圈　选用头部线圈＋颈部线圈＋体部相控阵线圈＋全脊柱线圈＋全下肢相控阵线圈或采用体线圈。

2. 体位　可选用足先进，亦可选用头先进，取仰卧位，将受检者上肢远端垫高，使其与近段水平高度一致，且小腿端垫软垫使其稍抬高，与大腿水平高度一致，尽可能使分段检查视野角度一致以利于拼接。

3. 成像方位、序列及参数

（1）成像方位：一般取冠状面成像。范围包含头颈部血管、心脏前缘、降主动脉后缘、腹主动脉及

主要分支血管、下肢血管及主要分支血管。

（2）序列：3D- 快速梯度回波序列，如 3D-FLASH，3D-GRE 等。

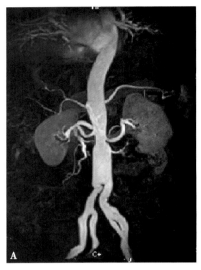

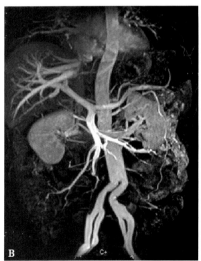

图 7-69　腹主动脉瘤术后 CE-MRA
A. 动脉期 MIP 重建图像；B. 门脉期 MIP 重建图像

（3）成像参数：参考"心脏大血管对比剂磁共振造影检查"。

4. 成像方法　以 19G 穿刺针建立肘静脉通道，与双筒高压注射器连接。在高压注射器控制面板设置注射参数：对比剂总量 0.2mmol/kg 体重，注射速度 3ml/s，对比剂注射完毕，再等量、等速注射生理盐水。采取分段采集方式进行采集：

（1）一次注射对比剂：首先以 3ml/s 速率，按 0.15～0.2mmol/kg 体重注射对比剂；再以 0.5ml/s 速率，20ml 滴注对比剂；再以第一次注射对比剂等量、等速注射盐水。分四段 3D 块，从头部至下肢足部采集全身血管成像。最后将四段血管影像拼接形

成全身全景血管图像。

（2）二次注射对比剂：首先以 3ml/s 速率，按 0.2mmol/kg 注射对比剂，从下胸部到足部分三段采集血管成像数据；后再以 3ml/s 速率，按 0.15mmol/kg 注射对比剂，再从头部至上胸部一段采集血管成像数据，最后亦将四段血管影像拼接形成全身全景血管图像。

（3）扫描参数设定：在各段定位像上设定 CE-MRA 的 3D 块，各段的 3D 块对齐、衔接处应部分重叠。血管内对比剂浓度达到阈值时，触发扫描。如行胸腹部血管成像，需屏气采集，系统提示 5～8 秒后（供受检者吸气或呼气后闭气，由操作者设定长短）即开始造影数据采集。

（4）扫描程序设定：第一个 3D 块采集完毕，检查床自动进床，进入下一段血管 3D 块采集，直至完成所有 3D 块采集。此为第一轮（动脉期）采集。紧跟着进行第二轮（静脉期）反向采集，检查床自动反向移床，如此往返，直至完成所设周期的扫描，一般 3～4 期。每期在胸腹部的扫描应嘱受检者闭气。整个成像过程首先行平扫，在将造影后图像与平扫减影，以利于背景抑制。

5．图像后处理　将各段各期原始数据进行 MIP、MPR、VR 等后处理，再将处理后的图像进行无缝拼接，也可以先将各段各期原始数据进行无缝拼接，再进行 MIP、MPR、VR 等后处理，从不同视角显示全身全景血管图像（图 7-70）。

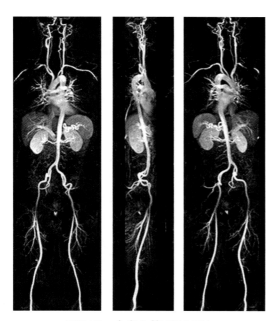

图 7-70　全身血管 CE-MRA
图示 MIP 重建拼接并多角度旋转的全身血管造影图

6．图像优化技巧　注意使受检者体位长轴中心一致，适当垫高下肢使下肢血管与心脏、大血管、腹部血管尽量在同水平面；注意各段 3D 扫描块尽量上下衔接对齐，避免角度过大，衔接处重叠过多或过少，使拼接处最大限度平滑无痕无缝；注意拼接时调整各段图像窗宽窗位大致一致。

九、下肢血管对比剂磁共振造影检查

（一）适应证

1．下肢血管及其分支血管病变。

2．血管周围病变与血管的关系。

（二）检查技术

1．线圈　可根据与观察范围选用全下肢相控阵线圈 / 体部相控阵线圈 / 脊柱线圈 / 体线圈。

2．体位　可选择足先进，亦可选用头先进，取仰卧位，将小腿端稍垫高，使与大腿在一致水平。

3．成像方位、序列及参数　原理与一般 CE-MRA 相同。一般取冠状面成像，采用 3D- 快速梯度回波序列，如 3D-FLASH，3D-GRE 等。但因肢体无运动倾向，故不需屏气。可采用高分辨力采集及减影技术，以充分显示血管。对静脉性血管病变的观察，通常需要采集 3～4 个周期，以便充分显示静脉。注射对比剂前，应做团注试验，测量对比剂的峰值通过时间，以便获得最佳的成像效果，也可采用对比剂追踪血管成像序列。

对比剂注射一般采用一次注射。根据目标范围选择单段或多段采集。成年人全下肢血管造影，一般分三段采集，拼接形成全下肢血管造影图像。

第六节　消化系统磁共振检查

一、肝胆脾磁共振检查

（一）适应证

磁共振多参数成像特点决定了其在肝胆脾病变的诊断及鉴别诊断中的重要价值，绝大多数的肝胆脾病变都可以通过 MRI 检查得到明确诊断，包括肝占位性病变，如肝癌、肝转移癌、肝血管瘤等；肝内弥漫性病变，如肝硬化，脂肪肝等。MRI 亦对胰胆管病变的诊断有独特的优势。

（二）检查技术

1．线圈

线圈选择：腹部线圈、心脏线圈（次选）。

2．体位　患者仰卧位，双手上举置于头颈部两侧（注意：两手不要交叉在一起），避免卷褶伪影。正中矢状面对准线圈竖中心，在肋缘下方安放呼吸门控。线圈放置也很重要，表面线圈上缘在双侧乳头以上，应该把肝脏上下方向的重点置于线圈上下方向中点。一般把剑突下缘置于线圈中心即可。

3．受检者准备　患者需空腹，禁食、水 4 小时以上，无需服用消化道对比剂（怀疑胰腺占位病变的患者，检查前喝 1000ml 以上水）。嘱病人检查前进行屏气训练。

4．成像方位、序列及参数

（1）成像方位：肝胆脾成像方位一般选择横断面为主，辅助以冠状面，必要时可增加矢状面。①定位扫描：横断位、冠状位、矢状位定位像成像；②在冠状位及矢状位定位相上设置横断面成像层面，使层面与腹部纵轴垂直，层面范围覆盖全肝胆脾及兴趣区，在横断面定位相上调整视野大小和位置；③横断面定位相上设置冠状面成像，使层面与腹部左右轴平行，在冠状、矢状面定位相上调整视野大小和位置。

（2）序列：肝脏 T_1WI 序列

1）SE 序列：该序列要求受检者均匀呼吸，并施加呼吸补偿技术（GE）或长程平均技术（LOTA 技术，西门子）。该序列的优点：①图像有较高信噪比；②序列结构简单，信号变化容易解释；③无需屏气，有利于儿童或年老体弱的检查。缺点：①存在不同程度的呼吸运动伪影；②存在运动相关的部分容积效应，减低了图像的 T_1 对比；③采集时间较较长，不能进行动态增强扫描。由于上述缺点，SE T_1WI 在肝脏 MRI 检查中仅用于不能屏气但可以均匀呼吸的受检者。

2）二维扰相 GRE 序列：是目前常用的肝脏 T_1WI 序列，优点：①采集速度快，一次屏气可以完成全肝的 T_1WI 的采集；②图像有足够的信噪比和良好的组织对比；③既可用于平扫，又可用于动态增强扫描；④可以进行化学位移成像。缺点：①屏气不佳者图像有明显运动伪影；②层厚一般大于三维采集序列，且有层间距，不利于微小病灶的诊断。

3）三维扰相 GRE 序列：是目前最常用的肝脏 T_1WI 序列之一，这类序列具有以下优点：①快速采集，如果同时采用多种快速采集技术，其采集速度超过二维扰相 GRE 序列；②与二维采集相比，图像层厚可更薄，有利于小病灶诊断；③容积内连续采集，更有利于后处理重建；④可用于增强扫描，可以

同时得到肝实质和血管的图像。缺点：①对硬件要求较高，高场机效果较好，在 0.5T 以下的低场机的采集速度不足以在一次屏气采集全肝图像；②图像的 T_1 对比不及二维扰相梯度回波序列。该序列在高场机主要用于肝脏动态增强扫描。

4）二维反转恢复快速梯度回波序列：二维反转恢复快速梯度回波（IR-FGRE）序列属于超快速的 T_1WI（GE 的 FIRM 序列、西门子的 Turbo FLASH T_1WI、飞利浦的 TFET_1WI 等）。优点：采集速度快，单层采集时间在 1 秒以下，因此即使受检者不屏气也没有明显呼吸运动伪影。缺点：①图像信噪比低；②由于图像是一层层分别扫描，因此动态增强扫描时，同一次屏气扫描的不同层面可能不完全在同一时相。该序列在肝脏一般仅用于不能屏气者或动态增强扫描，也可用于肝脏单层灌注加权成像。

肝脏 T_2WI 序列

1）呼吸触发中短回波链 FSE（TSE）T_2WI 序列：是目前应用最广泛的肝脏 T_2WI 快速序列，ELT 常为 7～16，采集时间一般为 3～6 分钟，由于 ETL 较短，其 T_2 对比与常规 SE 序列相近；而采用的呼吸触发技术明显减少了呼吸运动伪影。一般把该序列作为腹部 T_2WI 的首选序列。该序列的缺点在于呼吸不均匀的受检者仍有严重的运动伪影。

2）长回波链屏气 FSE（TSE）T_2WI 序列：该序列 ETL 常在 20 以上，可在 20～30 秒获得 15～20 层图像，优点：①成像快速，可以进行屏气扫描；②可以进行权重较重 T_2WI，有利于实性病变与良性富水病变的鉴别。缺点在于 ETL 长，图像的软组织 T_2 对比较差，不利于实性病变特别是小肿瘤的检出，该序列在肝脏主要用于可较好屏气的受检者。

3）半傅里叶采集单次激发快速 SE（SS-FSE 或 HASTE）T_2WI 序列：该序列的特点是：①信号采集速度快，单层成像时间不到 1 秒，即便不屏气也几乎没有运动伪影；②与单次激发 FSE（TSE）T_2WI 序列相比，选用了相对较短的有效 TE（60～80ms），适合于肝脏 T_2WI 检查；③由于回波链很长，因此图像的软组织 T_2 对比相较于屏气的长回波链 FSE 更差。该序列在肝脏仅用于不能屏气又不能均匀呼吸的受检者。

4）SE-EPI T_2WI 序列：SE-EPI T_2WI 可采用单次激发或多次激发技术，用于肝脏时多采用单次激发，单次激发 SE-EPI T_2WI 序列的优点在于：①成像速度快，单层图像采集时间不足 1 秒；②在所有

的屏气 T2W1 序列中，其 T2 对比最好；③可以用于 DWI。缺点在于伪影较重，在不少受检者由于伪影存在，图像几乎不能用于诊断。该序列可用作前述三个 T2W1 的补充序列。

5）Balance-SSFP 序列：这类序列有 GE 的 FIESTA、西门子的 TrueFiSP 及飞利浦的 Balance-FFE 序列等。该序列的优点包括：①水样成分如血液、胆汁、胰液等与软组织之间的对比很好，水样成分呈现很高信号，而软组织为中等偏低信号；②由于勾边现象，脏器的轮廓显示清晰；③图像信噪比良好。缺点在于：①软组织对比很差，不利于肝脏实性病变的检出；②容易产生磁敏感伪影。该序列在肝脏主要作为补充序列，用于肝内外脉管结构的显示，切不可用该序列来替代常规的 T2WI 序列。

5. 增强扫描

（1）脉冲序列选择：如果受检者配合较好首选三维容积内插快速扰相 GRE T1WI，其次为二维扰相 GRE T1WI 序列；如果受检者不能很好屏气，选择 IR-FGRE T1WI 序列。一般选择最短的 TE 或可选择在反相位（1.5T 时为 2.2ms 左右）；在设备条件和受检者屏气时间都允许的前提下，最好施加脂肪抑制技术。

（2）对比剂的使用：肝脏动态增强扫描可以使用离子型或非离子型细胞间隙对比剂[如钆喷酸葡胺和欧乃影（钆双胺注射液）等]，也可采用双相对比剂莫迪司。标准剂量均为 0.1mmol（即 0.2ml）。成人剂量一般为 15ml 左右。注射流率均为 2～3ml/s，可用高压注射器推注。上述各种钆对比剂的黏度均明显低于碘对比剂，采用手推的方法完全可以达到与高压注射器一样的流率和团注效果。

（3）扫描时相掌握：受检者循环状态正常情况下，肝脏动脉期的时刻一般为 23～25 秒，扫描时，原则上应该把 K 空间中心数据采集时刻置于开始注射对比剂后 23～25 秒。门静脉期的扫描时刻一般在注射对比剂开始后 50～60 秒，平衡期为 3～4 分钟，相比动脉期，门脉期和平衡期对时相的要求不是很严格，并可根据具体的情况进行延时扫描。

（4）肝脏动态增强扫描时相是否准确的判断标准：动脉期应该动脉腔内信号很高，脾脏花斑状强化，肾脏皮髓质分界清楚，正常肝实质可有轻度强化，门静脉腔内可有少量对比剂，肝静脉不应该有对比剂，若肝静脉内已经有对比剂充盈（从腔静脉逆流者除外），说明时相已经太晚，已经进入门脉期。门静脉期则表现为门静脉明显升高，肝实质信

号强度达到高峰，肝静脉腔内对比剂填充，正常脾脏均匀强化，正常肾脏皮髓质分界仍较清楚，平衡期则动脉血与静脉血信号接近，肝实成均匀强化但信号强度较门静脉期有所降低，正常肾脏皮髓质分界不清，肾盂肾盏内可有对比剂排泄（图 7-71）。

6. 肝胆脾 MRI 常规检查的建议方案（1.0～3.0T）

（1）方案一：适用于可以均匀呼吸且能够较好屏气的受检者。化学位移成像（同／反相位）序列可作为肝脏 MRI 检查的常规序列；二维梯度回波 T1WI 动态增强扫描时相：动脉期 15～17 秒，门脉期 45～70 秒，平衡期 3～5 分钟；采用 K 空间优先采集技术的三维扰相梯度回波 T1WI 动态增强扫描时相：动脉期 23～25 秒，门静脉期 50～70 秒，平衡期 3～5 分钟（表 7-4）。

（2）方案二：适用于可以均匀呼吸但屏气不佳的受检者。该方案采用反转恢复超快速梯度回波 T1WI 进行动态增强扫描，扫描时相调整为：动脉期 23～25 秒，门脉期 50～70 秒，平衡期 3～5 分钟（表 7-5）。

（3）方案三：适用于不能均匀呼吸但可以很好屏气的受检者，这类受检者所有序列均采用屏气扫描。动态增强扫描时相：动脉期 15～17 秒，门脉期 45～70 秒，平衡期 3～5 分钟；采用 K 空间优先采集技术的三维扰相梯度回波 T1WI 动态增强扫描时相：动脉期 23～25 秒，门静脉期 50～70 秒，平衡期 3～5 分钟（表 7-6）。

（4）方案四：适用于不能屏气也不能均匀呼吸的受检者，所有序列均采用对呼吸运动不敏感的压秒级超快速成像序列。该方案采用反转恢复超快速梯度回波 T1WI 进行动态增强扫描，扫描时相调整为：动脉期 23～25 秒，门静脉期 50～70 秒，平衡期 3～5 分钟（表 7-7）。

7. 胆道 MRI 检查注意事项

（1）胆管为长管状结构，扫描方位应该包括垂直于管道的断面和平行于管道的断面，一般常规横断面和冠状面成像即可满足这一需求。必要时应该沿着管道走行方向扫描斜冠状面或斜矢状面。

（2）胆道病变一般比较小，因此应该进行 3～5mm 薄层扫描，胆道梗阻的病例一般先行快速 MRCP 扫描，明确梗阻部位后对梗阻水平进行薄层多方位、多序列扫描。

（3）对于胆囊底部的病变应该扫描常规横断面和平行于胆囊长轴的斜位断面；而对胆囊体部的病

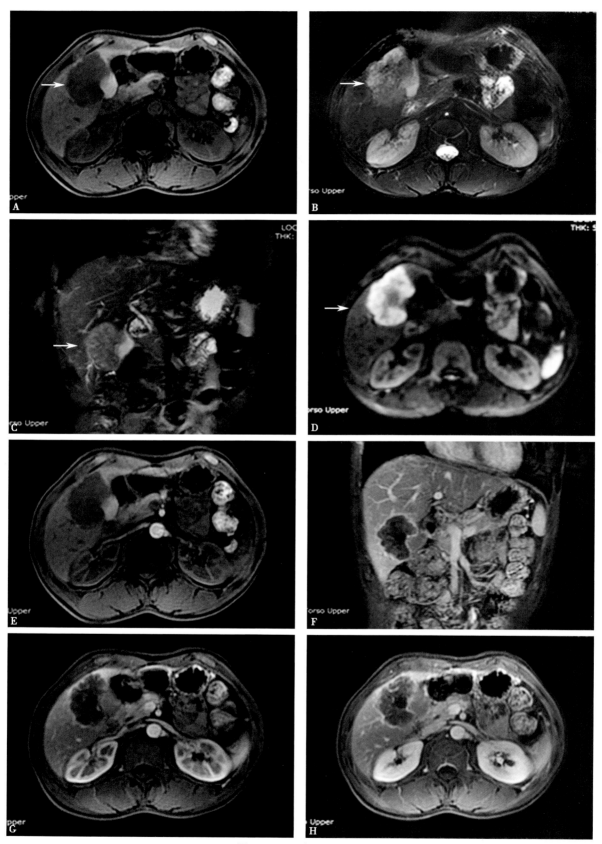

图 7-71　肝脏 MRI 成像

A. TIWI 示肝内病灶呈低信号影（箭头）；B. T_2WI 上病灶呈混杂高信号影（箭头）；C. T_2^*FIESTA 序列中病灶呈稍高信号；D. DWI 中病灶呈明显高信号影；E. 增强后动脉早期病灶未见明显强化；F～H. 门脉期及延迟期：病灶边缘明显强化，其内病灶实质呈分隔状强化，中心未见强化

表 7-4　肝胆脾 MRI 常规检查的建议方案一

序列名称	加权	平面	TR	TE	NEX	层厚	间距	抑脂	呼吸控制
FSE	T2	横断	1～3RC	60～90	2～4	5～8	1～2	是	呼吸触发
扰相梯度	T1	横断	100～250	同/反相位	0.5～0.75	5～8	1～2	否	屏气
扰相梯度	T1	横断	100～250	最短	0.5～0.75	5～8	1～2	是	屏气
稳态进动	T2/T1	冠面	3.5～5	最短	0.75～2	4～6	1～2	是/否	屏气
扰相梯度	T1	横断	100～250	最短	0.5～0.75	5～8	1～2	是	屏气
或 3D 扰相	T1	横断	最短	最短	0.5～0.75	3～5	0	是	屏气

表 7-5　肝胆脾 MRI 常规检查的建议方案二

序列名称	加权	平面	TR	TE	NEX	层厚	间距	抑脂	呼吸控制
FSE	T_2	横断	1～3RC	60～90	2～4	5～8	1～2	是	呼吸触发
SE	T_1	横断	400～500	8～20	2～4	5～8	1～2	否	呼吸补偿
IR-FGRE	T_1	横断	3～5	最短	0.5～1	5～8	1～2	否	屏气
稳态进动	T_2/T_1	冠面	3.5～6	最短	0.75～2	4～6	1～2	是/否	屏气
IR-FGRE	T_1	横断	3～5	最短	0.5～1	5～8	1～2	否	屏气

表 7-6　肝胆脾 MRI 常规检查的建议方案三

序列名称	加权	平面	TR	TE	NEX	层厚	间距	抑脂	呼吸控制
FSE	T2	横断	2500～5000	60～90	0.5～1	5～8	1～2	是	屏气
扰相梯度	T1	横断	100～250	同/反相位	0.5～0.75	5～8	1～2	否	屏气
扰相梯度	T1	横断	100～250	最短	0.5～0.75	5～8	1～2	是	屏气
稳态进动	T2/T1	冠面	3.5～5	1.5～3.2	0.75～2	4～6	1～2	是/否	屏气
扰相梯度	T1	横断	100～250	最短	0.5～0.75	5～8	1～2	是	屏气
或 3D 扰相	T1	横断	最短	最短	0.5～0.75	3～5	0	是	屏气

表 7-7　肝胆脾 MRI 常规检查的建议方案四

序列名称	加权	平面	TR	TE	NEX	层厚	间距	抑脂	呼吸控制
SSFSE 或	T2	横断	无穷大	60～90	1	5～8	1～2	是	屏气
SE-EPI	T1	横断	无穷大	60～90	1	5～8	1～2	是	屏气
IR-FGRE	T1	横断	最短	最短	1	5～8	1～2	否	屏气
稳态进动	T2/T1	冠面	最短	最短	1	4～6	1～2	是/否	屏气
IR-FGRE	T1	横断	最短	最短	1	5～8	1～2	否	屏气

变，则除了常规的横断面扫描外，应该增加平行于胆囊长轴或垂直于其长轴的断面，以利于病变的显示。

（4）胆道病变的 MRI 增强扫描最好采用三维容积内插扰相 GRE T_1WI 序列进行。若设备没有这些超快速的序列，最好也用三维薄层扫描序列，可以把扫描范围覆盖范围缩小，集中在梗阻水平，以便把扫描时间缩短到能够屏气的水平。如果设备不能进行三维动态扫描，可采取二维扰相 GRET_1WI 进

行薄层动态增强扫描。增强扫描注药之前应该先利用增强扫描序列平扫一次，以便对比。

（5）由于胆道周围富含脂肪组织，这些脂肪组织在 T_1WI 和 T_2WI 上均呈较高信号，将可能掩盖 T_2WI 上呈现偏高信号的病变或 T_1WI 上强化的病灶，因此无论是 T_2WI 还是增强 T_1WI 扫描，都应该施加脂肪抑制技术。

8. MRCP 技术　MRCP 的扫描层面必需平行于目标胆管走行方向，这样得到图像不仅有利于显

示局部解剖细节,重建图像的质量也能得到改善。由于胆管的走行方向个体差异较大,应该根据横断面图像上胆管的走行方向来定位。在进行多角度厚层块状投射法 MRCP 时,各角度层块扫描之间应该有 5 秒以上的时间间隔。否则由于饱和效应,从第二个角度开始的各个层块将会出现信号明显衰减的现象,影响 MRCP 图像质量。MRCP 属于重 T_2 加权序列,除了水样成分的胆汁呈现很高信号外,其他组织几乎没有信号,无法观察管壁及管腔外结构的改变,而后者对胆道病变的诊断至关重要,因此 MRCP 应该与常规 MRI 和(或)动态增强扫描同时进行(图 7-72)。

9. 脾脏 MRI 检查注意事项　脾脏的 MRI 检查相对比较简单,患者准备、检查体位和线圈放置同肝脏 MRI 检查。相对于肝脏、胰腺及胆道,脾脏

MRI 检查对设备的要求低,低场 MR 机可做脾脏 MRI 检查。如图 7-73、图 7-74 所示。

二、胃肠、胰腺及腹膜后磁共振检查

(一)适应证

碘剂过敏不宜做作 CT 增强扫描者;胰腺及胃肠肿瘤;腹膜后病变,如腹膜后原发或继发性肿瘤,腹膜后淋巴结病变。

(二)检查技术

1. 线圈

线圈选择:腹部线圈、心脏线圈(次选)。

2. 受检者体位　体位要点:患者仰卧位,双手上举置于头颈部两侧(注意:两手不要交叉在一起),避免卷褶伪影。正中矢状面对准线圈竖中心,呼吸门控一般绑在中腹部,呼吸运动最明显的部

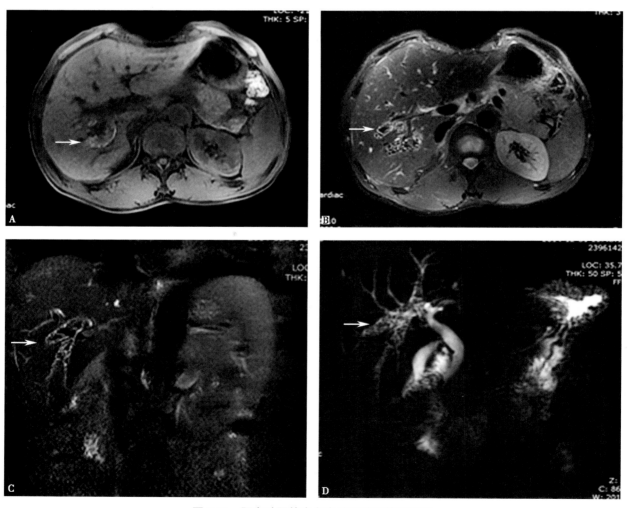

图 7-72　肝右叶胆管内多发结石并胆管稍扩张

A. T_1WI 上肝右叶胆管内可见多发环状及双轨状混杂稍高信号影(箭头);B. T_2WI 上呈混杂信号影(箭头);C. 冠状 T_2WI 上可见结石,形态不规则,沿胆管排列;D. (MRCP)可见胆管扩张并多发充盈缺损,肝外胆管稍扩张

位，需紧贴腹壁，以不引起患者不适为度。线圈放置基本与肝脏一致，表面线圈上缘在双侧乳头以上，肝脏上下方向的中点置于线圈上下方向中点，一般把剑突下缘置于线圈中心即可。

3. 检查前准备　胰腺 MRI 检查前的准备同肝脏 MRI 检查，要求患者空腹并禁食、禁水 6 小时以上。

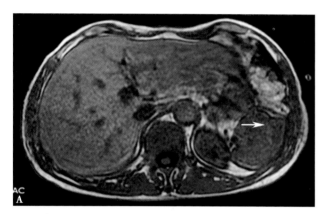

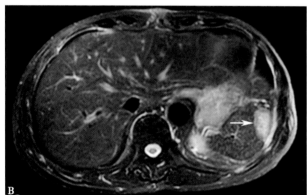

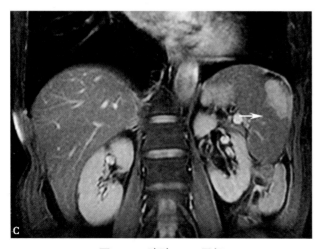

图 7-73　脾脏 MRI 平扫

脾实质内椭圆形占位（图 A～C 箭头），A. T₁WI 呈不均匀低信号；B. T₂WI 呈不均匀高信号；C. 冠状 FIESTA 序列呈不均匀高信号

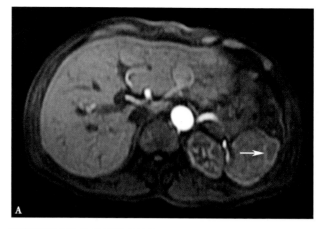

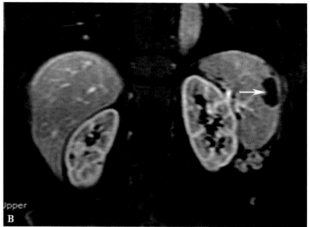

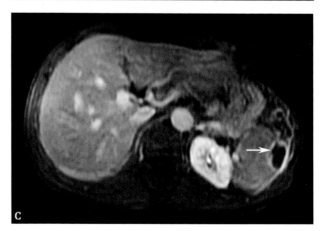

图 7-74　脾脏动态增强扫描

脾实质内不规则占位（图 A～C 箭头），A. 动脉早期呈环形轻度强化；B、C. 门脉期、延迟期强化进一步增强，中央低信号区未见强化

胃 MRI 检查前 12 小时禁食。检查前 1 小时饮水 1000ml 充盈肠道。若无禁忌证，检查前 5～10 分钟肌内注射山莨菪碱 20mg 抑制胃肠蠕动。上机检查前口服纯水 600～1000ml 使胃腔充盈。检查前训练患者屏气，寻找最佳屏气耐受点。

4. 胃 MRI 检查口服对比剂选择　胃 MRI 检查

时也需要向胃腔内引入对比剂，其作用除了使胃得到适度充盈，增大对比，充盈液体还可以避免胃腔内空气造成的磁敏感伪影。MRI 对比剂通过改变胃腔内质子环境而得以实现，用于 MRI 胃内对比剂的要求：①安全，不为机体吸收，无毒副作用；②分布均匀，可使胃腔得到适度的充盈；③有效增大对比，可提高诊断的敏感性和特异性；④不刺激胃肠蠕动产生运动伪影，不会产生磁敏感伪影；⑤配合相关 MRI 扫描序列，信号特征较为稳定；⑥价廉易用。目前有报道的 MRI 口服对比剂大致分为三类：

（1）阳性对比剂（positive agent）：主要通过缩短 T_1 弛豫时间，而在 T_1WI 上呈现高信号，腔内高信号有助于鉴别低信号的胃壁和同样为低信号突出的癌肿，以及在腹腔内高信号的脂肪进行区分；它的缺点是不利于静脉增强后观察，在胃内分布的均匀性也常难令人满意。最早应用的是 Gd-DTPA 和甘露醇的混合溶液，近期有双葡甲铵钆喷酸、柠檬酸铁铵（FAC）、绿茶、植物油等。

（2）阴性对比剂（negative agent）：多数为基于氧化铁颗粒的超顺磁性物质，所引起的超顺磁效应包括缩短 T_2 弛豫时间，导致 T_1WI 和 T_2WI 上信号的降低，优点是可与增强后的正常胃壁或癌肿形成明显对比，并且可以避免造成伪影。全氟溴辛烷是第一个获得美国 FDA 认证的 MRI 口服对比剂，此外还有口服磁颗粒、超顺磁性氧化铁（SPIO）、硫酸钡等。

（3）双相对比剂（biphasic agent）：在不同的序列可以各自表现出阳性对比剂和阴性对比剂的特点，如在 T_2WI 可以增高胃信号，而在 T_1WI 则降低胃腔信号，包括水、甲基纤维素溶液、蓝莓汁和聚乙二醇（PEG）溶液等等。各类对比剂各有优缺点，目前纯水以其价廉易用、无副作用等优点在相关研究中占据主导作用。

5. 胰腺成像方位、序列及参数

（1）成像方位：基本同肝胆脾 MRI。横断面成像层面中心稍下移，以胰腺兴趣区为中心，作覆盖兴趣区方位的扫描。但由于胰腺上下径和前后径都较小，因此应该进行薄层扫描，层厚一般为 3～5mm，层间距为 0～1mm。

（2）MRI 脉冲序列：胰腺 MRI 成像序列基本与肝脏 MRI 检查相同，需特别注意的是胰腺组织内富含蛋白质和糖原，因此在 T_1WI 和 T_2WI 上呈现较高信号，将降低图像的对比，因此无论是 T_1WI 还是 T_2WI 扫描，都应该施加脂肪抑制技术。由于胰腺组织内富含蛋白质和糖原，在 T_1WI 和 T_2WI 上呈现较高信号，一般略高于肝实质（部分造成老人的胰腺信号可略低于肝实质），而绝大多数病变在高信号的胰腺背景下呈现较明显低信号，T_1WI 病灶组织对比优于 T_2WI。因此与其他多数脏器不同，T_1WI 是发现胰腺病变最重要的序列（图 7-75）。

6. 胃肠及腹膜后成像方位及常用 MRI 脉冲序列

（1）成像方位：基本同肝胆脾 MRI。横断面成像层面中心稍下移，以胃肠、腹膜后兴趣区为中心，作覆盖兴趣区方位的扫描。

（2）MRI 脉冲序列及参数：胃 MRI 主要包括以快速自旋回波（fast spin echo，FSE）及扰相梯度回波（spoil gradient，SPGR）序列为基础的 T_2 加权及 T_1 加权成像。实际应用中常配合呼吸触发或采用屏气扫描以达到消除运动伪影的目的，常用的序列如快速恢复 FSE 序列（FRFSE）、单次激发快速自旋回波（SSFSE）、快速进动稳态采集成像（FIESTA）、快速扰相梯度回波（FSPGR）、双回波梯度成像（GRE-dual echo）等。

T_2WI 序列可分辨胃的分层结构，并可反映病变内部丰富的组织成分差异，为胃 MRI 的主要选择。

1）FSE/TSE 及快速恢复 FSE（FRFSE）：其 T_2 对比好，SNR 高，目前是腹部获得 T_2 加权像的主要序列。应用于胃成像，一般不采用抑脂技术，低信号的胃壁在内侧高信号水和外侧高信号脂肪的衬托下显示清晰。成像参数：TR=1～3 个呼吸周期，TE=60～90ms，FOV=36～40cm，层厚 / 层间距 =5.0mm/1.0mm，矩阵 =384×256，ETL=15，NEX=4，采用矩形 FOV 以缩短采集时间，常采用呼吸触发技术。通过成像参数的调整，也可进行屏气扫描。

本序列的不足之处在于对呼吸和运动的要求较高，受检者检查前必须进行低张，另外呼吸不匀时得到的图像也会出现较明显的运动伪影。成像时间长是其另一个不足之处，在受检者呼吸频率慢时尤为明显，造成扫描时间和扫描范围、层厚之间的矛盾。本序列在结合抑脂后，胃浆膜面与腹腔脂肪可分界不清，不利于病变范围的显示，因此除非为了鉴别肝脏占位，一般不采用抑脂技术。

2）单次激发半傅里叶采集快速自旋回波序列

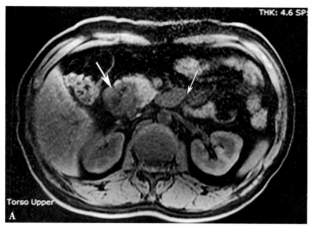

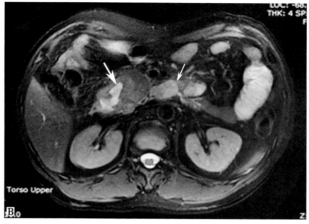

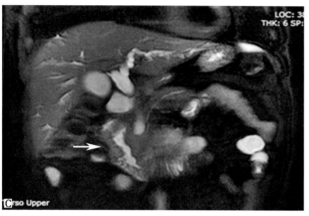

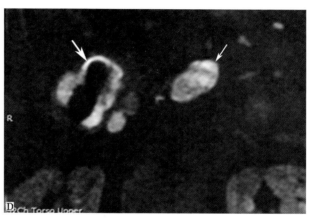

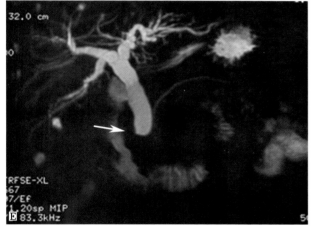

图 7-75 磁共振胰腺平扫 +**DWI**+ 胆道成像（MRCP）

十二指肠降部区前壁及内侧壁明显增厚，T₁WI 呈等信号（图 A 箭头），T₂WI 呈稍高信号（图 B 箭头），胰体前腹膜后可见等 T₁ 稍高 T₂ 小团状信号影（图 A、B 细箭头），冠状位（图 C）可见十二指肠壁不均匀增厚、并与胰腺分界欠清，DWI 示十二指肠壁处软组织（图 D 箭头）及胰体前小团状软组织（图 D 细箭头）呈明显高信号影，形态欠规则。MRCP 重建图可见胆总管下段明显变窄（图 E 箭头），其上肝内外胆管明显扩张，胰管亦可见稍扩张

（HASTE/HF-SS-FSE）：其成像速度快，可用于屏气扫描和不能配合的患者及儿童，即使不屏气时也不产生明显运动伪影。该序列回波链长，可获得重 T₂ 加权，用于囊实性病变的鉴别诊断。不足之处是胃腔内液体流动或大的运动可导致腔内假病变出现，另外 K 空间滤过效应可导致系膜血管和小淋巴结显示的模糊。成像参数：TR= 无穷大，TE=60～90ms，FOV=36～40cm，矩阵 =384×224，层厚 / 层间距 =5.0mm/1.0mm。

3）平衡式稳态自由进动序列（B-SS-FP）：该序列特殊的对比度使脑脊液、水、脂肪、血管均表现为高信号，软组织则呈现中等信号。由于化学位移效应所致黑线伪影的存在，在胃浆膜面和腹腔脂肪之间可见到连续的线状无信号带，可作为判断病变突破浆膜的参考。但由于该序列的图像对比由 T₂/T₁ 决定，软组织对比很差，对病变内部组织成分差异的辨识能力很低；另外一个不足是对磁敏感伪影较为敏感，尤其是在含气胃腔附近会产生伪影，可表现为明显的高或无信号区域。成像参数：TR=3.0～5.0ms，TE=1.5～2.3ms，翻转角 =50°～70°，FOV=36～40cm，矩阵 =224×224，层厚 / 层间距 =5.0mm/1.0mm，NEX=1。

4）平衡式稳态自由进动脂肪抑制序列：应用于胃病诊断时，可显示正常胃壁尤其是胃底、体部胃壁的分层结构。不足之处是对磁敏感伪影仍较为敏感，SNR 和 T_2 对比也较差。成像参数：TR=3.0～5.0ms，TE=1.5～2.3ms，翻转角 =50°～70°，FOV=36～40cm，矩阵 =224×224，层厚 / 层间距 =5.0mm/1.0mm，NEX=1，采用脂肪饱和技术进行脂肪抑制。

T_1WI 序列对胃的分层及病变内部细节结构显示不佳，且多在胃部较大的占位病变或同时发现肝脏占位，为鉴别诊断需要提供 T_1 对比或在对比增强扫描时应用。

1）SE 序列：SE 序列由于成像速度慢，受运动伪影干扰重而不作为胃 MRI 序列的首选，一般只在受检者不能满意屏气，快速梯度回波序列伪影干扰重时使用。该序列结合呼吸补偿作为补充序列以提供 T_1 对比。成像参数：TR=300～500ms；TE=10～20ms，FOV=36～40cm，矩阵 =320×160，层厚 / 层间距 =5.0mm/1.0mm，NEX=4，采用呼吸补偿技术。

2）快速扰相梯度回波序列（FSPGR/FLASH/T_1-FFE）：一般应用二维成像序列，采用较大的翻转角和较短 TR 获得 T_1 加权。成像速度较 SE、FSE 快，单层图像获取时间<1 秒，可于一次屏气实现全胃的 T_1 加权薄层扫描。不足之处是空气和胃壁交界面受磁敏感伪影干扰较重；另外对运动也较为敏感，屏气不佳或胃肠道蠕动干扰可产生较明显的伪影。成像参数：TR=110～250ms，TE 选择最短，翻转角 =70°～85°，FOV=36～40cm，矩阵 =320×160，层厚 / 层间距 =5.0mm/1.0mm，NEX=1。

3）快速扰相双回波梯度成像（FSPGR-dual echo）：应用于胃病诊断时，反相位图像上胃浆膜面与网膜脂肪界面的勾边黑线伪影连续性的观察有助于判断病变是否突破浆膜。1.5T 成像参数：TR=110～250ms，TE=2.3ms（反相位）/4.6ms（同相位），翻转角 70°～85°，FOV=36～40cm，矩阵 =288×160，层厚 / 层间距 5.0mm/1.0mm，NEX=1。

7. 胃肠及腹膜后增强扫描　与胃的 CT 检查一样，MRI 也需要根据病变与正常胃壁血供的差异，通过静脉注射造影剂的方式加大两者之间的信号对比，利于病变的检出和性质的判定。造影剂的选择较为单一，除了一些具有特殊功能的造影剂，如用于判断胃癌淋巴结转移的选择性对比剂微小超顺磁性氧化铁（ultrasmall particles of iron oxide，Us-PIO），多数仍为顺磁性造影剂 Gd-DTPA。常规按 0.1mmol/kg 体重静脉团注，行横轴位、冠状位及矢状位的 T_1WI 扫描，常以扰相梯度回波序列为基础，包括二维和三维成像。

（1）二维扰相梯度回波序列（FSPGR/ FLASH/T_1-FFE）：采集速度快，一次屏气可以完成全胃增强扫描，图像有较好的信噪比和组织对比，但屏气不佳者，图像有较明显的运动伪影；层厚一般也大于三维采集序列，且有层间距，不利于微小病灶如早期胃癌和小的黏膜下肿瘤的显示。成像参数：TR=110～250ms，选择最短 TE，FOV=36～40cm，矩阵 =384×160，层厚 / 层间距 =5.0mm/1.0mm，NEX=1，最好采用脂肪抑制技术。

（2）三维容积内插扰相梯度回波序列：较二维成像具备更薄的层厚，有利于早癌检出和病变细节的显示，容积采集图像有利于后处理重建。缺点是 T_1 对比较二维扰相 GRE 序列差。成像参数：设备默认最短 TR 和最短 TE，翻转角 =15°，FOV=36～40cm，矩阵 =320×160，层厚 =4～6mm，重建厚度 =2～3mm，NEX=1。

LAVA 序列通过结合并行采集技术及层面内和层间的部分 K 空间采集技术，进一步提高了成像速度和图像的分辨力 LAVA 序列具备较高的图像质量，更快的成像速度，与 FAME 序列相比，其速度、空间分辨力、扫描覆盖范围同时提高了约 25%，使一次屏气自肝顶至胃下极的薄层扫描成为可能。成像参数：TR 和 TE 选择最短，T_1=7.0ms，反转角 =15°，矩阵 256×224，层厚 =4～6mm，重建层厚 =2～3mm，BW=83.3Hz，NEX=0.75。

增强扫描时相的选择是影响诊断的重要因素之一。胃的 MRI 扫描目前已可进行 5 期甚至更多期的扫描，分别为平扫、增强早期（30 秒）、增强中期（60 秒）、增强晚期（2 分钟）及延迟期或称间质期（5 分钟）等，多期扫描的图像经过后处理还可以得到时间信号强度曲线。

8. 其他成像技术

（1）MRI 水成像：磁共振胃肠道水成像技术（magnetie resonance gastrointestinal hydrogenphy，MRGIH）是在快速扫描方法出现后实现的，初步研究结果已显示出其在胃肠道磁共振研究领域中的价值。与钡剂胃肠造影或 CT 检查相比，MRGIH 具有下列优点：①方法简便，诊断迅速；②便于发现病变及病变定位；③不受高浓度钡剂影响，无伪影问题，对进行钡剂胃肠道检查的患者可以立即进行 MR 检查；④ MRGIH 无电离辐射，可用于孕妇和儿童。2D MARGIH 序列成像参数：TR=6000ms，TE=500ms，矩阵 =384×288，NEX=1，FOV=36～40cm，层厚 =2～4cm，层数 =2～4，3D MRGIH 序列成像参数：TR=3000～6000ms，TE=600ms，矩阵 =256×256，NEX=2，FOV=36～40cm，层厚 =1.5mm，层数 =60～80，对 3D 原始图像进行 MIP 重建。

（2）磁共振扩散加权成像：磁共振扩散加权成像（diffusion-weighted imaging，DWI）提供了 T_1 及 T_2 之外新的组织特征对比，并有相对稳定的量化值即 ADC 值。利用高 b 值 DWI 图像在肝脏占位及直肠癌等病变的对比显示能力均高于常规 MRI 序列。同样胃癌 DWI 与常规 MRI 序列的比较发现，DWI 可突出显示病灶，具有较高的对比噪声比，通过对扩散受限程度较低的正常组织信号的抑制，可以克服胃腔内水及邻近组织对病变显示的干扰。对于胃肠道蠕动引起呼吸门控 FRESH 图像上胃壁及癌肿显示的模糊，也可结合 DWI 图像进行弥补。胃 DWI 成像参数：b1=0s/mm²，b2=1000s/mm²，TR=2750ms，TE 选择最小，NEX=4，层厚 =5mm，层间距 =1mm，FOV=36～40mm，矩阵 =120×128。结合分次屏气技术，视患者耐受程度，分 2～3 次屏气完成，保持每次屏气基线位于同一水平。

三、磁共振胰胆管造影（MRCP）检查

MR 胰胆管成像（MRCP）是目前临床上最常用的水成像技术。主要适应证包括胆道结石、胆道肿瘤、胆道炎症、胰腺肿瘤、慢性胰腺炎、胆胰管变异或畸形（图 7-76）。

在目前新型的 MRI 仪上，常用的 MRCP 方式有三种。

1. 三维容积采集 多采用长 ETL 的 FSE/TSE 序列或 SS-FSE/HASTE 序列，配合呼吸触发技术进行三维容积采集，获得多层连续的薄层图像，利用 MIP 进行重建。该方法的优点在于可获得薄层原始图像，后者有助于管腔内小病变的显示；图像可以进行各种后处理，且重建图像效果较好。缺点在于扫描时间相对较长；如果患者呼吸运动不均匀，则图像质量很差。

2. 二维连续薄层扫描 多采用 SS-FSE/SS-TSE T₂WI 序列，可加用部分 K 空间技术以加快采集速度，施加脂肪抑制技术以增加对比。该方法的优点在于可获得薄层原始图像，有助于管腔内小病变的显示；图像可以进行各种后处理且扫描时间较短。缺点在于图像层厚大于三维采集的原始图像；如果屏气不佳或图像变形，层与层之间的图像易出现配准不佳，从而影响三维重建图像的质量。

3. 二维厚层块投射扫描 对厚度为 2～10cm 的容积进行厚层块激发和采集，一次扫描得到一幅厚层块投射图像。该方法的优点在于：扫描速度快，一幅图像仅需要不到数秒钟；管道结构的连续性较好，一般不出现阶梯样伪影。缺点在于图像不能进行后处理；不能获得薄层原始图像，容易遗漏小病变。

可见上述三种 MRCP 方法各有优缺点，在临床检查中，最好两种以上方法结合应用，注意原始薄层图像的观察，并与肝胆胰脾常规 MRI 相结合。

四、结肠、小肠磁共振检查

（一）适应证

1. 肠梗阻。
2. 炎性肠病。
3. 肠道占位性病变。
4. 肠瘘。

（二）检查技术

1. 体位 线圈选择、受检者体位基本同于肝胆脾 MRI。

2. 受检者准备 小肠 MRI 扫描前禁食、水 12 小时，扫描前 1 小时内分段口服 2%～4% 安其格纳芬水溶液 1000～1500ml，具体视受检者耐受能力而定。无禁忌者上机前 5～10 分钟肌内注射山莨菪碱 20mg。

结肠 MRI 扫描前 1 天给予泻药清理肠道。为了充分显示膀胱和结肠关系，在 MRI 扫描前应该使膀胱处于充盈状态。无禁忌者上机前 5～10 分钟肌内注射山莨菪碱 20mg，或静脉注射胰高血糖素 1mg，以抑制肠蠕动和降低肌张力。检查前训练患者屏气，寻找最佳屏气耐受点，且应该提醒受检者在每一次屏气都能处于呼吸周期的同一水平。

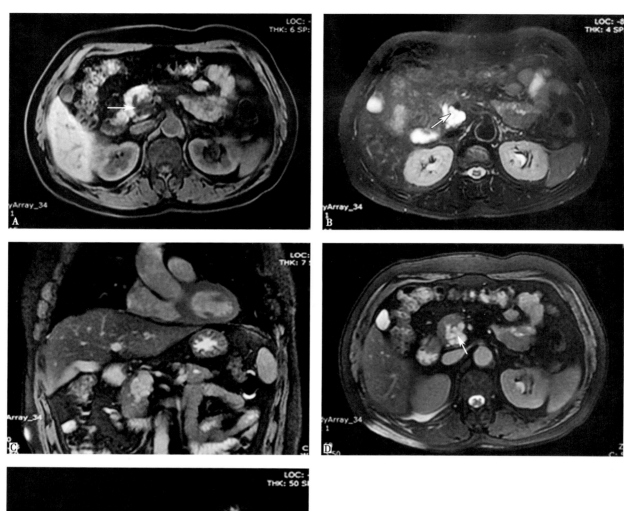

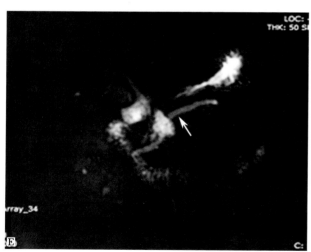

图7-76　磁共振胰胆管成像（MRCP）
胰腺钩突部可见不规则囊状影（箭头），A. T₁WI 呈低信号
影；B. T₂WI 呈高信号影，其内可见等 T₂ 信号分隔影，大小
约 2.2cm×1.8cm，与胰管相通，呈多房囊状；C、D. T₂ FIESTA
上呈高信号影；E. MRCP 示主胰管明显扩张（箭头）

3. 肠道造影剂的选择及引入方法

（1）小肠：临床多使用具有一定渗透压的溶液作为造影剂，目前应用的造影剂包括甲基纤维素溶液、甘露醇溶液、聚乙二醇溶液、硫酸钡溶液、泛影葡胺溶液、超顺磁性氧化铁溶液等，其中甲基纤维素溶液不适合口服，需通过鼻肠管导入小肠内。

（2）结肠：肠道内对比剂可选用空气、等渗生理

盐水、水、水脂类对比剂，目前前两者更常用。经肛门注入的气体量或液体量，以受检者耐受量为准，一般为 1000～1500ml 较为合适。为在扫描时显示小肠及回盲部情况，患者可在检查前 2 小时分两次口服纯水 400～800ml。

4. 小肠、结肠成像方位及常用序列

（1）成像方位：基本同肝胆脾 MRI。横断面成

像层面中心稍下移，以小肠或结肠兴趣区为中心，作覆盖兴趣区方位的扫描。

（2）序列：小肠MRI多采用快速屏气序列，主要应用其成像快、范围大的优势，定位病变后，还可采用自旋回波序列在局部观察病变的细节。小肠MRI主要包括以快速自旋回波（FSE）及扰相梯度回波（SPGR）序列为基础的T_2加权及T_1加权的常规序列，以及以单次激发半傅里叶采集技术为基础的水成像。

小肠常规MRI序列与胃成像基本一致，需要注意的是其成像范围大于胃，因此常采用冠状位成像得到小肠的全景图像。采用多通道线圈后，成像范围扩大，一般冠状面扫描基本可满足显示全部六组小肠。

对于结肠MRI扫描，有较多可供选择的成像序列，主要包括快速自旋回波和扰相梯度回波序列为基础的T_2加权及T_1加权成像。实际应用中常采用快速屏气序列以达到消除运动伪影的目的，如单次激发快速自旋回波（SS-FSE）、快速进动稳态采集成像（FIESTA）、快速扰相梯度回波（FSPGR）、双回波梯度成像（GRE-dual echo）等。

5．小肠、结肠水成像 胃肠道磁共振水成像技术（magnetic resonance gastrointestinal hydrography，MRGIH）能突出显示胃肠道结构，迅速掌握胃肠道的总体情况，便于发现病变和定位。能够任意角度、任意平面成像，显示管腔的狭窄与扩张、轮廓改变、黏膜改变、位置改变等胃肠道基本病变征象，对病变的定位和定性准确率较高。小肠MRGIH能够显示肠腔轮廓改变如Crohn's病的假憩室形成、粪石所致充盈缺损、肠梗阻肠腔狭窄与扩张、肠腔受压移位，在显示肠梗阻的过渡带时尤为清晰。

小肠MRGIH包括2D和3D两种成像方法。2D成像采用6～10cm层厚可包括整个小肠，可迅速了解小肠整体情况；为避免小肠前后重叠，也可采用2～4cm层厚由后向前无间隔扫描2～4层，逐层显示小肠情况。为了更好地显示回盲部或十二指肠球结构，可以参考轴位像选择不同角度进行成像。3D成像采用冠状位容积成像，由于小肠长而迂曲，3D图像不利于对肠道走行及病变的辨识，故不建议采用。2D序列成像参数：TR=6000ms，TE=500ms，矩阵=384×288，NEX=1，FOV=36～40cm，层厚=2～4cm，层数=2～4，施加脂肪抑制技术。3D序列成像参数：TR=3000～6000ms，

TE=600ms，矩阵=256×256，NEX=2，FOV=36～40cm，层厚=1.5mm，层数=60～80，对3D原始图像进行MIP重建。

6．小肠、结肠弥散加权成像 DWI成像参数：扩散敏感梯度：b1=0s/mm^2，b2=1000s/mm^2，TR=2750ms，TE选择最小，NEX=4，层厚=5mm，层间距=1mm，FOV=36～42mm，矩阵=128×128。结合分次屏气技术，视患者耐受程度分2～3次屏气完成，保持每次屏气基线位于同一水平。

五、直肠磁共振检查

（一）适应证

1．直肠占位性病变。

2．直肠瘘。

（二）检查技术

1．线圈 线圈选择基本同于肝胆脾MRI。

2．受检者体位 受检者体位基本同于肝胆脾MRI，线圈置于盆部，采集中心置于耻骨上缘。

3．受检者准备 若无需特殊需求，为了减轻患者痛苦，直肠MRI不主张检查前灌肠清洗。为了充分显示膀胱和直肠关系，检查前应饮水使膀胱充盈。无禁忌者上机前5～10分钟肌内注射山莨菪碱20mg，或静脉注射胰高血糖素1mg，以抑制肠蠕动和降低肌张力。肠道内对比剂可选用空气、等渗生理盐水、水、水脂类对比剂，目前前两者更常用。经肛注入的气体量或液体量，以受检者耐受量为准，一般为1000～1500ml较为合适。

4．直肠成像方位、序列及参数

（1）成像方位：应做轴位、矢状位和冠状位三个方向的扫描，这里所指的轴位、矢状位和冠状位是指病变段肠管的轴位、矢状位和冠状位，轴位垂直于病变段肠管，矢状位和冠状位则平行于病变段肠管。横断面成像层面中心稍下移，以直肠兴趣区为中心，作覆盖兴趣区方位的扫描。轴位主要用于病变产生部位以及对肠壁累及程度的判断，结合矢状位和冠状位可以很好显示病变的部位及与周围结构的解剖关系。通常都采用较小的FOV、较大的矩阵以及较薄的层厚，以便获得高分辨力图像。

（2）常用序列

1）直肠T_2加权序列：

①FSE或快速恢复FSE（FRFSE）序列T_2WI可

分辨直肠肠壁的分层结构，同时可反映病变内部丰富的组织成分差异，为直肠 MRI 的主要序列。成像参数：轴位：TR=4000～6000ms，TE=80～100ms，FOV=16～19cm，矩阵 =256×256，层厚 / 层间距 =3.0mm/0mm，NEX=4，ETL=16。矢状位和冠状位：TR=3500～5500ms，TE=80～100ms，FOV=28～32cm，矩阵 =256×256，层厚 / 层间距 =4.0mm/0mm，NEX=4，ETL=15～17。

本序列的不足之处在于对运动较为敏感，受检者检查前应行低张且在检查过程中尽量减少呼吸的幅度和保持下腹部静止不动，以减少由于肠管蠕动和呼吸运动及身体移动产生的运动伪影，导致图像质量下降。成像时间长是另一个不足之处。

②单次激发半傅里叶采集快速自旋回波序列（HASTE/HF-SSFSE）由于其成像速度快，可用于屏气扫描和不能配合的患者及儿童，即使不屏气时运动伪影也不明显。因此，对于不能应用低张药物，同时肠管又有明显蠕动的患者（如行结肠镜检查后的患者）和因疼痛等原因下腹及盆腔不能长时间保持静止的患者，可以应用此序列获得 T2 图像。该序列回波链长 . 可获得重 T2 加权，用于囊实性病变的鉴别诊断，该序列的缺点是应用较小 FOV、较大矩阵以及较薄层厚将会导致 SNR 过低，图像质量太差，无法应用，所以不能获得高分辨力图像。肠腔内液体流动或大的运动可导致腔内假病变出现，K 空间滤过效应可导致系膜血管和小淋巴结的显示模糊不清。因此，SSFSE 虽然能缩短扫描时间，但是对于病变及周围解剖结构的细节显示明显低于 FSE 序列。成像系数：TR 无穷大，TE：=60～90ms，FOV=36～40cm，矩阵 =384×224，层厚 / 层间距 =5.0mm/（0～1.0mm），NEX=0.57。

③稳态采集快速成像（FIESTA）序列成像参数：TR/TE=3.0～5.0ms/1.5～2.3ms，翻转角 =55°，FOV=32～40cm，矩阵 =224×224，层厚 / 层间距 =4.0～6.0mm/0～1.0mm，NEX=1。

④抑脂稳态采集快速成像（fs-FIESTA）序列：在 FIESTA 序列的基础上增加脂肪饱和，抑制盆腔脂肪信号，使脏器结构对比更加明显，其缺点是磁敏感伪影较为敏感，SNR 和 T2 对比也较差。成像参数：TR/TE=3.0～5.0ms/1.5～2.3ms，翻转角 =55°，FOV=32～40cm，矩阵 =224×224，层厚 / 层间距 =5.0mm/1.0mm，NEX=1，采用脂肪抑制技术。

2）直肠 T1 加权序列：T1 加权序列对直肠的分层及病变内部细节结构显示不如 T2 图像，多作为直肠 T2 图像的补充，主要用于鉴别诊断。

①SE 序列：在直肠应用中，SE-T1WI 序列要求受检者保持均匀呼吸即可，无需屏气。同时，该序列具有图像信噪比高，序列结构简单，信号变化容易解释等优点，是目前常用的 T1WI 序列。主要缺点是存在不同程度的呼吸运动伪影；采集时间较长，不能进行动态增强扫描。成像参数：TR/TE=400～600ms/10～20ms，FOV=21～24cm，矩阵 =256×192。层厚 / 层间距 =4.0mm/0mm，NEX=4。

②FSE（TSE）序列：FSE 序列也可以应用于直肠 T1WI 加权成像，其成像效果同 SE 序列相似。可以获得较高 SNR 的图像。但同样存在不同程度的呼吸运动伪影。由于应用 ETL 不能超过 4，采集时间较 SE 没有明显的缩短。成像参数：轴位：TR=400～500ms，TE=10～20ms，FOV=26～32cm，矩阵 =320×224，层厚 / 层间距 =4.0～5.0mm/0mm，NEX=2，ETL=2。

③快速扰相梯度回波序列（FSPGR/FLASH/T1-FFE）：一般应用二维成像序列，采用较大的翻转角和较短 TR 获得 T1 加权。成像速度较 SE、FSE 快，单层图像获取时间<1 秒，一次屏气下可完成直肠 T1 加权薄层扫描。缺点是空气和肠壁交界面受磁敏感伪影干扰较重，另外对运动也较为敏感，屏气不佳或胃肠道蠕动干扰可产生较明显的伪影。成像参数：TR=100～250ms，TE 选择最短，偏转角 =80°，FOV=36～40cm，矩阵 =320×160，层厚 / 层间距 5.0mm/1.0mm，NEX=1。

3）直肠磁共振扩散加权成像：应用高 b 值直肠 DWI 图像可以很好的显示病变，在对比显示能力方面高于常规 MRI 序列，DWI 可突出显示病灶，具有较高的对比噪声比。对于直肠扩散成像，不需要屏气下进行，这样就可以增加 NEX，得到高质量的扩散图像，从而使高 b 值的应用成为可能，对于目前的高端机型，笔者推荐应用 b=1000s/mm² 或以上的直肠扩散成像。成像参数：扩散敏感梯度 b=1000mm²/s，TR/TE=3000～5000ms，NEX=8，层厚 =5mm，层间距 =1mm，FOV=36～42cm，矩阵 =128×128，扩散方向 =3。

5. 增强扫描序列直肠 MRI 增强扫描可以显示正常直肠和病变的血供及其相互间关系，同时，对于病变的检出和性质的判定有一定帮助。造影剂常规选用顺磁性造影剂 Gd-DTPA。有报道超小超顺磁性氧化铁（ultrasmall particles of iron oxide，USPIO）可以提高转移淋巴结的定性准确率。增强扫描时，常规 0.1mmol/kg 体重静脉团注，行横轴位、矢状位或冠状位 T_1WI 扫描，常以扰相梯度回波序列为基础，包括二维和三维成像。

（1）2D-FSPGR 序列：采集速度快，单层图像获取时间<1 秒，一次屏气下可完成直肠扫描。图像有较好的信噪比和组织对比，但屏气不佳者，图像有较明显的运动伪影；层厚一般大于三维采集序列。不利于微小病灶和小黏膜下肿瘤的显示，由于扫描时间短，可以用于多期动态增强扫描。成像参数：TR=110～250ms，TE 选择最小，FOV=36～40cm，偏转角 =80°，矩阵 =384×160，层厚 / 层间距 5.0mm/1.0mm，NEX=1。

（2）三维容积内插快速梯度回波序列：这类序列可以用于采集覆盖全盆腔的扫描。该三维序列是一种结合了并行采集及 Slice ZIP 内插技术的 Fast-SPGR 序列，采集速度快，覆盖范围大。同样范围的扫描可较二维成像具备更薄的层厚；容积采集图像有利于后处理重建。缺点是 T_1 对比较二维序列差，但可作为直肠增强扫描的首选序列。成像参数：TR、TE= 最小值，翻转角 =15°，FOV=32～40cm，矩阵 =320×160，层厚 =4～6mm，重建厚度 =2～3mm，NEX=1。

6. 图像优化

（1）对于直肠成像，一般不采用抑脂技术，主要原因是：直肠肠壁肌层的相对低信号与直肠周围脂肪可形成良好的对比，有利于病变浸润深度和对肠周脂肪的侵犯程度的判断，同时直肠周围淋巴结相对的低信号与脂肪高信号的较大反差对比，易于淋巴结的检出，直肠 FSE T_2WI 序列常规应做轴位、矢状位和冠状位三个方向的扫描，FSE 或 FRFSE 序列获得的高分辨力 T_2WI 对于解剖细节的充分显示是其他序列无法比拟的。虽然扫描时间较长，但是直肠 MRI 扫描对于时间分辨力的要求不如胃、结肠以及肝脏等器官高，直肠 MRI 扫描更重视的是对于解剖细节结构的显示，同时，高分辨力 MRI 图像也是直肠 MRI 相对于其他成像方法的优势，因此，直肠 MRI 扫描对于时间的要求是相对次要的。

（2）稳态采集快速成像（FIESTA）序列可得到高信噪比的图像：软组织与液体之间具有最佳的对比度；减少重复时间，使运动伪影降至最低；内在的液流补偿，可将因血流引起的伪影极小化。

第七节　泌尿系统磁共振检查

一、肾上腺磁共振检查

（一）适应证

1. 功能性肾上腺病变　如原发性醛固酮增多症、嗜铬细胞瘤、皮质醇增多症等。

2. 无功能性肾上腺病变　如无功能性腺瘤、转移瘤、囊肿、髓脂肪瘤、神经母细胞瘤、肾上腺结核、肾上腺出血。

（二）检查技术

1. 线圈　选用体部相控阵线圈，线圈置于被检者下腹，线圈中心对准胸骨剑突，定位中心为剑突和肚脐连线的中点。

2. 体位　患者仰卧位，头或足先进，需要脱下带有拉链的裤子，身体置于检查床正中，两前臂上举置于头两侧，不要交叉。

3. 成像方位、序列及参数

（1）成像方位：为左肾上腺上极至右肾门，成像方位为冠状位和横断位。T_1 和 T_2 的脂肪抑制序列会使肾上腺的显示更加清楚。

（2）序列

1）常规 SE T_1WI、T_2WI 序列。

2）快速翻转自旋回波序列（fast recovery fast spin echo，FRFSE）：FSE 序列和 SE 序列一样，均采用 90° 的射频脉冲激发，产生最大的横向宏观磁化矢量，因而得到的图像有较好的信噪比，但是 90° 脉冲传递给质子群的能量比较大。受到激发的组织恢复纵向弛豫所需要的时间比较长，所以，当使用 FSE 序列进行 PDWI 或 T_2WI 扫描时，需要选择很长的 TR，FRFSE 序列能够加快组织的纵向弛豫的恢复，从而缩短了扫描时间。其方法是在回波链的最后一个回波采集之后，再施加一个 180° 聚焦脉冲，使横向磁化矢量重聚，但并不采集回波，而是施加一个负向 90° 脉冲，使重聚的 180° 脉冲偏转回 B_0 方向，从而加快了组织的纵向弛豫恢复。不过需要指出的是负向 90° 脉冲把横向脉冲打回 B_0 方向的同时，也会把原来 T_1 已经恢复的纵向磁化矢量打到 XY 平面，但是在负向 90° 脉冲和下一次正向 90° 脉冲之间的这段时间里，组织将会继续发生 T_1 弛豫。对于 T_1 和 T_2 都很长的组织来说，继续进行的 T_1 弛豫将会使纵向宏观磁化矢量恢复的更多，而对于 T_1 和 T_2 都很短的组织来说，在负向 90° 脉冲和下一次正向 90° 脉冲之间的这段时间里，可以完全恢复 T_1 弛豫。实际上这项技术就是利用了一些组织 T_1 和 T_2 均长的特点，把回波链采集后残留的较大的横向磁化矢量快速偏转回 B_0 方向，加快了 T_1 值很长的组织的纵向磁化矢量的恢复，从而可以选用较短的 TR 进行 T_2WI 成像。

FRFSE 的优势及特点有以下几点：增强 T_2 对比；图像信噪比好；运动伪影稍明显；必须使用奇数的 ETL；屏气扫描时优化层面采集次序。

3）快速扰相梯度回波（fast spoiled gradient recalled echo，FSPGR）：扰相 GRE 序列是目前临床上应用最广泛的 GRE 序列，其中以 T_1WI 加权应用更为广泛。在使用扰相 GRE 序列进行 T_1WI 时也需要选择较短的 TE 以尽量剔除 T_2^* 弛豫对图像质量的影响，而且因为对于读出梯度场切换所需的时间明显短于 180° 脉冲所需要的时间，因此所需的最短 TE 时间明显短于 SE 序列。2D-FSPGR（二维扰相梯度回波）腹部屏气 T_1WI 已经成为腹部检查常规序列之一，很多医院已经取代 SE T_1WI，一般采集时间为 15~30 秒，一次屏气就可覆盖肝胆胰脾和双肾，该序列不止可以进行常规 T_1WI，还可应用于动态增强扫描，与 SE 序列 T_1WI 应用于腹部扫描相比，扰相 GRE 有以下优势：T_1 对比良好；患者屏气配合度高，大大减少呼吸运动伪影；成像速度快，可以运用于动态增强扫描。该序列的缺点是：该序列配合呼吸触发技术进行腹部 T_1WI 时，扫描时间明显延长，不能应用于动态增强扫描。3D-FSPGR（三维扰相梯度回波）常用于颅脑 T_1WI，该序列可以在数分钟内获得各向同性空间分辨率的 T_1WI，而且只需要进行一个方位的扫描，其他方位的图像可通过多平面重建得到。

4）单次激发快速自旋回波（single shot fast spin echo，SSFSE）：该序列与快速自旋回波相比，主要有以下特点：一次 90° 脉冲之后，利用连续的 180° 脉冲采集填充 K 空间的所有回波信号，缩短采集时间；由于是单次激发，所以该序列没有明确的 TR 概念，实际上可以将其 TR 看作无限长，所以没有纵向宏观磁化矢量对图像对比的影响，也正是由于这个特点，该序列一般无法进行 T_1WI 加权，而仅用于 T_2 加权图像，不过由于回波链太长，图像的模糊效应比较明显，脂肪组织的信号强度很高，又由于 180° 脉冲连续而且集中，所以人体内的能量沉积集中，SAR 值明显升高。

5）肝脏快速容积成像（liver acceleration volume acquisition，LAVA）：LAVA 脉冲序列可获取动脉期、静脉期及平衡期图像，它是一种快速的三维容积 T_1 加权脂肪抑制成像技术。由于采用了大范围扫描，可以进行 3D 后处理重建，大大提高了病变组织的检出。LAVA 实现快速的薄层容积扫描，克服了 3D GRE T_1WI 序列的缺点，其设计的优势在于缩短采集时间。它使用 ASSET 技术，其 K 空间采用 Sequential 充填技术，保证了 K 空间中心的对比度，也不损失周边的数据。扫描时间的节省基于 K 空间中间跳过一条线，而整个 K 空间中心的区域却保持不变。LAVA 采用 2 个方向以上的相位编码梯度，其 K 空间数据为三维 K 空间，可产生高空间频率编码信号，提高层面选择方向的空间分辨率。LAVA 序列采用小角度激发，利用读出梯度方向的反方向梯度信号使相位再聚，采用的 TR 和 TE 值都很短。由于小角度激发序列的 TR 明显短于 SE 序列，T_1WI 对比优于常规 SE 序列，且伪影小，组织对比良好，对结节性病灶的显示优于其他序列，另外扫描间距小，不容易漏掉病变，如图 7-77 所示。

（3）参数：具体参数见下表（表 7-8）（以 1.5TMR 为例）。

4. 增强扫描　对于肾上腺病变的鉴别，动态增强扫描有一定的帮助。在动态增强 MR 检查时，腺瘤与非腺瘤具有不同的强化方式，对于平扫不能够确定的病变，可进行动态增强扫描进行鉴别。常用采集方案为屏气横轴位的 LAVA（肝脏的快速容积成像）平扫，屏气横轴位的 LAVA 三期动态增强，屏气冠状位的 LAVA 和屏气横轴位的 LAVA 延迟相扫描。对比剂采用的是 Gd-DTPA 0.1mmol/kg，采用团注注射法，速度为 2ml/s，注射造影剂 15 秒左右开始进行 LAVA 动态增强扫描。

5. 图像后处理　LAVA 增强序列在感兴趣区行多层面重组（MPR）和最大强度投影（MIP）重建。

6. 图像优化技巧

（1）FOV 中心位于解剖中心，上下范围必须超过必要的扫描范围，用于纠正相控阵线圈信号强度不均匀性。

（2）SSFSE 在提高时间分辨率的同时，亦可通过呼吸门控技术、脂肪抑制技术、空间预饱和技术等，获得质量更佳的图像。

（3）对患者进行呼吸训练，避免呼吸动度对图像造成的伪影。呼吸门控要在层面上下方添加预饱和带，扫呼吸触发序列之前要先更新呼吸频率。

（4）扫描方案中要整合运用脂肪抑制技术，

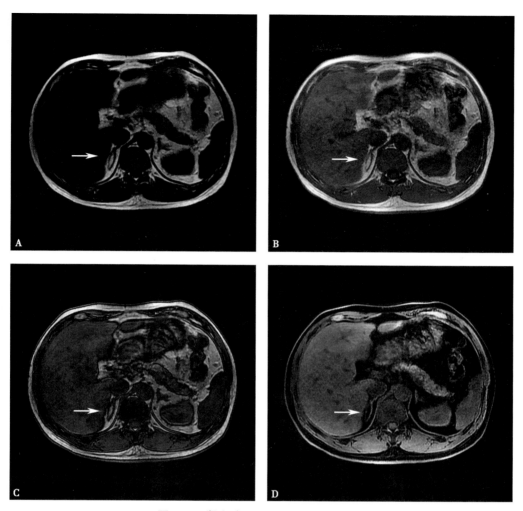

图 7-77 肾上腺 MRI LAVA-FLEX 成像

表 7-8 肾上腺磁共检查参数

	序列	抑脂	TR（ms）	TE（ms）	层厚（mm）	层距（mm）	矩阵	NEX
轴位 T_2	FRFSE	是	1500～4000	90～100	3.0	1.0	320×192	4
同反相位	FSPGR	否	180～200	2.2/4.6	3.0	1.0	256×160	1
冠状 T_1	FSPGR	是	180	2.2	3.0	1.0	288×192	1
冠状 T_2	SSFSE	否	2000	86.9	3.0	1.0	256×160	1

T_2WI 上不用脂肪抑制技术可使得肾上腺在脂肪背景下显示更清晰，T_1WI 上运用脂肪抑制技术可以更加敏感地发现细微病变和小结节。

二、肾脏磁共振检查

（一）适应证

1. 肾脏肿瘤。

2. 肾脏感染性病变：肾结核、肾周脓肿。

3. 肾脏外伤。

4. 肾脏弥漫性实质性病变。

5. 肾脏先天性畸形。

（二）检查技术

1. 线圈 选用体部相控阵线圈，线圈置于被检者下腹，线圈中心对准胸骨剑突，定位中心为剑突和肚脐连线的中点。

2. 体位 患者仰卧位，头或足先进，需要脱下带有拉链的裤子，身体置于检查床正中，两前臂上举置于头两侧，不要交叉。

3. 成像方位、序列及参数

（1）成像方位：常规扫描方位为横断位和冠状

位,有时加扫矢状位。扫描范围是双侧肾上极至肾下极,怀疑肿瘤性病变时,可增大扫描范围。

(2)序列:肾脏磁共振检查常用的序列为轴位 FSE T_2WI 脂肪抑制序列,轴位 FSPGR T_1WI,冠状 FSPGR T_1WI,冠状 SSFSE T_2WI 脂肪抑制序列,2D/3D 扰相 GRE 增强扫描,SE/EPI 弥散加权扫描,如图7-78所示。

(3)参数:具体参数见下表(表7-9,表7-10)(以 1.5TMR 为例)。

4.增强扫描　增强扫描在冠状位采集 LAVA 平扫,层厚 3mm,再采集三期动态增强,横断位 LAVA 采集层厚为 4mm,最后采集的冠状位 LAVA 延迟相层厚 3mm,均为屏气条件下采集。对比剂使用 Gd-DTPA,0.1mmol/kg,2ml/s 团注注射给药。

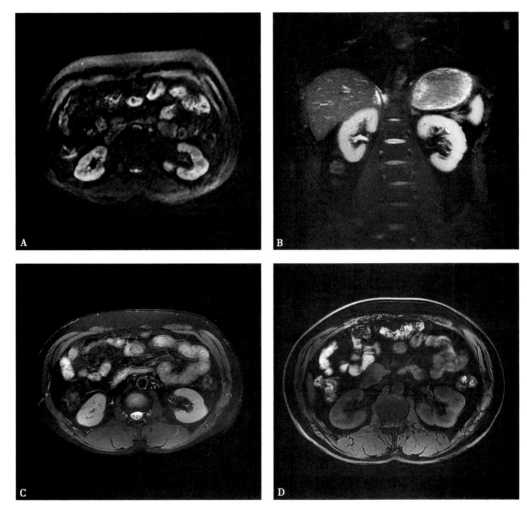

图 7-78　肾脏 MRI 成像

表 7-9　肾脏磁共振检查参数

序号	序列	抑脂	TR(ms)	TE(ms)	层厚(mm)	层距(mm)	矩阵	NEX
轴位 T_2	FSE	是	6600~6700	110~120	5.0	1.0	288×224	2
轴位 T_1	FSPGR		180	2.2/4.6	5.0	1.0	288×192	1
冠状 T_1	FSPGE		180	2.2/4.6	5.0	1.0	288×192	1
冠状 T_2	SSFSE	否	1800~1900	70~80	5.0	1.0	288×256	0.56

表 7-10　肾脏弥散加权成像扫描参数

方位	序列	b 值	TR(ms)	TE(ms)	层厚(mm)	层距(mm)	矩阵	NEX
轴位	SE/EPI	600~800	3000	50~60	5.0	0.0	128×128	8

5. 图像后处理　常规平扫及 3D-LAVA 增强扫描无需做特殊后处理，增强扫描可做 MIP，MPR 重建，了解和观察病灶和血管的灌注情况。

6. 图像优化技巧

（1）肾脏轴位编码方向为前后方向，该方向有利于减少腹部运动伪影的干扰。

（2）使用呼吸门控，在扫描层面上下方设置预饱和带。

三、肾盂、输尿管磁共振检查

（一）适应证

正常的输尿管显影不清，当输尿管梗阻时，磁共振检查可以有效观察梗阻点，因此输尿管的磁共振检查主要适用于输尿管梗阻一类的患者。不需要造影剂也没有辐射的危害，对于孕妇及儿童也可进行操作。MRU 中泌尿道中的尿液即为天然对比剂，因此即使是肾功能受损者或者泌尿道感染者也可行该检查。

（二）检查技术

1. 线圈选择　体部相控阵线圈，线圈中心大致为肚脐水平，扫描范围包全肾脏及膀胱。

2. 体位选择　患者呈仰卧位，头先进，身体置于检查床正中。

3. 成像方位、序列及参数

（1）成像方位：MRU 斜冠状位成像发现梗阻点，常规横断位扫描梗阻点。

（2）序列：肾盂和输尿管的磁共振检查通常分为两步，第一步先在冠状位通过行 MRU 检查来发现梗阻的部位，第二步行常规 MRI 检查以确定梗阻的原因。而且肾盂，输尿管疾病通常累及膀胱，所以检查时通常一并进行膀胱的扫描。常用序列为冠状厚层 MRU SSFSE 脂肪抑制序列，冠状薄层 MRU FSE-XL 脂肪抑制序列呼吸触发扫描，轴位 FSE-XL T_2WI 脂肪抑制序列呼吸触发扫描，轴位 FSPGR T_1WI 序列，如图 7-79 所示。

（3）参数：具体扫描参数见下表（表 7-11）（以

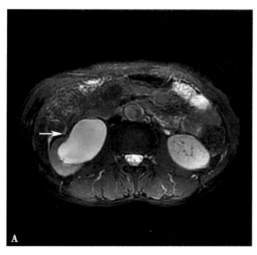

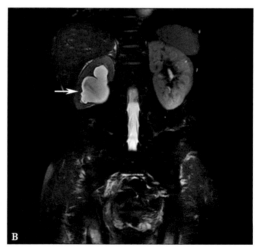

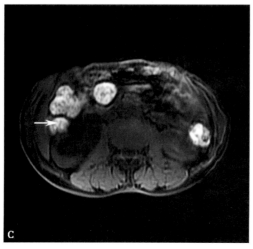

图 7-79　肾盂 MRI 成像

表 7-11　肾盂、输尿管磁共振检查扫描参数

	序列	抑脂	TR（ms）	TE（ms）	层厚（mm）	层距（mm）	矩阵	NEX
厚层 MRU	SSFSE	是	3800	1000～1100	70.0	0	320×192	4
薄层 MRU	FSE-XL	是	6700	350～400	4.0	0	256×160	1
轴位 T₂	FSE-XL	是	6700	80～90	4.0	0.5	288×192	1
轴位 T₁	FSPGR	否	180	2.2/4.6	4.0	0.5	256×160	1

1.5T MR 为例）。

4．图像后处理　使用 3D MIP（最大强度投影）重建，如果是三维扫描则进行三维重建冠状位旋转重建，一般来说重建 12～20 幅图像。

5．图像优化技术

（1）使用呼吸门控。

（2）绝大多数患者特别是怀疑泌尿系统梗阻的患者，检查前只需适当憋尿。对于无尿路梗阻或梗阻情况较轻的患者来说，可考虑使用利尿剂或在腹部使用腹带压迫，有益于输尿管的显示。

（3）检查前 6 小时禁食禁水，防止胃肠道内的液体太多影像病变的显示和观察。检查前半小时服用枸橼酸铁铵（胃肠道对比剂）一包，用来抑制胃肠道内液体信号或检查前 15 分钟前饮用红茶，使胃内含锰而呈现低信号。对患者进行呼吸训练及屏气训练。

四、膀胱磁共振检查

（一）适应证

膀胱的常见病变主要为膀胱内的结石或小结节以及膀胱内的占位性病变，例如，膀胱癌。膀胱病变最常用的检查方法为超声，但是在肿瘤分期方面磁共振检查要优于超声或 CT 检查，磁共振检查可以从形态学的角度了解膀胱内的占位病变及病变与周围组织和膀胱壁的关系。

（二）检查技术

1．线圈　选用体部相控阵线圈，线圈中心为耻骨联合上约 3～5cm 处，线圈上下范围包全盆腔。

2．患者体位　患者呈仰卧位，头先进，身体置于检查床正中。

3．成像方位、序列及参数

（1）成像方位：冠状位和横轴位。

（2）序列：膀胱磁共振检查常用序列为轴位 FSE-XL T₂WI 脂肪抑制序列，轴位 FSE-XL T₁WI 序列，冠状 FSE-XL T₁WI 脂肪抑制序列，冠状 FSE-XL T₂WI 序列。膀胱的轴位弥散加权成像选择 SE（自旋回波）或 EPI（平面回波）序列，b 值取 500～800，TR=3000ms，TE=57ms，层厚 / 层距 =

8.0mm/0.0mm，矩阵 =128×128，NEX=8，如图 7-80 所示。

（3）参数：具体扫描参数如下（表 7-12）（以 1.5T MR 为例）。

4．增强扫描　膀胱增强扫描是为了通过强化方式对膀胱内的病变进行分期。采用 3D-FSPGR 序列做动态增强扫描，TR=6ms，TE=1ms，矩阵 =256×128，NEX=1；2D-FSPGR 做延迟增强扫描，TR=160ms，TE=2.2ms，矩阵 =288×192，NEX=1。

5．图像后处理　常规平扫不需要做特殊处理，增强扫描重建层厚一般为 5mm，间隔 5mm，重建 2 期，还可重建一个增强的冠状位图像，重建层厚也为 5mm。

6．图像优化　行膀胱磁共振检查前，一般要求被检者饮水憋尿，使膀胱得到充盈，以便更好地显示膀胱壁及壁内病变，但是由于磁共振检查时间较长，患者过度憋尿或者长时间憋尿容易造成患者在检查过程中的不适，从而容易产生运动伪影。由于膀胱位于盆腔内，位置较低，呼吸运动不会造成明显的运动伪影，所以一般不添加呼吸门控，也不需要对被检者进行呼吸训练或屏气训练。

五、磁共振尿路造影

（一）检查原理

排泌性尿路 MR 成像（secretory MR urography，MRU）是利用经肾脏排泄的对比剂进行尿路成像的重 T₂ 加权 MR 成像技术，即长 TR（大于 3000ms）、特长 TE（大于 150ms）的采集参数，使含水器官影像突出。此技术可使流速缓慢或静止的液体呈高信号，实质性器官和流动的液体呈低信号，从而显示出泌尿系统的解剖形态，细胞外液非特异性对比剂绝大部分经过肾脏进行排泄，在注射对比剂后的 3～8 分钟，较多对比剂进入肾盂，肾盏以及输尿管，利用 3D 超快扰相 GRE T₁WI 脂肪抑制序列进行采集，对原始图像进行 MIP、MPR 重建即可获得较好的 MRU 图像，也可以对肾盂肾盏区域利用 2D 扰相 GRE T₁WI 脂肪抑制序列进行单个厚层块扫描得到

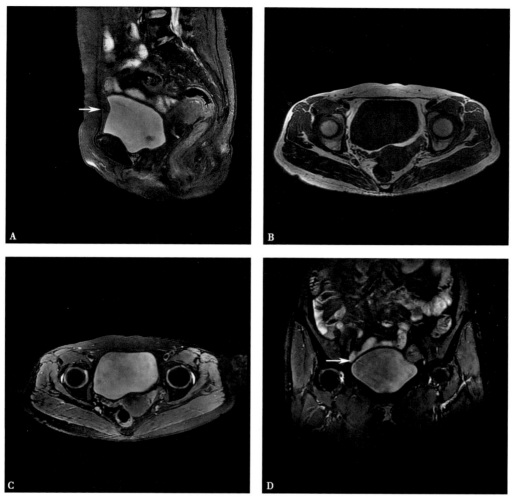

图 7-80 膀胱 MRI 成像

表 7-12 膀胱磁共振检查扫描参数

序号	序列	抑脂	TR（ms）	TE（ms）	层厚（mm）	层距（mm）	矩阵	NEX
轴位 T₂	FSE-XL	是	2400～2600	120～130	4.0	1.0	288×256	2
轴位 T₁	FSE-XL	否	600	8～9	4.0	1.0	320×192	2
冠状 T₁	FSE-XL	是	600	8～9	4.0	1.0	320×192	2
冠状 T₂	FSE-XL	否	2400～2600	100～110	4.0	1.0	288×256	4

完整的 MRU 图像，如图 7-81 所示。

（二）常用检查序列

TE 值的选取是 MRU 成功的关键，长 TR 的目的主要是为了得到 T_2 的效果。而特长 TE 是为了增强 T_2 的效果，更主要的是使除液体以外的其他组织信号降低（显示为黑色），从而更突出液体的信号。故 FSE 序列的重 T_2 加权 TE 时间不宜低于 180ms，HASTE（半傅里叶单次激发快速成像）序列需要的时间更长。

（三）图像后处理

通常是在 T_2WI 上进行 2D 和 3D 的 MIP 重建，2D 图像细腻，分辨率高，尿路中的水信号不易遮挡

病灶部位，3D 图像可运用兴趣向量（VOI）技术进行旋转，从不同角度对成像部位进行观察，因此结合运用 2D 和 3D 图像可提高诊断质量。

（四）临床应用

1. 正常泌尿系统的显示　有类似于逆行肾盂造影（IVU）的效果，可显示肾盂对尿液的收集以及尿液的流通，正常人检查可见输尿管走行流畅，其内信号均匀，无阻塞点或充盈缺损处。

2. 非梗阻性病变的显示　由于 MRU 图像上可同时显示肾实质和肾脏的收集系统，因此可以清晰地显示肾实质内的病变对肾盂和输尿管的侵犯程度。

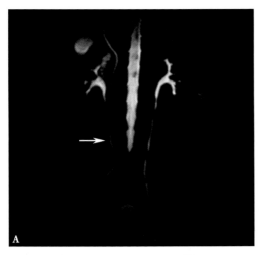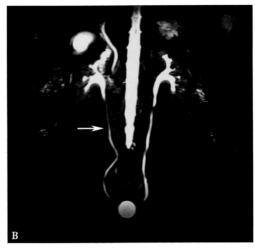

图 7-81　MRU 2D 及 3D 成像

3. 收集系统梗阻和扩张的显示　对于输尿管和肾盂的梗阻会显示出明显低信号或充盈缺损,梗阻之上会出现收集系统的扩张和积水。

第八节　生殖系统磁共振检查

一、前列腺磁共振检查

(一)适应证

前列腺增生、前列腺炎、前列腺出血、前列腺癌的诊断与分期等。

(二)检查技术

1. 线圈　腹部表面线圈、心脏表面线圈或直肠内线圈(肛瘘、巨大痔、直肠炎性及出血性等疾病禁用直肠内线圈)。

2. 体位　前列腺磁共振检查一般采用仰卧位,头先进或足先进,身体正中矢状线与检查床中线重合,双侧上肢置于身体两侧或上举置头两侧。

耻骨联合置于线圈中心,扫描定位纵向中心线与身体长轴中心重叠,横向连线对准线圈中心。

3. 成像方位、序列及参数

(1)成像方位:横轴位、矢状位、冠状位。

1)横轴位:常规方位,以冠状位和矢状位为定位图像,扫描线垂直于人体长轴,扫描范围应包含全部前列腺及病变组织,相位编码方向为左右方向(图 7-82)。

2)矢状位:常规方位,以横轴位和冠状位为定位图像,常规采用标准矢状位,中心线平行于人体正中矢状线,左右包含全部前列腺及病变组织(图 7-83)。相位编码方向为前后方向。

3)冠状位:常规方位,以横轴位和矢状位为定位图像,常规采用标准冠状位,中心线平行于人体

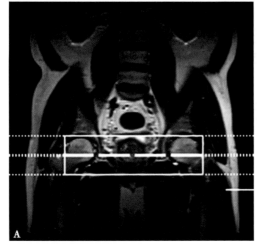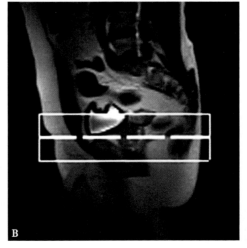

图 7-82　前列腺磁共振横轴位扫描定位

冠状面,包含全部前列腺和盆腔(图7-84)。相位编码方向为上下方向。

(2)常规扫描序列:矢状位 T_2WI,冠状位

T_2WI,横轴位 T_1WI、T_2WI、T_2WI fs、DWI。前列腺扫描序列及参数见(表7-13)。

选扫序列:矢状位 T_1WI,冠状位 T_1WI,横轴位

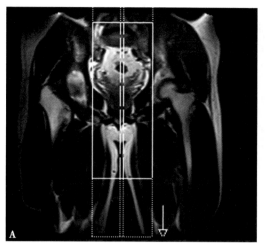
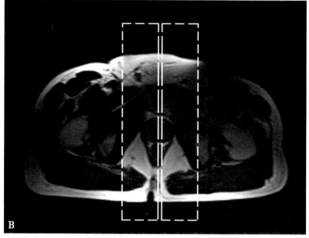

图7-83　前列腺磁共振矢状位扫描定位

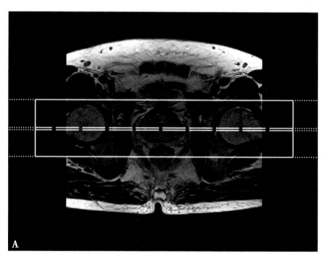
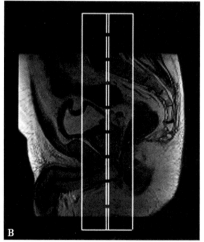

图7-84　前列腺磁共振冠状位扫描定位图

表7-13　前列腺常用扫描序列参

成像方位	序列	TR/TE(ms)	层厚(mm)	层间距(mm)	NEX	ETL	矩阵
横轴位	T_1WI-FSE *	500/20	3~5	1	2	2~4	320×224
	T_2WI-FSE *	3000/110	3~5	1	2	10~20	320×224
	T_2WI-FSE fs *	3000/110	3~5	1	2	10~20	320×224
	DWI *	5000/90	3~5	1	4		160×120
	LAVA fs(vibe)	5.08/1.74	3~4	0	1		192×160
矢状位	T_2WI-FSE *	4000/100	3~5	1	2	20~25	320×256
	T_2WI-FSE fs	4000/100	3~5	1	2	20~25	320×256
	LAVA fs(vibe)	5.08/1.74	3~4	0	1		192×160
冠状位	T_2WI-FSE *	4000/100	3~5	1	2	20~25	320×256
	T_2WI-FSE fs	4000/100	3~5	1	2	20~25	320×256
	LAVA fs(vibe)	5.08/1.74	3~4	0	1		192×160

* 为常规扫描序列

SWI，MRS。

4．增强扫描 建议动态增强扫描，造影剂为钆类对比剂（Gd-DTPA），用量：0.2ml/kg（或0.1mmol/kg），注射速度：2～3ml/s。

横轴位 LAVA（或 vibe）：注药、扫描同时开始连续扫描 5～7 期得到蒙片、动脉期、静脉期、平台期及延迟期图像，然后进行冠状位、矢状位 LAVA 序列的扫描，5 分钟后行横轴位 LAVA 的延迟扫描，观察病变的延迟流出情况。

5．图像后处理

（1）建议照相序列：横轴位 T_1WI、T_2WI fs，矢状位、冠状位 T_2WI，动态增强薄层重建并照相，至少包含动脉期、静脉期、延迟期。

（2）绘制动态增强曲线图，兴趣区至少包含病变、病变周围组织、正常前列腺组织。

6．图像优化技巧

（1）患者检查前准备：检查前一日清淡饮食，当天禁食或流食；检查前排空大便，避免对前列腺图像的影响。

（2）膀胱内保留适量尿液可清晰显示膀胱壁，便于观察前列腺病变对膀胱壁有无浸润及浸润程度；膀胱过度充盈，膀胱壁紧压前列腺，影响前列腺及膀胱壁病变的观察，另外，因膀胱的过度充盈，容易产生运动伪影。

（3）盆腔施加腹带，检查时嘱咐患者保持平静呼吸状态，可减少腹壁呼吸运动伪影。

（4）脂肪抑制、DWI 序列扫描时，对于肥胖患者建议在腹壁下脂肪处施加预饱和带，图像抑脂更均匀（图7-85）。

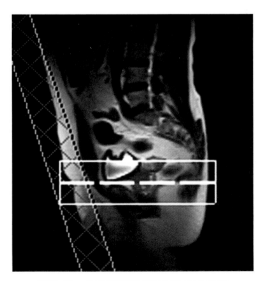

图 7-85 腹壁预饱和带的施加示意图

二、子宫、附件磁共振检查

（一）适应证

肿瘤、转移瘤、炎症，子宫内膜异位症，孕期前置胎盘、胎盘植入等。

（二）检查技术

1．线圈 体部表面线圈。

2．体位 子宫、附件磁共振检查一般采用仰卧位，身体正中矢状线与检查床中线重合，双侧上肢置于身体两侧或上举置头两侧。

髂前上棘连线中点置于线圈中心，扫描定位纵向中心线与身体长轴中心重叠，横向连线对准线圈中心。

3．成像方位、序列及参数

（1）成像方位：横轴位、冠状位、矢状位。

1）横轴位：常规方位，以冠状位和矢状位为定位图像，扫描线垂直于人体长轴，上下范围包含耻骨联合以上的全部盆腔（图7-86）。相位编码方向为左右方向。

2）冠状位：常规方位，以横轴位和矢状位为定位图像，常规采用标准冠状位，中心线平行于人体冠状面，范围包含整个盆腔（图7-87）。相位编码方向为上下方向。

子宫、附件扫描序列及参数见（表7-14）。

3）矢状位：选扫序列，以横轴位和冠状位为定位图像，常规采用标准矢状位，中心线重叠于人体正中矢状线，左右包含子宫、附件及病变组织（图7-88）。相位编码方向为前后方向。

（2）常规扫描序列：横轴位 T_1WI、T_2WI、T_2WI fs、DWI。冠状位 T_2WI，矢状位 T_2WI。

选扫序列：矢状位 T_1WI，冠状位 T_1WI。

4．增强扫描 同前列腺增强扫描。

5．图像后处理 建议照相序列：横轴位 T_1WI、T_2WI fs，冠状位 T_2WI，动态增强薄层重建并照片，至少包含动脉期、静脉期、延迟期。

无需特殊后处理。

6．图像优化技巧

（1）带有金属节育环的患者取环三天后进行MRI 检查，避免因取环引起的子宫内膜损伤所导致异常信号的产生，从而影响诊断。

（2）检查前4小时禁固体食物。

（3）检查前排空大便，膀胱内尿液中等充盈。

（4）对于肥胖患者建议前腹壁和背部施加饱和带，抑脂均匀。

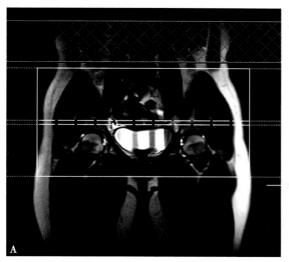
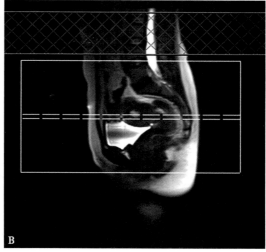

图 7-86　子宫、附件磁共振横轴位扫描定位

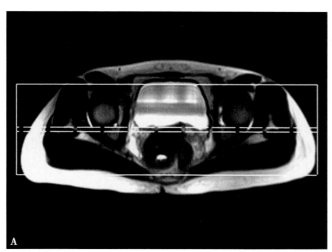
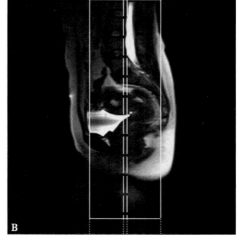

图 7-87　子宫、附件磁共振冠状位扫描定位

表 7-14　子宫、附件常用扫描序列参数（3.0T）

成像方位	序列	TR/TE（ms）	层厚（mm）	层间距（mm）	NEX	ETL	矩阵
横轴位	T₁WI-FSE *	500/20	4～6	2	2	2～4	320×192
	T₂WI-FSE *	3000/110	4～6	2	2	10～20	320×192
	T₂WI-FSE fs *	3000/110	4～6	2	2	10～20	320×192
	DWI *	5000/90	4～6	2	4		160×120
	LAVA fs（vibe）*	5.08/1.74	3～4	0	1		192×60
冠状位	T₂WI *	4000/100	4～6	2	2	20～25	320×224
	T₂WI-FSE fs	4000/100	4～6	2	2	20～25	320×224
	LAVA fs（vibe）*	5.08/1.74	3～4	0	1		192×160
矢状位	T₂WI-FSE	4000/100	4～6	2	2	20～25	320×224
	T₂WI-FSE fs	4000/100	4～6	2	2	20～25	320×224
	LAVA fs（vibe）*	5.08/1.74	3～4	0	1		192×160

* 为常规扫描序列

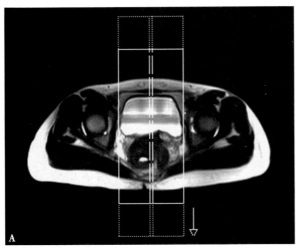

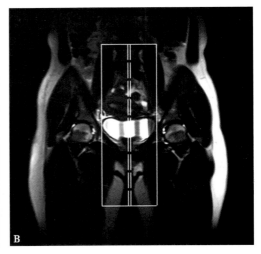

图 7-88　子宫、附件磁共振矢状位扫描定位

（5）对于怀孕 3 个月以上且必须行磁共振检查的孕妇，尽量缩短总扫描时间，建议采用 SSFSE（HASTE）等快速扫描序列。

（6）检查前嘱咐患者保持平静呼吸状态，也可施加电解质垫，降低腹盆腔的呼吸运动伪影和电解质伪影对图像质量的影响。

三、阴囊、睾丸磁共振检查

（一）适应证

阴囊、睾丸肿瘤、炎症、外伤，隐睾等。

（二）检查技术

1. 线圈　体部表面线圈。

2. 体位　阴囊及睾丸磁共振检查一般采用仰卧位，头先进或足先进，身体正中矢状线与检查床中线重合，双侧上肢置于身体两侧或上举置头两侧。

耻骨联合置于线圈中心，扫描定位纵向中心线与身体长轴中心线重叠，横向连线对准线圈中心。

3. 成像方位、序列及参数

成像方位分为横轴位、冠状位、矢状位。

1）横轴位：为常规扫描方位，以冠状位和矢状位为定位图像，扫描线垂直于人体长轴。扫描范围：单纯阴囊、睾丸病变时包含全部阴囊、睾丸及病变组织；如临床怀疑隐睾时，扫描方位下缘包含阴囊，上缘包含盆腔上缘甚至包含至下腹部（图 7-89）。相位编码方向为前后方向。

2）冠状位：为常规扫描方位，以横轴位和矢状位为定位图像，常规采用标准冠状位，以耻骨联合为中心，包含全部盆腔及阴囊、睾丸（图 7-90）。相位编码方向为左右方向。

3）矢状位：为选扫方位，以横轴位和冠状位为定位图像，正中心线重叠于人体正中矢状线，左右

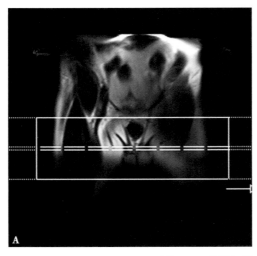

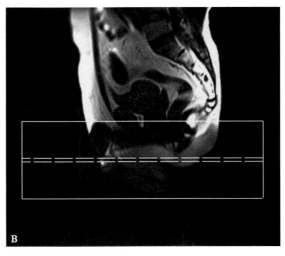

图 7-89　阴囊、睾丸磁共振横轴位扫描定位

包含全部阴囊、睾丸及病变组织（图7-91）。相位编码方向为前后方向。

阴囊、睾丸扫描序列及参数见表7-15。

4.增强扫描　增强：横轴位 T₁WI fs C+（或LAVA），冠状位 T₁WI fs C+，必要时加扫矢状位T₁WI fs C+。

5.图像后处理　建议照相序列：横轴位 TIWI、T₂WI fs，冠状位 T₂WI fs，增强横轴位、冠状位 T₁WI fs（或 LAVA 序列的厚层重建图像）。

6.图像优化技巧

（1）耻骨联合为中心施加腹带，减少运动伪影的产生。

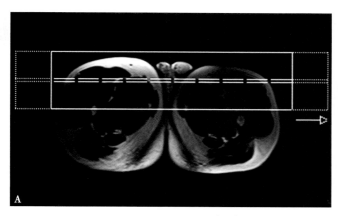
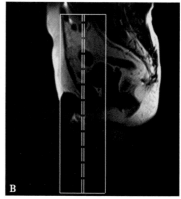

图7-90　阴囊、睾丸磁共振冠状位扫描定位

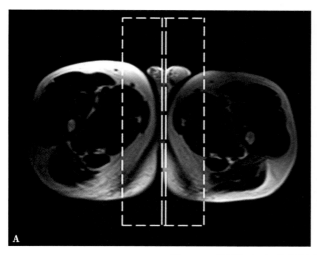
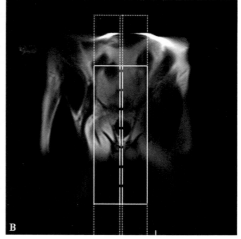

图7-91　阴囊、睾丸磁共振矢状位扫描定位

表7-15　阴囊、睾丸常用扫描序列参数（3.0T）

成像方位	序列	TR/TE（ms）	层厚（mm）	层间距（mm）	NEX	ETL	矩阵
横轴位	T₁WI-FSE [*]	500/20	3～6	2	2	2～4	320×192
	T₂WI-FSE	3000/110	3～6	2	2	10～20	320×192
	T₂WI-FSE fs [*]	3000/110	3～6	2	2	10～20	320×192
	DWI [*]	5000/90	3～6	2	4		160×120
	LAVA fs（vibe）	5.08/1.74	3	0	1		192×60
冠状位	T₂WI [*]	4000/100	3～6	2	2	20～25	320×224
	T₂WI-FSE fs	4000/100	3～6	2	2	20～25	320×224
矢状位	T₂WI-FSE	4000/100	3～6	2	2	20～25	320×224
	T₂WI-FSE fs	4000/100	3～6	2	2	20～25	320×224

[*] 为常规扫描序列

（2）怀疑隐睾在腹盆腔时，患者检查前一餐清淡饮食，避免肠道内容物对图像的影响，扫描范围应包含整个盆腔乃至下腹部。

第九节　脊柱及外周神经磁共振检查

一、颈椎磁共振检查

（一）适应证

1. 颈椎、颈髓先天性疾病。

2. 颈椎、颈髓内占位性或炎性病变。

3. 颈椎、颈髓外伤；

4. 脊髓神经根病变、颈椎退行性病变等。

（二）检查技术

1. 线圈　颈椎线圈、头颈联合线圈、全脊柱线圈。

2. 体位　线圈按要求放置并固定于检查床上，患者仰卧，头先进，尽量保持舒适体位，身体长轴与检查床长轴一致，双侧上肢置于身体两侧，患者肩部尽量贴近线圈，头颅两侧用软垫适度固定，颈部正中矢状面垂直并重叠于线圈长轴正中线。

患者下颌下缘置于线圈中心，扫描定位纵向中心线与身体长轴中心重叠，横向连线对准线圈中心。

3. 成像方位、序列及参数

（1）成像方位：

1）矢状位：常规扫描方位，以冠状位和横轴位为定位图像，在冠状位定位像上，定位线平行于 C_2 与 C_7 椎体正中连线或平行于颈髓正中线，中心位于椎体后缘，扫描范围上缘至少包含延髓，下缘包含至 T_2 椎体，左右包含双侧颈椎椎间孔，在矢状面定位像上纠正 FOV 的位置（图 7-92）。相位编码方向为上下方向。

2）横轴位：常规扫描方位，以矢状位和冠状位为定位图像，在矢状面上，根据病变或临床要求设置横轴位扫描定位线。观察椎间盘病变时，一般采

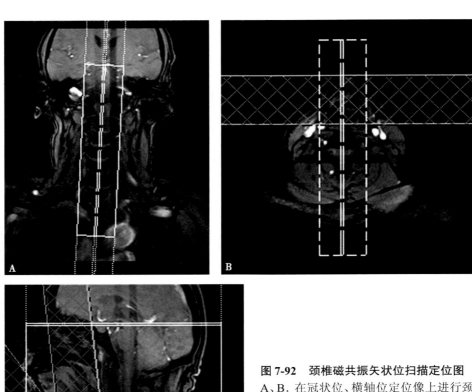

图 7-92　颈椎磁共振矢状位扫描定位图
A、B. 在冠状位、横轴位定位像上进行颈椎矢状位的扫描定位；C. 在矢状定位像上设置预饱和带，以消除颈部吞咽动作、血管及心脏的搏动伪影，并设置 FOV 的大小及位置

用分组定位,每组 3 或 5 层,以椎间隙后缘为中心平行于椎间盘,中心层面与椎间盘前后缘中点连线重叠(图 7-93A);观察椎管、脊髓弥漫性或局限性(孤立性)病变时,采用连续扫描,扫描定位线采取垂直于病变处相对应的脊髓,扫描范围包含整个病变区域(图 7-93B)。在冠状位和横断面定位像上纠正 FOV 位置,(图 7-93C、D)。相位编码方向为前后方向。

3)冠状位:选扫方位,以矢状位和横轴位为定位图像,在矢状面上定位,定位线平行于兴趣区所对应的脊髓,前后包括椎体前缘至椎管后缘(或以病变为中心包含整个病变),上下缘包含整个颈椎(图 7-94)。相位编码方向为左右方向。

(2)扫描序列及参数见表 7-16。

4.增强扫描　造影剂采用钆类对比剂(Gd-DTPA),0.2ml/kg(或 0.1mmol/kg),注射速度:2～3ml/s,采用静脉推注。

增强后常规采用 T_1WI 序列,行矢状位、横轴位扫描,必要时加扫冠状位 T_1WI,其中最少有一个序列与平扫的 T_1WI 位置、参数完全一致,便于增强前后病变信号强度的对比;椎体、椎旁病变及椎管占位性病变,应采用 T_1WI fs 进行增强扫描。

5.图像后处理　颈椎常规 MRI 一般不需特殊后处理。

6.图像优化技巧

(1)采用全脊柱线圈或 Tim 线圈扫描时,尽量选用较少的线圈组合,一般选择两组线圈(4 个线圈单元)即可,避免伪影的增加。

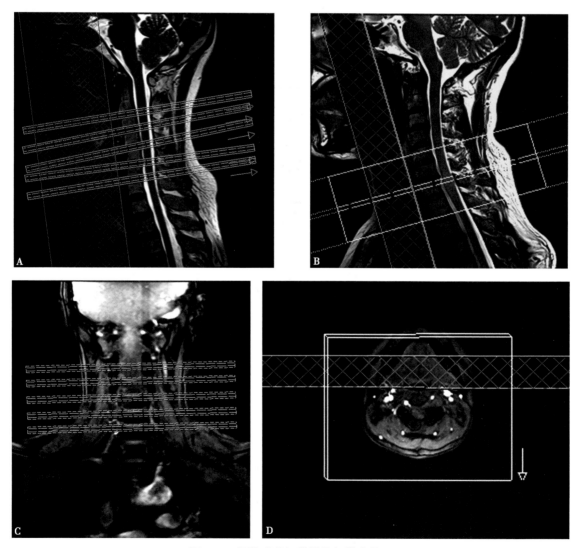

图 7-93　颈椎磁共振横轴位扫描定位图
A、B. 横轴位扫描在矢状位定位像上定位,在矢状定位像上分组或连续设置扫描计划线,定位线垂直于相应的脊髓,于椎体前缘设置平行于颈椎长轴的预饱和带;C、D. 在冠状位、横轴位定位像上纠正 FOV 的位置

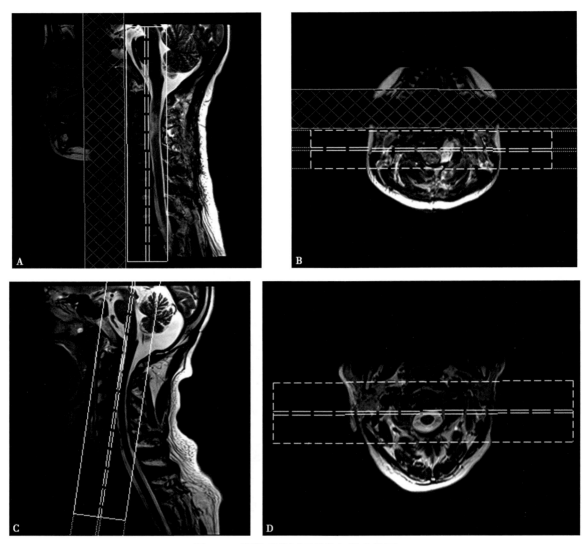

图 7-94　颈椎磁共振冠状位扫描定位图

A、B. 在矢状位和横轴位上设置冠状位扫描计划线，扫描线平行于病变相对应的脊髓长轴；C、D. 寰枢外伤或临床怀疑脱位时，定位线平行于 $C_{2,3}$ 椎体所对应的脊椎

表 7-16　颈椎磁共振扫描序列及参数（3.0T）

成像方位	序列	TR/TE（ms）	层厚（mm）	层间距（mm）	NEX	ETL	矩阵
矢状位	T_2WI-FSE *	3000/100	3	0.3	3	10～20	320×224
	T_1WI-FSE *	500/20	3	0.3	2	2～4	320×224
	T_1WI-flair	2200/24	3	0.3	3	2～4	320×224
	T_2WI-STIR	5000/50	3	0.3	4	10～20	288×192
横轴位	T_2WI-FSE *	3000/100	3～5	0.3～1	2	10～20	320×224
	T_1WI-FSE	500/20	3～5	0.3～1	2	2～4	320×224
	Me2d	450/17	3～5	0.3～1	2		320×256
冠状位	T_2WI-FSE	3000/100	3	0.3	3	10～20	320×224
	T_1WI-FSE	500/20	3	0.3	3	2～4	320×224

* 为常规扫描序列

（2）矢状位扫描时，在矢状面定位线上椎体前缘设置平行于颈椎长轴的预饱和带，消除颈部血管及吞咽引起的运动伪影；在上段胸椎前缘并平行于上段胸椎加另一预饱和带，消除或减轻主动脉弓搏动、胸腔呼吸的运动伪影。

（3）横轴位扫描时，除在矢状面定位线上颈椎椎体前缘设置平行于颈椎长轴的预饱和带外，在扫描野的上下各设置一预饱和带，消除脑脊液、血管流动所产生的伪影。

（4）扫描层数用奇数（9、11、13 等），便于获得正中矢状位层面。

（5）采用过采样（或防卷褶）技术，防止卷褶伪影的出现。

（6）颈椎外伤或椎体 T_1WI 图像显示有高信号时，加扫矢状位 T_2WI fs，脂肪组织被抑制，更好地显示病变，并增加病变的检出率，也可鉴别异常高信号是脂肪组织或出血性病灶。

（7）椎旁病变、椎管内占位性病变加扫冠状位 T_2WI 或增强后的 T_1WI fs，利于更好地显示病变及与周围组织的解剖关系。

（8）颈椎横断可用 T_2 FSE 序列（图 7-95）或 me 2d 序列。其中，轴位 me2d 序列所得图像可明确分辨脊髓的灰白质，具有很好的对比度，对于观察与诊断脊髓灰白质病变具有重要的诊断与鉴别诊断意义（图 7-96）。

二、胸椎磁共振检查

（一）适应证

1. 胸椎及椎管内、胸髓内肿瘤。
2. 胸椎、胸髓炎性病变。
3. 胸椎、胸髓外伤。
4. 胸椎退行性病变。
5. 胸椎及胸髓先天性疾病。
6. 血液性疾病引起的骨髓病变的胸椎检查。

（二）检查技术

1. 线圈　脊柱表面线圈、全脊柱线圈胸段。

2. 体位　线圈按要求放置于检查床上，患者仰卧，头先进，尽量保持舒适体位，身体长轴与检查床长轴一致，双侧上肢置于身体两侧。

双侧乳头连线中点置于线圈中心，扫描定位纵向中心线与身体长轴重叠，横向连线对准线圈中心。

3. 成像方位、序列及参数

（1）成像方位：矢状位、横轴位、冠状位。

1）矢状位：常规扫描方位，以冠状位和横轴位为定位图像，在冠状面上，定位线平行于胸椎或胸

髓正中线，扫描范围上缘至 C_1 椎体，下缘包含 L_1 椎体，或根据临床要求确定扫描范围，但至少有一端包含颈椎或腰椎，便于病变或椎体序数的定位，左右包含双侧胸椎椎间孔，在矢状面定位像上纠正 FOV 的位置（图 7-97）。相位编码方向为上下方向。

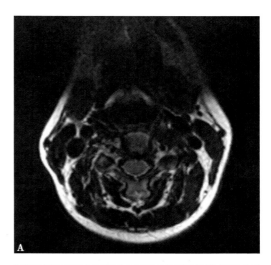

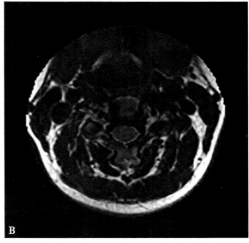

图 7-95　颈椎磁共振横轴位 T_2FSE 图像

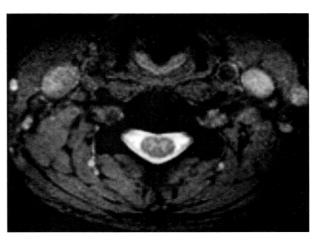

图 7-96　颈椎横轴位 me2d 序列图像

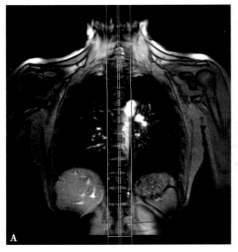
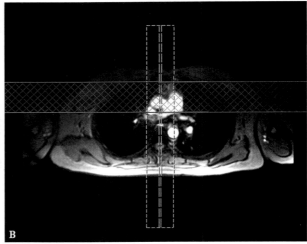
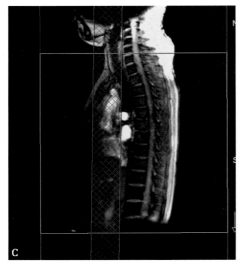

图 7-97　胸椎磁共振矢状位扫描定位图
A、B. 在冠状和横轴位定位像上设置矢状位扫描定位线，
定位线平行于胸椎体正中连线长轴；C. 在矢状面定位线
上椎体前缘设置预饱和带，扫描范围上缘至 C_7 椎体，下
缘包含 L_1 椎体

2）横轴位：常规扫描方位，以矢状位和冠状位为定位图像，在矢状面上，根据病变和临床要求设置横轴位扫描定位线。一般采用连续扫描定位，扫描定位线垂直于病变或目标所对应的脊髓，扫描范围包含整个病变或目标区域。在横断面定位像上纠正 FOV 位置（图 7-98）。相位编码方向为前后方向。

3）冠状位：选扫方位，以矢状位和横轴位为定位图像，在矢状面上定位，定位线平行于病变所对应的胸椎或胸髓，以病变为中心，前后缘包含整个病变（图 7-99），相位编码方向为左右方向。

（2）胸椎扫描序列及参数见表 7-17。

4. 增强扫描　同颈椎增强扫描。

5. 图像后处理　胸椎常规 MRI 一般不需特殊处理。

6. 图像优化技巧

（1）矢状位扫描层数用奇数（9、11、13），便于

获得正中矢状位层面。

（2）矢状位扫描时，在矢状面定位线上椎体前缘设置平行于胸椎长轴的预饱和带，消除或减少心脏、大血管搏动及胸部呼吸引起的运动伪影。

（3）横轴位扫描时，除在矢状面定位线上胸椎椎体前缘设置平行于胸椎长轴的预饱和带外，在横轴位胸主动脉处设置一斜行预饱和带，以消除胸主动脉搏动所产生的运动伪影。

（4）矢状位采用过采样（或防卷褶）技术，防止卷褶伪影的出现。

（5）胸椎外伤或椎体 T_1WI 图像显示有高信号时，加扫矢状位 T_2WI fs，脂肪组织被抑制，可更好地显示病变，并增加病变的检出率，也可鉴别异常高信号是脂肪组织或出血性病灶。

（6）椎旁病变、椎管内占位性病变加扫冠状位 T_2WI（或增强后的 T_1WI fs），利于更好地显示病变及与周围组织的解剖关系。

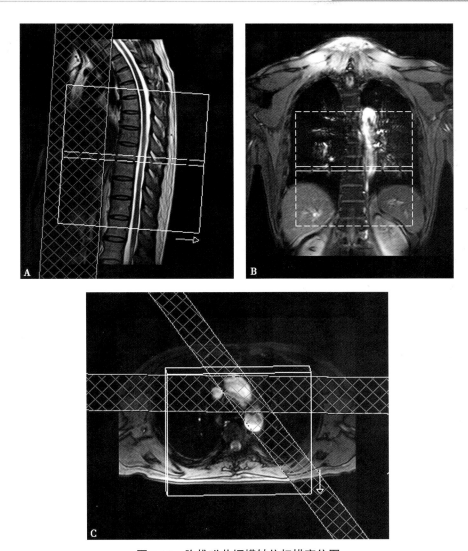

图 7-98 胸椎磁共振横轴位扫描定位图
A、B. 在矢状位和冠状位图像上设置轴位连续扫描定位；C. 在轴位像上设置一覆盖胸主动脉的预饱和带

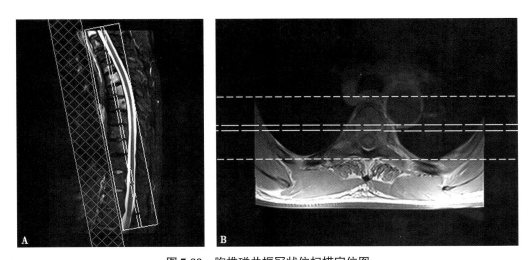

图 7-99 胸椎磁共振冠状位扫描定位图
A、B. 冠状位扫描在矢状位、横轴位定位像上定位，定位线平行于兴趣区所对应的脊髓长轴

表 7-17　胸椎常用扫描序列参数（3.0T）

成像方位	序列	TR/TE（ms）	层厚（mm）	层间距（mm）	NEX	ETL	矩阵
矢状位	T$_2$WI-FSE*	3000/100	3～4	0.3	2	10～20	320×224
	T$_1$WI-FSE*	500/20	3～4	0.3	2	2～4	320×224
	T$_1$WI-flair	2200/24	3～4	0.3	3	2～4	320×224
	T$_2$WI-STIR	5000/50	3～4	0.3	3	10～20	288×192
横轴位	T$_2$WI-FSE*	3000/100	3～6	0.3～1	2	10～20	320×224
	T$_1$WI-FSE	500/20	3～6	0.3～1	2	2～4	320×224
	Me2d	450/17	3～6	0.3～1	2		320×256
冠状位	T$_2$WI-FSE	3000/100	3～5	0.3	3	10～20	320×224
	T$_1$WI-FSE	500/20	3～5	0.3	3	2～4	320×224

*为常规扫描序列

三、腰椎、骶尾椎磁共振检查

（一）适应证

腰椎、骶尾椎先天性疾病；腰椎、骶尾椎及椎管内肿瘤；血液性疾病引起的腰椎、骶尾椎骨髓病变；腰椎、骶尾椎炎性病变；腰椎、骶尾椎外伤；腰椎、骶尾椎退行性病变。

（二）检查技术

1. 线圈　脊柱表面线圈、全脊柱线圈。

2. 体位　线圈按要求放置于检查床上，患者仰卧，头先进，保持舒适体位，身体长轴与检查床长轴一致，双侧上肢置于身体两侧。

腰椎：肚脐上 3cm 置于线圈中心，扫描定位纵向中心与身体长轴重叠，横向连线对准线圈中心。

骶尾椎：双侧髂前上棘连线中点置于线圈中心，扫描定位纵向中心线与身体长轴重叠，横向连线对准线圈中心。

3. 成像方位、序列及参数

（1）成像方位：矢状位、横轴位、冠状位。

1）矢状位：常规扫描方位，以冠状位和横轴位为定位图像，在冠状面上，定位线平行于腰椎或骶尾椎正中连线（或平行相应椎管的中心线），在矢状面定位线上腰椎或骶尾椎椎体前缘设置预饱和带，腰椎扫描范围应包含 T$_{12}$～S$_2$ 椎体，骶尾椎扫描范围应包括 L$_4$ 至末端尾椎，左右包含腰椎椎间孔或骶尾椎椎体（图 7-100）。相位编码方向为上下方向。

2）横轴位：常规扫描方位，以矢状位和冠状位为定位图像，根据病变或临床要求设置横轴位扫描计划线，在矢状位椎体前缘设置平行于腰椎椎管的预饱和带。观察椎间盘病变时，采用分组定位，每组 3 或 5 层，平行于椎间盘，中心层面与椎间盘前后缘连线中心重叠；观察椎管、脊髓弥漫性或局限性（孤立性）病变时，采用连续定位扫描，扫描定位线垂直于病变处相对应的椎管，扫描范围包含整个病变区域。在横断面定位像上纠正 FOV 位置（图 7-101）。相位编码方向为前后方向。

3）冠状位：选扫描方位，以矢状位和横轴位为定位图像，在矢状面上定位，定位线平行于兴趣区所对应的腰椎或骶尾椎，前后包含椎体前缘至椎管后缘或包含整个病变（图 7-102），相位编码方向为左右方向。

（2）腰椎、骶尾椎扫描序列及参数见表 7-18。

4. 增强扫描　同颈椎增强扫描。

5. 图像后处理

（1）一般不需特殊处理。

（2）照相序列：通常为矢状位 T$_1$WI、T$_2$WI，横轴位 T$_2$WI，增强后矢状位 T$_1$WI（fs）、横轴位 T$_1$WI（fs），以及加扫序列。

6. 图像优化技巧

（1）矢状位扫描层数用奇数（11、13、15），便于获得正中矢状位层面。

（2）矢状位扫描时，在矢状面定位线上椎体前缘设置平行于腰椎长轴的预饱和带，消除腹部血管的搏动及腹部呼吸引起的运动伪影。

（3）横轴位扫描时，除在矢状面定位线上前缘设置平行于腰椎或骶尾椎椎体长轴的预饱和带外，腰椎扫描时在扫描野的上下各设置一预饱和带，消除脑脊液、血管流动所产生的伪影。

（4）矢状位采用过采样（或防卷褶）技术，防止卷褶伪影的出现。

（5）腰椎或骶尾椎外伤或椎体 T$_1$WI 图像显示有高信号时，加扫矢状位 T$_2$WI fs，脂肪组织被抑

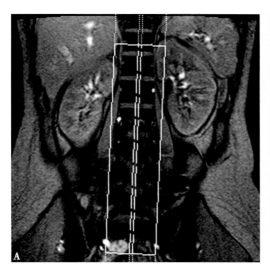

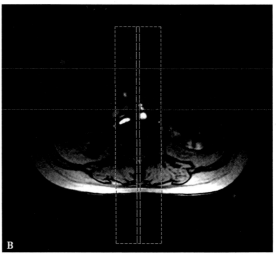

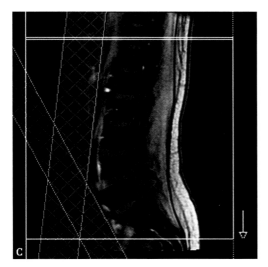

图 7-100　腰椎磁共振矢状位扫描定位图
矢状位扫描在冠状位、横轴位定位像上定位，在矢状定位像上设置预饱和带，以消除腹部血管搏动及呼吸运动所致的伪影，在轴位上纠正 FOV 位置

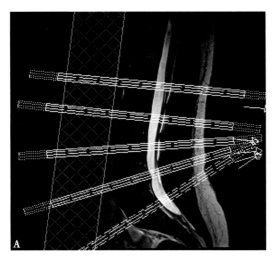

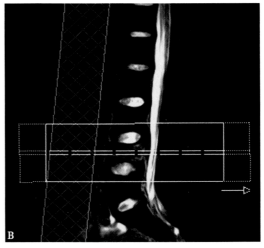

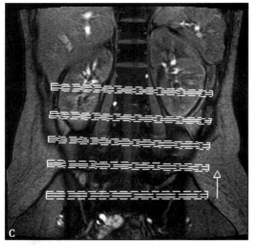

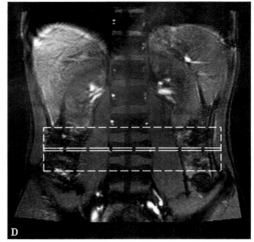

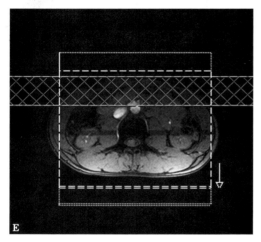

图 7-101　腰椎磁共振横轴位扫描定位图
A、B. 横轴位扫描在矢状位定位像上定位，在矢状定位像上设置分组或连续定位扫描线，并于椎体前缘设置预饱和带；C～E. 在冠状面、横轴位像上纠正 FOV 的位置；D. 弥漫性或局限性病变采用连续扫描，定位线垂直于相应的脊髓

制，更好地显示病变，并增加病变的检出率，也可鉴别异常高信号是脂肪组织或出血性病灶；椎旁病变、椎管内占位性病变加扫冠状 T_2WI（或增强后的 T_1WI fs），利于更好地显示病变及与周围组织的解剖关系。

四、椎管/脊髓MR造影(MRM)检查

(一)适应证

椎管狭窄；蛛网膜及神经根病变、椎管内占位；神经源性肿瘤，神经纤维瘤，椎间盘疝等。

(二)检查技术

1. 线圈　全脊柱线圈。

2. 体位　线圈按要求放置于检查床上，患者仰卧，头先进，身体长轴与检查床长轴一致，双侧上肢置于身体两侧。

椎管/脊髓MR造影(MRM)一般分两段分别定位扫描，也可以根据病变位置或临床要求进行一

次扫描，但须包含邻近的颈髓或腰骶椎。颈段、上胸段脊髓 MRM 扫描时，胸骨上切迹中点置于线圈中心；下胸段、腰骶椎 MRM 扫描时，剑突与肚脐连线中点置于线圈中心，扫描定位纵向中心线与身体长轴重叠，横向连线对准线圈中心。

3. 成像方位、序列及参数

(1)成像方位：冠状位

1)冠状位：常规扫描方位以矢状位和横轴位为定位图像，在矢状面上定位，定位线平行于椎管，颈段、上胸段脊髓 MRM 扫描时，包含延髓至第9胸椎(图7-103)；下胸段、腰骶椎 MRM 扫描时，应包含第 10 胸椎至骶椎，或根据临床要求进行定位，相位编码方向为左右方向。

2)矢状位：选扫方位以冠状位和横轴位为定位图像，在冠状面上，定位线平行于兴趣区脊髓正中线，左右包含相应椎体的双侧椎间孔，在矢状面定位线椎体的前缘设置预饱和带，根据临床要求确定

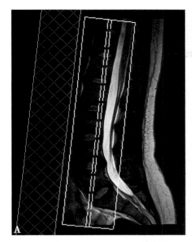
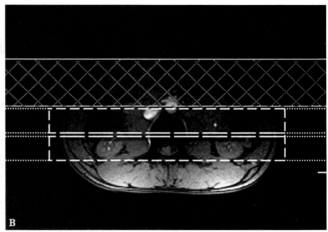
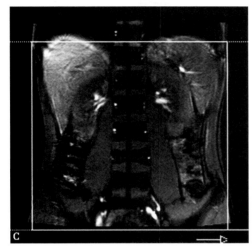

图 7-102　腰椎椎磁共振冠状位扫描定位图
A，B. 冠状位扫描在矢状位、横轴位定位像上定位，定位线平行于兴趣区所对应的脊髓。前后包含腰椎椎体前缘和椎管后壁，也可根据临床要求包含整个病变

表 7-18　腰骶尾椎常用扫描序列参数（3.0T）

成像方位	序列	TR/TE（ms）	层厚（mm）	层间距（mm）	NEX	ETL	矩阵
矢状位	T_2WI-FSE *	3000/100	4	0.5	2	10～20	320×192
	T_1WI-FSE *	500/20	4	0.5	2	2～6	320×224
	T_1WI-flair	2200/24	4	0.5	2	2～6	320×224
	T_2WI-STIR	5000/50	4	0.5	2	10～20	288×192
横轴位	T_2WI-FSE *	3000/100	4～6	0.5～1	2	10～20	320×192
	T_1WI-FSE	500/20	4～6	0.5～1	2	2～6	320×224
冠状位	T_2WI-FSE	3000/100	4～5	0.5	2	10～20	320×192
	T_1WI-FSE	500/20	4～5	0.5	2	2～6	320×224

* 为常规扫描序列

扫描范围，但至少有一端包含颈椎或腰椎，相位编码方向为上下方向。

（2）椎管／脊髓 MR 造影检查扫描序列及参数见表 7-19。

4. 增强扫描　无需增强扫描。

5. 图像后处理

（1）单次激发序列无需后处理，可直接获得 MRM 不同角度的图像。

（2）将 3D 图像进行最大强度投影重建（MIP），将获得的图像进行不同角度旋转并保存，从不同角

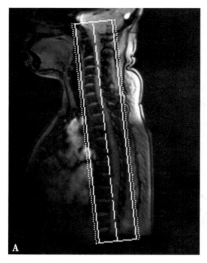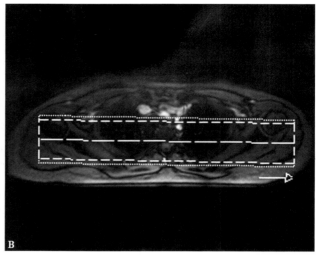

图 7-103　颈胸段磁共振脊髓造影冠状位扫描定位图

表 7-19　椎管 / 脊髓 MR 造影检查扫描序列及参数（3.0T）

成像方位	序列	TR/TE（ms）	层厚（mm）	层间距（mm）	NEX	ETL	矩阵
冠状位	T₂TSE（3D）*	8000/248	0.8	0	1	256	256×256
	HASTE（2D）或 SSFSE（2D）*	4500/707	60	0	1	269	384×256
横轴位	T₂WI-FSE	3500/100	3～6	0.3～1	2	10～20	320×224
矢状位	T₂WI-FSE	3000/100	3～4	0.3	2	10～20	320×224

度观察脊髓、蛛网膜下腔及神经根（图 7-104）。

（3）对重建所保存的图像进行排版照相，必要时对显示病变较好的原始图像选择性地照取有诊断价值的图像。

（4）单次激发厚层 2D 重 T₂WI 序列无需后处理，直接照取有诊断价值的层面。

6. 图像优化技巧

（1）不需呼吸门控。

（2）冠状位扫描时在脊椎前缘设置平行于脊柱长轴的预饱和带，抑制或减少颈胸及腹部运动伪影对图像的影响。

（3）扫描过程中，建议患者保持平静呼吸，避免咳嗽和吞咽动作，避免产生运动伪影。

五、外周神经磁共振检查

臂丛神经磁共振检查

（一）适应证

臂丛神经肿瘤、炎症、外伤等。

（二）检查技术

1. 线圈　头颈联合线圈或脊柱线圈、体部表面线圈。

2. 体位　线圈按要求放置于检查床上，患者仰卧，头先进，患者肩背部适当垫高，使颈椎和上段胸椎的生理曲度尽量变直，身体长轴与检查床长轴一致，双侧上肢置于身体两侧。

胸骨上切迹置于线圈中心，扫描定位纵向中心与身体长轴重叠，横向连线对准线圈中心。

3. 成像方位、序列及参数

（1）成像方位：冠状位、横轴位、矢状位。

1）冠状位：常规扫描方位，在矢状面定位像上，当下端颈椎与上段胸椎排列连线为直线或类似直线时，扫描定位线平行于椎体后缘的连线，当它们的连线为明显曲线时，定位线平行于 C₅～C₇ 椎体后缘的连线，扫描范围前面超出椎体前缘，后面包含椎管后壁，左右包含双侧腋窝（图 7-105）。相位编码方向为左右方向。

2）横轴位：常规扫描方位，在矢状和冠状面定位像上定横轴位，扫描范围包含 C₄～T₁，上下加预饱和带，减少脑脊液搏动伪影（图 7-106），相位编码方向为前后方向。

3）矢状位：选扫方位，以冠状位和横轴位为定位图像，扫描定位线平行于颈椎与上段胸椎椎体正中连线或平行于病变处的椎管正中线，左右包含双

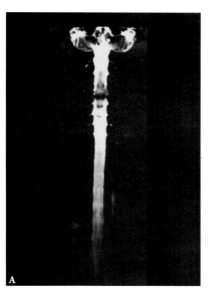
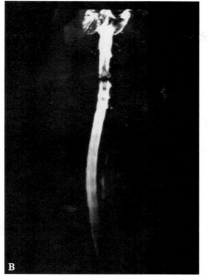
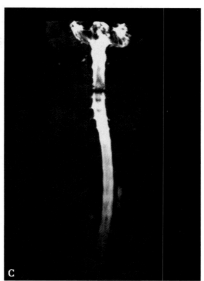

图 7-104 脊髓 MR 造影 MIP 图

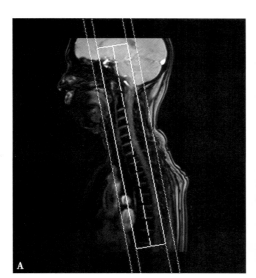
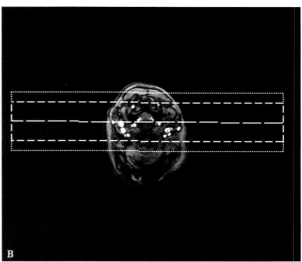
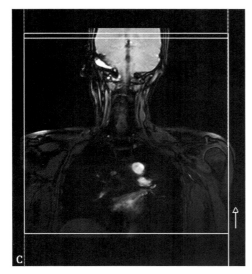

图 7-105 臂丛神经磁共振冠状位扫描定位图

A、B. 在矢状位、横轴位定位像上定位，扫描中心线平行于 $C_5 \sim C_7$ 椎体后缘连线；C. 冠状位定位像上左右包含两侧腋窝

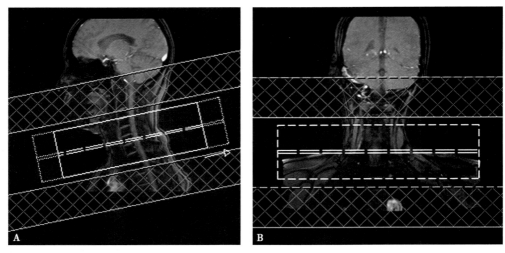

图 7-106　臂丛神经磁共振横轴位扫描定位图

侧椎间孔，相位编码方向为上下方向。

（2）臂丛、腰骶丛神经扫描序列及参数见表 7-20。

4．增强扫描　增强扫描序列：冠状位、轴位 T_1WIfs 及 3D space 序列。特别是增强 3D space 序列较平扫更能清晰、准确、直观地显示臂丛神经组成、走行及病变的位置、程度和类型（图 7-107）。

表 7-20　臂丛、腰骶丛神经常用扫描序列参数（3.0T）

成像方位	序列	TR/TE（ms）	层厚（mm）	层间距（mm）	NEX	ETL	矩阵
冠状位	T₂WI-FSE *	3000/100	4	0.5	2	10～20	320×256
	T₁WI-FSE	500/20	4	0.5	2	2～4	320×256
	3D SPACE*	800/248	0.8	0	1		256×256
横轴位	T₂WI-FSE *	3000/100	4	1	2	10～20	320×224
矢状位	T₂WI-FSE	3000/100	4	0.5	2	10～20	320×224

* 为常规扫描序列

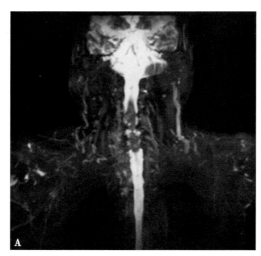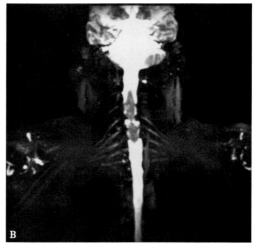

图 7-107　臂丛神经 3D MIP 图

A. 增强前 3D 臂丛神经图像，除脊髓、臂丛神经外，血管、淋巴等组织也显示为高信号；B. 增强后的臂丛神经图，血管、淋巴等组织因含造影剂而缩短了 T_1 弛豫时间，在长 TE 图像中表现为低信号，脑脊液、臂丛神经鞘内液体中不含造影剂而表现为正常的高信号

5. 图像后处理

（1）建议照相序列：横轴位 T_2WI fs，冠状位 T_2WIfs，3D SPACE（C+）序列 MIP、MRP 重建图像。

（2）将 3D 图像进行最大强度投影重建（MIP）、裁剪等后处理，将获得的图像进行不同角度旋转并保存，从不同角度观察脊髓、蛛网膜下腔及神经根（图 7-108）。

（3）用多平面重建（MPR）技术，选择合适的层厚、方位，消除或减少成像目标以外组织的重叠，更好地显示目标组织或病变细节。

（4）对重建所保存的图像进行排版照相，必要时对显示病变较好的原始图像选择性地照取有诊断价值的图像。

6. 图像优化技巧

（1）增强后的 3D space 序列图像可使背景抑制更彻底，臂丛神经显示更好。

（2）3D space 的 MIP 图像可以应用裁剪、图像消融等后处理技术，再通过不同角度的旋转，可以清晰显示臂丛神经的位置、形态以及邻近组织的关系。

（3）增强 3D space 序列在抑制脂肪、肌肉等背景组织信号的基础上，又能去除运动伪影及复杂背景信号的影响，根提高臂丛神经与周围组织的信噪比，可清晰辨认节前神经根，并能很好显示臂丛神经的根、干、股、束、支等解剖细节。

腰骶丛神经磁共振成像

（一）适应证

椎管狭窄；蛛网膜及神经根病变、椎管内占位；神经源性肿瘤，神经纤维瘤，椎间盘疝等。

（二）检查技术

1. 线圈 体部表面线圈。

2. 体位 线圈按要求放置于检查床上，患者仰卧，双膝屈曲，尽量使腰椎曲度变直，身体长轴与检查床长轴一致，双侧上肢置于身体两侧或上举置头两侧。

患者肚脐置于线圈中心，扫描定位纵向中心与身体长轴重叠，横向连线对准线圈中心。

3. 成像方位、序列及参数

（1）成像方位：横轴位、冠状位成像方位：横轴位、冠状位。

1）冠状位：在矢状面定位像上，平行于腰椎椎体后缘连线，前面包含椎体前缘，后面包含椎管后缘（图 7-109），相位编码方向为左右方向。

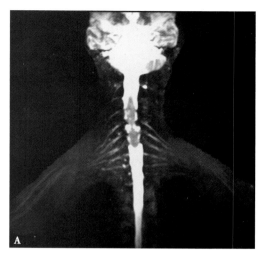
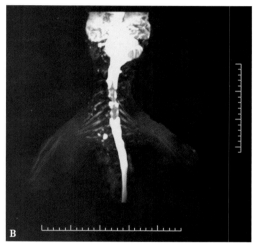
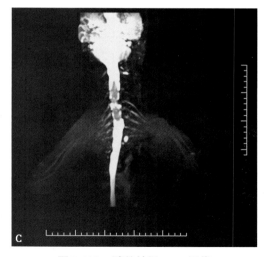

图 7-108 臂丛神经 MIP 图像

A. 正冠状位臂丛神经 MIP 图像；B，C. 旋转不同角度呈现的臂丛神经 MIP 图像

2）横轴位：在矢状和冠状面定位像上定横轴位，根据临床要求或病变确定扫描范围，相位编码方向为前后方向。

3）矢状位：选扫方位，以冠状位和横轴位为定位图像，扫描定位线平行于颈椎与上段胸椎椎体正中连线或平行于病变处的椎管正中线，左右包含双侧椎间孔，相位编码方向为上下方向。

（2）腰骶丛神经磁共振检查扫描序列及参数见表7-20。

4. 增强扫描　同臂丛神经。

5. 图像后处理　同臂丛神经。

6. 图像优化技巧

（1）患者检查前一餐最好进流食，避免腹盆腔脏器内容物对图像的影响。

（2）3D space C+增强后可使背景抑制更彻底，腰骶丛神经显示更好（图7-110）。

（3）应用裁剪、图像消融等后处理技术，再通过不同角度的旋转，图像可清晰显示腰骶丛神经节后神经的走行及邻近组织的关系。

第十节　四肢软组织磁共振检查

一、上臂磁共振检查

（一）适应证

磁共振成像具有良好软组织分辨率，上臂软组织损伤、骨挫伤及骨折；软组织及骨良恶性肿瘤；软组织及骨感染性疾病；血管性病变等是磁共振成像的适应证。

（二）检查技术

1. 线圈　使用柔线圈或多通道体部线圈。

2. 体位　被检者偏成像床一侧仰卧，头先进。上臂伸直，手掌向前，用窄长方形软垫将被检测上肢抬高至水平，使被检侧上臂位于磁体中心，用沙袋或固定装置制动。注意上臂与胸壁之间要有适当

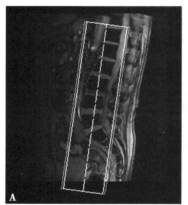
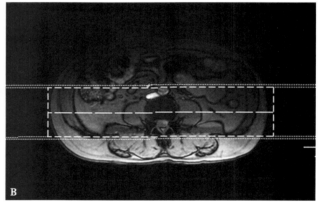

图7-109　腰骶丛神经磁共振冠状位扫描定位图

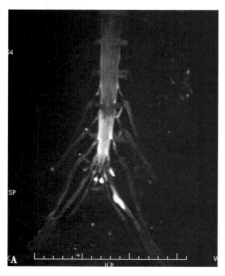
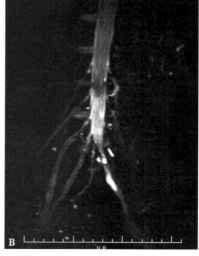
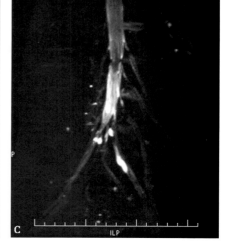

图7-110　腰骶丛神经3D MIP图

间隙，以防止呼吸牵扯上臂运动。使用柔线圈则以病变为中心包绕上臂，使用体部线圈则将线圈置于上臂前方，线圈上下中心对准上臂中心，左右中心尽量对准上臂中线。定位线对准线圈中心确认位置后进入磁体中心。

3．成像方位、序列及参数

（1）成像方位

上臂磁共振成像方位常规做矢状位、冠状位和轴位，以能精确对病变进行解剖定位。矢、冠状位定位线与肱骨长轴平行，范围覆盖病灶，尽量包全两端关节，至少包含一端关节（图7-111）。轴位定位线与肱骨长轴垂直，范围覆盖病灶。

（2）序列

非增强上臂磁共振成像常规做矢状位抑脂T_2WI、冠状位抑脂T_2WI、轴位抑脂T_2WI和一个方位的T_1WI。T_1WI具体成像方位根据病灶位置、范围确定。

（3）参数：上臂各成像序列参数不是一成不变的，根据实际情况和具体要求可在一定的范围进行优化。各成像序列推荐参数如（表7-21）。

4．增强扫描　上臂磁共振增强成像主要应用于上臂肿瘤性病变、血管性病变及感染性疾病的诊断及鉴别。注射对比剂前做其中病变显示较好的一个方位抑脂T_1WI，以对比评估增强前后病变的强化情况。

增强成像对比剂用量为0.1～0.2ml/kg，用高压注射器经预埋留置针或用普通注射器经肘静脉快速推注。对比剂推注完毕后即行至少两个方位抑脂T_1WI，且有一个方位与增强前抑脂T_1WI相对应，以利病灶强化程度的评估。

5．图像优化技巧　上臂大血管多，又邻近胸腔，故图像质量容易受血流及呼吸运动的影响。我们在成像时选择合适的相位编码方向，可以消除它们的影响。矢状位及冠状位成像相位编码选择上下方向并加去卷褶伪影技术，轴位选择前后方向。做矢状位和冠状位抑脂T_2WI时施加流动补偿技术，同时在成像范围的上下缘分别加预饱和带以减轻流动伪影及图像上的血流高信号。抑脂序列加局部匀体技术，以尽可能获得理想的脂肪抑脂效果，如果FATSAT方式抑脂效果不佳，可应用DIXON技术，以获得理想的抑脂图像。

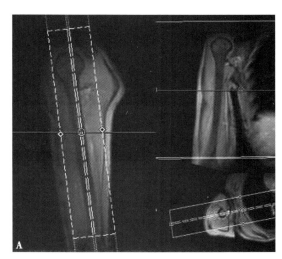

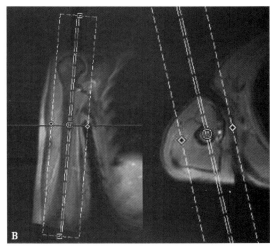

图7-111　上臂MRI定位图
A. 上臂冠状位定位图；B. 上臂矢状位定位图

表7-21　上臂磁共振成像序列及推荐参数

序列	TR（ms）	TE（ms）	FOV（mm）	矩阵	层厚（mm）	层间距（mm）	平均次数	反转角（°）	抑脂方法
矢状 T_2WI	3000	70	220×220	320×256	4	0.8	1	150	FATSAT/DIXON
冠状 T_2WI	3500	80	220×220	320×256	4	0.8	1	150	FATSAT/DIXON
轴位 T_2WI	3200	70	140×140	256×224	5	1	2	150	FATSAT/DIXON
轴位 T_1WI	550	15	140×140	256×224	5	1	2	90	/

二、前臂磁共振检查

（一）适应证

前臂磁共振成像成像适应证同上臂。

（二）检查技术

1．线圈　使用柔线圈或多通道体部线圈。

2．体位　被检者偏床一侧仰卧，头先进。上臂伸直，手掌向前，用窄长方形软垫将被检测上肢抬高至水平，使被检侧上臂位于磁体中心，用沙袋或固定装置制动。注意前臂与胸壁之间要有适当空隙，以防呼吸牵扯前臂运动，影响图像质量。使用柔线圈则以病变为中心包绕前臂，使用体部线圈将线圈置于前臂上方，线圈上下中心对准前臂中心，左右中心尽量对准前臂中线。定位线对准线圈中心确认位置后进入磁体中心。

3．成像方位、序列及参数

（1）成像方位：前臂磁共振成像方位常规做矢状位、冠状位和轴位，以能精确对病变进行解剖定位。矢、冠状位定位线与尺骨或桡骨长轴平行，覆盖病灶或前臂内外侧缘，且至少要包含一端关节。轴位定位线与尺骨或桡骨长轴垂直，覆盖病灶。

（2）序列：前臂非增强磁共振成像常规做矢状位抑脂 T_2WI、冠状位抑脂 T_2WI、横断位抑脂 T_2WI 和一个方位的 T_1WI。T_1WI 具体成像方位根据病灶位置、范围确定。

（3）参数：各序列的成像参数不是固定不变的，可根据实际情况和具体要求在一定范围内进行优化。上臂磁共振成像序列推荐参数同上臂。

4．增强扫描　磁共振增强成像主要应用于前臂良恶性病变的评估与鉴别。增强前做病灶显示最好的一个方位抑脂 T_1WI，以评估增强前后病变的强化程度。

增强成像对比剂用量为 0.1～0.2ml/kg，用高压注射器经预埋留置针推注或用普通注射器经肘静脉快速推注。对比剂推注完毕后即行至少两个方位抑脂 T_1WI，且有一个方位与增强前抑脂 T_1WI 相对应，以利病灶强化程度的评估。

5．图像优化技巧　相位编码方向在矢状位及冠状位上选择上下方向并施加去卷褶伪影技术，轴位选择前后方。做矢状位和冠状位 T_2WI 时施加流动补偿技术，同时在成像范围的上下缘分别加预饱和带以减轻流动伪影及图像上的血流高信号。抑脂序列加局部匀体技术，以尽可能获得理想的脂肪抑

脂效果，如果 FATSAT 方式抑脂效果不佳，可应用 DIXON 技术，以获得理想的抑脂图像。

三、手部磁共振检查

（一）适应证

手部外伤、软组织病变、手部骨组织病变、手部小关节病变等是手部磁共振成像的适应证。

（二）检查技术

1．线圈　手腕专用线圈或柔线圈，推荐使用手腕专用线圈。

2．体位　使用手腕专用线圈：被检者偏检查床一侧仰卧，脚先进。上臂伸直，手掌向内置于手腕专用线圈，使线圈中心对准手部中心并用软垫片固定，同时尽量使线圈接近检查床中心。使用柔线圈：被检者偏成像床一侧仰卧，脚先进。上臂伸直，手掌向上，用柔线圈包绕手部。手及前臂下置长方形软垫，使手部位于磁体中心，并用沙袋或固定装置制动。定位线对准线圈中心确认位置后进入磁体中心。

3．成像方位、序列及参数

（1）成像方位：手部磁共振成像方位常规做矢状位、冠状位和轴位，以能精确对病变进行解剖定位。矢、冠状位定位线视病变具体位置与相应掌骨、指骨长轴平行，覆盖病灶或手部（图7-112）。轴位定位线与相应掌骨、指骨长轴垂直，覆盖病灶。

（2）序列：手部磁共振非增强磁共振成像常规做矢状位抑脂 T_2WI、冠状位抑脂 PDWI、横断位抑脂 T_2WI 和一个方位 T_1WI（图7-113）。T_1WI 具体成像方位根据病灶位置、范围确定。

（3）参数：由于手部软组织薄，骨关节细小等特点，其序列参数与其他部位比较有一定特殊性，推荐参数见（表7-22）。

4．增强扫描　手部增强磁共振主要应用于手部良恶性病变的评估与鉴别。增强前做病灶显示较好的一个成像方位抑脂 T_1WI，以评估增强前后病变的强化程度。

增强成像对比剂用量为 0.1～0.2ml/kg，用高压注射器经预埋留置针或用普通注射器经肘静脉快速推注。对比剂推注完毕后即行至少两个方位抑脂 T_1WI，且有一个方位与增强前抑脂 T_1WI 相对应，以利病灶强化程度的评估。

5．图像优化技巧　手部软组织薄，掌骨、指骨和指间关节细小，成像时应行高分辨成像：小 FOV、薄的层厚、小的层间距、适当的矩阵。各成像方位

注意选择正确的相位编码方向,以防卷褶伪影。在手部成像范围的近端加预饱和带可减轻流动伪影及矢状位 T₂WI 和冠状位 PDWI 图像上的血流高信号。抑脂序列加局部匀体技术,以尽可能获得理想的脂肪抑脂效果,如果 FATSAT 方式抑脂效果不佳,可应用 DIXON 技术,以获得理想的抑脂图像。

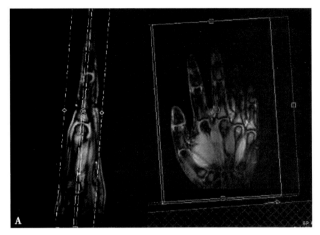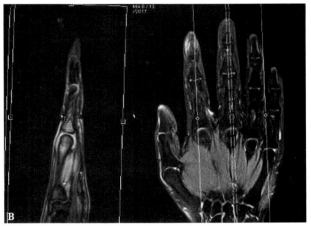

图 7-112　手部冠、矢状位 MRI 定位图
A. 手部冠状位定位图;B. 手部矢状位定位图

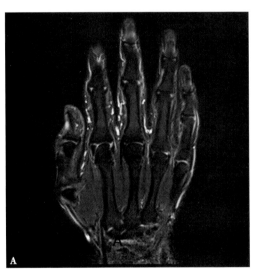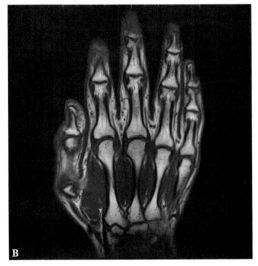

图 7-113　手部磁共振图像
A. 冠状位抑脂 PDWI;B. 冠状位 T₁WI

表 7-22　手部磁共振成像序列及推荐参数

序列	TR (ms)	TE (ms)	FOV (mm)	矩阵	层厚 (mm)	层间距 (mm)	平均次数	反转角 (°)	抑脂方法
冠状 PDWI	3000	32	220×165	384×320	2.5	0.25	1	150	FATSAT/DIXON
矢状 T₂WI	3000	70	220×110	384×384	2.5	0.25	1	150	FATSAT/DIXON
轴位 T₂WI	3000	70	120×120	384×288	3	0.3	1	150	FATSAT/DIXON
冠状 T₁WI	500	12	220×165	384×320	2.5	0.25	2	150	/

四、大腿磁共振检查

（一）适应证

磁共振成像具有良好软组织分辨率，是大腿病变的首选检查方法。外伤致软组织损伤、骨挫伤及骨折；软组织及骨良恶性肿瘤；血管性病变和感染性病变等是磁共振成像的适应证。

（二）检查技术

1. 线圈 常规使用多通道体部线圈。

2. 体位 被检者仰卧，脚先进，正中矢状面与对准检查床中心。双下肢并拢，注意双脚不能直接接触，用沙袋置于踝关节处以制动，双手置于胸前，勿直接接触，十指勿交叉。将体部线圈置于大腿前方，线圈中心对准病灶或大腿长轴中心和人体正中矢状线。定位线对准线圈中心后确认位置送入磁体中心。

3. 成像方位、序列及参数

（1）成像方位：大腿磁共振成像常规做矢状位、冠状位、轴位成像，以能精确对病变进行解剖定位。矢、冠状位定位线与股骨长轴平行，至少包含一端关节，冠状位包含双侧大腿，以便双侧图像对比分析。轴位定位线与股骨长轴垂直，覆盖病灶。

（2）序列：非增强大腿磁共振成像常规做冠状位抑脂 T_2WI、矢状位抑脂 T_2WI、横断位抑脂 T_2WI 和一个方位的 SET_1WI。T_1WI 具体方位根据病灶位置、范围确定。抑脂冠状位抑脂 T_2WI 使用 STIR 序列，以获得均匀的抑脂图像，其他抑脂序列 FAT SAT 技术抑脂不佳时可以使用 DIXON 技术获得理想的抑脂效果。

（3）参数：大腿各成像序列参数不是一成不变的，可根据实际情况和具体要求在一定的范围进行优化。各成像序列推荐参数如（表7-23）。

4. 增强扫描 磁共振增强主要应用于大腿良恶性病变的评估、鉴别和血管性疾病的显示等。增强前做一病灶显示良好方位的抑脂 T_1WI，以用来评估增强前后病变的强化情况。

增强成像对比剂用量为 0.1～0.2ml/kg，用高压注射器推注或直接经肘静脉快速推注。对比剂推注完毕后即行至少两个方位抑脂 T_1WI，且有一个方位与增强前抑脂 T_1WI 相对应，以利病灶强化程度的评估。

5. 图像优化技巧 大腿血管粗大，我们在成像时选择合适的相位编码方向以及使用血流补偿技术，可以消除血管流动的影响。矢状位及冠状位成像相位编码选择上下方向，轴位选择前后方向。另外矢状 T_2WI 和冠状 T_2WI 可以在大腿成像范围的上下缘分别加预饱和带来减轻流动伪影及图像上的血流高信号。抑脂序列可以应用局部匀场技术使抑脂更加均匀。FAT SAT 技术抑脂不佳时可以使用 DIXON 技术获得理想的抑脂效果。

五、小腿磁共振检查

（一）适应证

小腿磁共振成像适用症同大腿。软组织损伤、骨挫伤及骨折；软组织及骨良恶性肿瘤；大腿血管性病变等都是磁共振成像的适应证。

（二）检查技术

1. 线圈 常规使用多通道体部线圈。

2. 体位 被检者仰卧，脚先进，正中矢状面与成像中心重合。双下肢并拢，注意双脚不能直接接触，小腿下方垫以合适高度的软垫，使双小腿正中冠状面位于磁场正中心，用沙袋置于踝关节处以制动，双手平放身体两侧。将体部线圈置于小腿前方，线圈中心对准病灶或小腿长轴中心及人体正中矢状线。定位线对准线圈中心或病灶后确认位置送入磁体中心。

3. 成像方位、序列及参数

（1）成像方位：小腿磁共振成像常规做矢状位、冠状位、轴位，以能精确对病变进行解剖定位。矢、冠状位定位线与胫骨长轴平行，覆盖小腿或病灶，

表 7-23 大腿磁共振成像序列及推荐参数

序列	TR (ms)	TE (ms)	FOV (mm)	矩阵	层厚 (mm)	层间距 (mm)	平均次数	TI (ms)	反转角 (°)	抑脂方式
冠状 PDWI	3800	33	400×400	320×224	4	0.8	1	160	150	/
矢状 T_2WI	4000	90	400×400	384×384	5	1	1	/	150	FATSAT/DIXON
轴位 T_2WI	3000	70	200×200	320×224	6	1.2	2	/	150	FATSAT/DIXON
冠状 T_1WI	610	11	400×400	448×320	4	0.8	1	/	90	/

至少包含一端关节。轴位定位线与胫骨长轴垂直，覆盖病灶。

（2）序列：非增强小腿磁共振成像常规做冠状位抑脂 T_2WI、矢状位抑脂 T_2WI、横断位抑脂 T_2WI 和一个方位的 SE T_1WI。T_1WI 具体方位根据病灶位置、范围确定。抑脂冠状位抑脂 T_2WI 使用 STIR 序列，可获得均匀的抑脂图像，其他抑脂序列 FAT SAT 技术抑脂不佳时可以使用 DIXON 技术获得理想的抑脂效果。

（3）参数：小腿磁共振成像序列参数基本同大腿参数。

4．增强扫描　增强主要应用小腿良恶性病变的评估与鉴别，小腿炎性病变、血管性疾病的观察。增强前做病灶显示最佳的一个方位抑脂 T_1WI，以评估增强前后病变的强化程度。

增强成像对比剂用量为 0.1～0.2ml/kg，用高压注射器推注或直接经肘静脉快速推注。对比剂推注完毕后即行至少两个方位抑脂 T_1WI，且有一个方位与增强前抑脂 T_1WI 相对应，以利病灶强化程度的评估。

5．图像优化技巧　矢状位 T_2WI 及冠状位 T_2WI 相位编码选择上下方向并使用流动补偿技术可以减少血流的影响，同时使用防卷褶伪影技术，轴位选择前后方向。在小腿成像范围的上下缘分别加预饱和带减轻流动伪影及矢状位抑脂 T_2WI 和冠状位抑脂 T_2WI 图像上的血流高信号。抑脂序列应用局部匀体技术，FAT SAT 技术抑脂效果不佳时可以使用 DIXON 技术获得理想的抑脂效果。

六、足部磁共振检查

（一）适应证

软组织损伤、骨挫伤及骨折；软组织及骨良恶性肿瘤；足部血管性病变等是足部磁共振成像的适应证。

（二）检查技术

1．线圈　使用足踝专用线圈或柔线圈。

2．体位　被检者偏检查床一侧仰卧，脚先进，患侧足部尽量置于成像床中心，脚尖朝前处于舒适位，双手置于身体两侧。柔线圈包绕足部固定或置于足踝专用线圈内，用沙袋和软垫制动。定位线对准病灶中心或线圈中心确认位置后送入磁体中心。

3．成像方位、序列及参数

（1）成像方位：足部磁共振成像常规做矢状位、冠状位、轴位，以能精确对病变进行解剖定位。冠

状位定位线在矢状位像上与距骨或足底平行，在轴位像上与各跖骨连线平行。矢状位定位线在冠状位像上与距骨长轴平行，在轴位像上与各跖骨连线垂直（图 7-114）。轴位定位线垂直于距骨长轴。

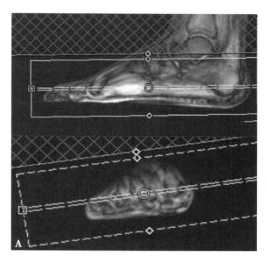

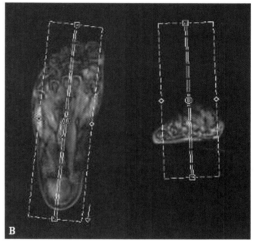

图 7-114　足部磁共振定位图
A. 足部冠状定位图；B. 足部矢状定位图

（2）序列：非增强足部磁共振成像常规做冠状位抑脂 PDWI，矢状位抑脂 T_2WI、轴位抑脂 T_2WI 和一个方位 T_1WI。T_1WI 具体成像方位根据病灶位置、范围确定。

（3）参数：序列的成像参数不是固定不变的，可根据实际情况和具体要求在一定范围内优化。足部磁共振成像序列推荐参数见（表 7-24）。

4．增强扫描　增强成像用于足部良恶性病变的评估与鉴别，炎性及血管性病变的更好显示。增强前做一个病灶显示最佳方位的抑脂 T_1WI，以对增强前后病变的强化情况准确评估。

增强成像对比剂用量为 0.1～0.2ml/kg，用高压

表 7-24 足部磁共振成像序列及推荐参数

序列	TR（ms）	TE（ms）	FOV（mm）	矩阵	层厚（mm）	层间距（mm）	平均次数	反转角（°）	抑脂方式
冠状 PDWI	3200	28	240×240	320×256	3	0.6	1	150	FATSAT
矢状 T_2WI	3200	80	240×240	320×256	3	0.6	1	150	FATSAT DIXON
轴位 T_2WI	3000	70	140×140	320×224	5	1	1	150	FATSAT
冠状 T_1WI	500	18	240×240	256×192	3	0.6	2	150	/

注射器推注或直接经肘静脉快速推注。对比剂推注完毕后即行至少两个方位抑脂 T_1WI，且有一个方位与增强前抑脂 T_1WI 相对应，以准确评估病灶的强化程度。

5. 图像优化技巧 矢状位 T_2WI 及冠状位 T_2WI 使用流动补偿技术可以减少血流的影响，注意正确的相位偏码方向以防卷褶伪影技术。抑脂序列应用局部匀体技术，以获得抑脂更均匀的图像。

第十一节 关节系统磁共振检查

一、肩关节磁共振检查

（一）适应证

外伤导致的各种急性或慢性的关节内结构或功能紊乱及关节周围软组织的损伤；骨髓病变、早期骨软骨缺血性坏死、感染性病变及肿瘤性病变等均是磁共振检查的适应证。

（二）检查技术

1. 线圈 首选专用肩关节专用线圈，也可采用柔线圈等，线圈的选择以能实现肩关节高分辨、高信噪比成像为原则。

2. 体位 仰卧位，头先进。肩部放平尽量置于床中心，上臂垫高与肩平齐，必要时健侧垫高使受检侧尽量靠近成像床中心，上肢自然伸直，掌心对着躯体，亦可采用外旋位，掌心向上，避免内旋位，即掌心向下，以免造成冈上肌和冈下肌的重叠，被检侧手臂沙袋或固定装置制动，垫高大腿。定位线对准线圈中心或肱骨头确认位置后进入磁体中心。

3. 成像方位、序列及参数

（1）成像方位：肩关节磁共振成像以轴位、斜冠状位和斜矢状面为主。轴位定位线在冠状面像上垂直于关节盂，在矢状面像上垂直于肱骨长轴，成像范围覆盖肩锁关节至关节盂下缘（图 7-115）。斜冠状位定位以肱骨头为中心，在轴位像上平行冈上肌腱长轴，矢状位像上平行肱骨长轴，范围覆盖肩关节或病灶（图 7-116）。斜矢状位定位基线在横轴面像上垂直于冈上肌腱，斜冠状位像上平行肱骨，范围内侧包括关节盂，外侧要超过肱骨头外软组织（图 7-117）。

（2）序列：肩关节磁共振成像序列常规做斜轴位抑脂 T_2WI 或抑脂 PDWI、斜冠状位抑脂 T_2WI、T_1WI 和斜矢状位抑脂 PDWI。

（3）参数：肩关节磁共振成像各序列的成像参数不是固定不变的，可根据实际情况和具体要求在一定范围内优化变动。肩关节磁共振成像序列推荐参数见（表 7-25）。

4. 增强扫描 肩关节增强主要应用于肩关节良恶性病变的评估与鉴别。增强前选一病灶显示最

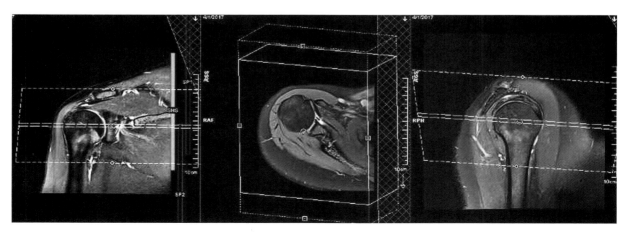

图 7-115 肩关节轴位 MRI 定位图

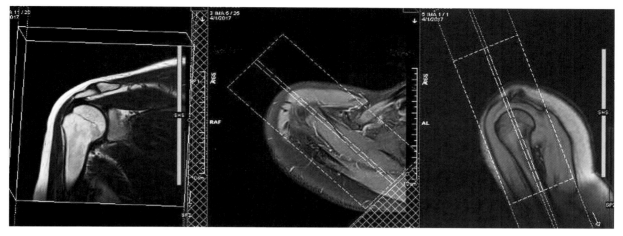

图 7-116　肩关节斜冠状位 MRI 定位图

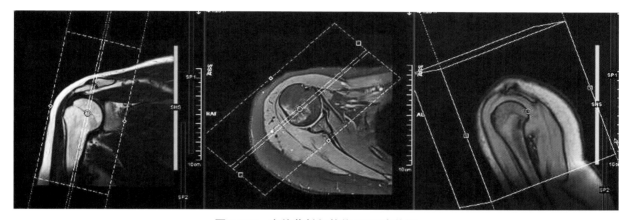

图 7-117　肩关节斜矢状位 MRI 定位图

表 7-25　肩关节磁共振成像序列及推荐参数

序列	TR（ms）	TE（ms）	FOV（mm）	矩阵	层厚（mm）	层间距（mm）	平均次数	反转角（°）	抑脂方式
轴位 PD/T$_2$WI	3000	33/80	160×160	256×256	3	0.6	2	150	FATSAT
斜冠状位 T$_2$WI	4000	80	160×160	256×256	3	0.6	1	150	FATSAT
斜冠状位 T$_1$WI	510	16	160×160	256×224	3	0.6	1	90	/
斜矢状位 PDWI	4000	33	160×160	256×256	3	0.6	2	150	FAT SAT

好的方位做抑脂 T$_1$WI，以正确评估增强前后病变的强化情况。

增强成像对比剂用量为 0.1～0.2ml/kg，用高压注射器推注或直接经肘静脉快速推注。对比剂推注完毕后即行至少两个方位抑脂 T$_1$WI，且有一个方位与增强前抑脂 T$_1$WI 相对应，以利病灶强化程度的评估。

关节腔造影：经皮穿刺向肩关节腔注射用生理盐水稀释 100～500 倍的钆对比剂 20～30ml，适当活动关节后行三方位的抑脂 T$_1$WI，必要时行肩关节外展、外旋位抑脂 T$_1$WI。

5. 图像优化技巧　矢、冠状位抑脂 T$_2$WI 和增强 T$_1$WI 相位编码方向选上下方向，避免血流和呼吸的影响。加做 T$_2^*$WI，可增加显示盂唇病变肩袖病变诊断敏感性，但特异性较差。可以用 3D 梯度回波序列来更好的显示盂唇病变。为了防止"魔角效应"，影响观察冈上肌，斜冠状面抑脂 T$_2$WI 的 TE 需设置在 80ms 左右。对于肩关节盂唇及肩袖损伤诊断困难时，必要时行肩关节腔 MRI 造影。抑脂序列应用局部匀场技术以尽可能获得满意的抑脂图像。

二、肘关节磁共振检查

（一）适应证

肘关节的创伤性损伤为肘关节磁共振成像的主要适应证，亦用于退行性骨关节病、感染性、肿瘤性病变等疾病的诊断与鉴别诊断。

（二）成像技术

1. 线圈　选用肘关节专用线圈或软柔线圈。

2. 体位　被检者偏检查床一侧仰卧，头先进。被检测上肢伸直置于躯体旁，掌心向上，上臂适当垫高，并固定，肘关节置于肘关节专用线圈或用柔线圈包绕。必要时侧卧于检查床使被检侧肘关节尽量靠近检查床中心。如肘关节不能伸直时可采用俯卧位，肘关节弯曲置于头顶。定位线对准线圈或病变中心确认位置后进入磁体中心。

3. 成像方位、序列及参数

（1）成像方位：肘关节磁共振成像以轴位、冠状位和矢状面为主。轴位定位线在矢状面像上和冠状面像上垂直于尺、桡骨长轴，范围上自肱骨干骺端，下达桡骨结节。冠状位定位线在矢状位图像上平行于尺、桡骨长轴，在轴位像上平行于肱骨内、外上髁的连线，范围前缘达肱肌中份，后缘含肱三头肌腱

（图 7-118）。矢状位定位线在轴位像上垂直于肱骨内、外上髁的连线，在冠状面像上平行于肱、尺骨长轴，范围内侧包括桡侧副韧带，外侧要超过肱骨内上髁（图 7-119）。

（2）序列：肘关节非增强磁共振成像常规做轴位抑脂 T_2WI 或抑脂 PDWI、冠状位抑脂 T_2WI 或抑脂 PDWI、矢状位抑脂 T_2WI 或抑脂 PDWI 和一个方位 T_1WI。T_1WI 具体成像方位根据病灶位置、范围确定。

（3）参数：肘关节磁共振成像各序列的成像参数不是固定不变的，可根据实际情况和具体要求在一定范围内优化变动。肘关节磁共振成像序列推荐参数见（表 7-26）。

4. 增强扫描　肘关节增强主要应用于关节良恶性病变的评估与鉴别。增强前做一病变显示最佳的方位抑脂 T_1WI，以评估增强前后病变的强化程度。

增强成像对比剂用量为 0.1～0.2ml/kg，用高压注射器推注或直接经肘静脉快速推注。对比剂推注完毕后即行至少两个方位抑脂 T_1WI，且有一个方位与增强前抑脂 T_1WI 相对应，以利病灶强化程度的评估。

5. 图像优化技巧　为避免血管波动，呼吸运动对图像的影响，相位编码方向在矢状位及冠状位成

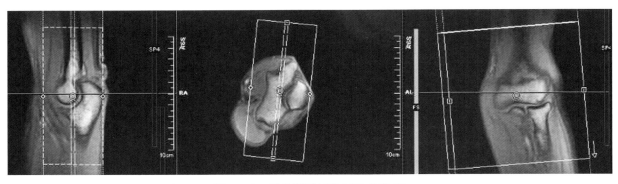

图 7-118　肘关节冠状位 MRI 定位图

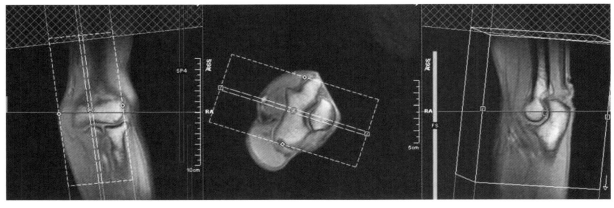

图 7-119　肘关节矢状位 MRI 定位图

表 7-26　肘关节磁共振成像序列及推荐参数

序列	TR (ms)	TE (ms)	FOV (mm)	矩阵	层厚 (mm)	层间距 (mm)	平均次数	反转角 (°)	抑脂方式
轴位 PD/T$_2$WI	3800	38/80	140×140	256×256	3	0.3	1	150	FATSAT
冠状位 PD/T$_2$WI	3000	33/80	120×120	384×256	3	0.3	1	150	FATSAT
冠状位 T$_1$WI	520	18	120×120	256×224	3	0.3	1	90	/
矢状位 PDWI	3000	37	120×120	384×256	3	0.3	1	150	FAT SAT

像选择上下方向并加去卷褶伪影技术,轴位选择前后方。矢状位和冠状位 T$_2$WI 施加流动补偿技术,同时在成像范围的上下缘分别加预饱和带以减轻流动伪影及图像上的血流高信号。抑脂序列应用局部匀场技术,以获得满意的抑脂效果。

三、腕关节磁共振检查

(一)适应证

腕关节创伤性损伤,类风湿关节炎、肿瘤及血管性疾病等是磁共振成像的适应证。

(二)检查技术

1. 线圈　选用腕关节专用线圈或柔线圈。

2. 体位　被检者可选俯卧或仰卧。俯卧位,头先进,被检侧上肢上举伸过头侧,掌心向下,将腕关节置于腕关节专用线圈中心或柔线圈包绕。或偏中心仰卧位,头先进,对侧上肢置于胸前,尽量使被检侧腕关节位于检查床中心,被检侧腕关节置于腕关节专用线圈中心或用柔线圈包绕。定位线对准线圈中心确认位置后进入磁体中心。

3. 成像方位、序列及参数

(1)成像方位:腕关节磁共振成像方位以轴位、冠状位为主,必要时加做矢状面位。轴位定位线矢状面像上和冠状面像上垂直于尺、桡骨长轴,范围覆盖腕关节,上至桡骨茎突,下达掌骨近端(图 7-120)。

冠状位定位线在横轴面像上平行于尺、桡骨茎突的连线,矢状面像上平行于桡骨长轴(图 7-121)。矢状位定位线在轴位像上垂直于尺、桡骨茎突的连线,范围覆盖腕关节,在冠状面像上平行于尺、桡骨长轴。

(2)序列:非增强腕关节磁共振成像常规做冠状位抑脂 T$_2$WI、T$_1$WI,轴位抑脂 T$_2$WI,矢状位抑脂 T$_2$WI。

(3)参数:腕关节磁共振成像各序列的成像参数可根据实际情况和具体要求在一定范围内变动优化,成像推荐参数见(表 7-27)。

4. 增强扫描　腕关节磁共振增强成像主要应用于关节良恶性病变的评估与鉴别。增强前做一病变显示最佳的方位抑脂 T$_1$WI,以评估增强前后病变的强化程度。

增强成像对比剂用量为 0.1~0.2ml/kg,用高压注射器推注或直接经肘静脉快速推注。对比剂推注完毕后即行至少两个方位抑脂 T$_1$WI,且有一个方位与增强前抑脂 T$_1$WI 相对应,以利病灶强化程度的评估。

5. 图像优化技巧　相位编码方向在矢状位及冠状位成像选择上下方向并加去卷褶伪影技术,轴位根据具体情况确定,注意预防卷褶伪影的出现。矢状位和冠状位 T$_2$WI 施加流动补偿技术,同时在成像范围的上加预饱和带以减轻流动伪影及图像上的血流高信号。抑脂序列添加局部匀场,使抑脂更均匀。

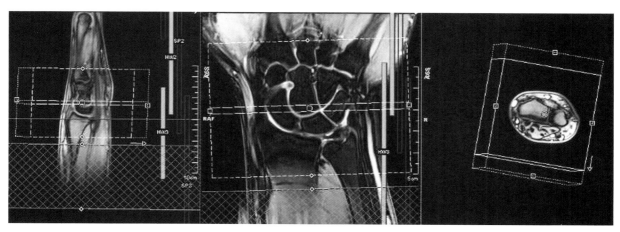

图 7-120　腕关节轴位 MRI 定位图

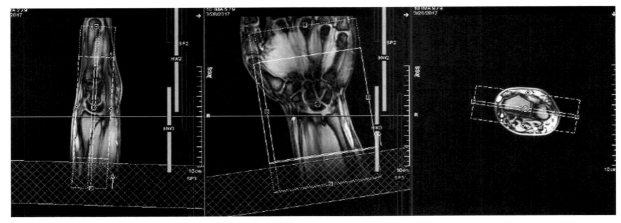

图 7-121　腕关节冠状位 MRI 定位图

表 7-27　腕关节磁共振成像序列及推荐参数

序列	TR（ms）	TE（ms）	FOV（mm）	矩阵	层厚（mm）	层间距（mm）	平均次数	反转角（°）	抑脂方式
轴位 T_2WI	3200	60	90×90	256×256	3	0.3	2	180	FATSAT
冠状位 T_2WI	3000	60	100×100	256×192	3	0.3	2	150	FATSAT
冠状位 T_1WI	550	11	100×100	384×288	3	0.3	4	150	/
矢状位 T_2WI	4000	63	100×100	256×192	3	0.3	2	180	FAT SAT

四、髋关节磁共振检查

（一）适应证

MRI 对早期股骨头缺血坏死有极高的敏感性和特异性；对髋关节骨髓病变、周围软组织病变都有着较高的诊断价值；同时对创伤性病变，如应力性骨折、隐匿性骨折、撕脱性骨折及软组织损伤也有很高的诊断价值。

（二）检查技术

1. 线圈　采用多通道体部线圈、柔线圈。

2. 体位　被检者仰卧位，头先进或脚先进。双手自然放于胸前，勿直接交叉接触，人体长轴与床面长轴平行，双脚尖并拢并固定，以保证冠状面股骨头及股骨颈显示在一个平面。线圈放置在被检者身体前方，中心对准髂前上棘与耻骨连线中点下 2.5cm 水平，下腹部垫以海绵垫，束紧线圈压迫小腹以抑制呼吸运动。定位线对准线圈中心确认位置后进入磁体中心。

3. 成像方位、序列及参数

（1）成像方位：髋关节磁共振成像方位以轴位和冠状位为主。轴位定位线平行于两侧股骨头中心连线，成像范围上含髋臼，下达股骨大转子（图 7-122A）。冠状位定位线在横轴面像上平行于两侧股骨头中心连线，范围前至股骨头前缘，后到股骨大转子后缘（图 7-122B）。如果要观察关节盂外上盂唇，则需做斜冠状位成像，要观察前、后盂唇，则需做斜矢状位成像（图 7-123）。

（2）序列：非增强髋关节磁共振成像常规做轴位抑脂 T_2WI，T_1WI 和冠状面抑脂 T_2WI，T_1WI。如欲观察关节盂外上盂唇和前、后盂唇，可分别做斜冠状位和斜矢状位抑脂 T_2WI 得以很好显示（图 7-123）。为更好地观察软骨病变，可以加做抑脂 $3DT_1WI$ 或抑脂 T_2^*WI。

（3）参数：髋关节各序列的成像参数可根据实际情况和具体要求在一定范围进行优化，推荐参数见（表 7-28）。

4. 增强扫描　髋关节磁共振增强成像主要应用于关节良恶性病变的评估与鉴别。增强前做一病变显示最佳的方位抑脂 T_1WI，以评估增强前后病变的强化程度。

增强成像对比剂用量为 0.1～0.2ml/kg，用高压注射器推注或直接经肘静脉快速推注。对比剂推注完毕后即行至少两个方位抑脂 T_1WI，且有一个方位与增强前抑脂 T_1WI 相对应，以利病灶强化程度的评估。

5. 图像后处理

（1）2D 序列：一般无需处理。

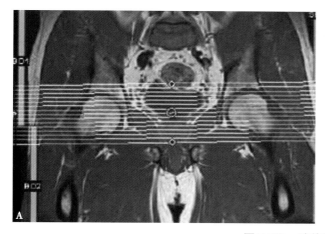
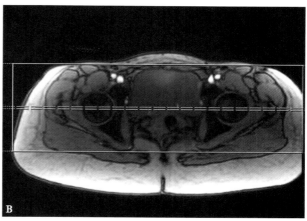

图 7-122 髋关节 MRI 定位图
A. 髋关节轴位定位图；B. 髋关节冠状位定位图

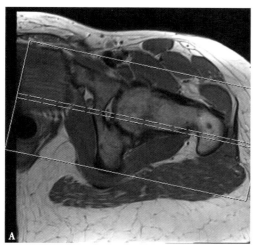
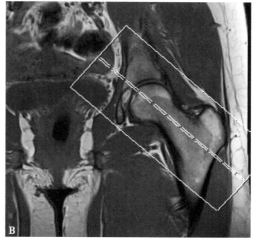

图 7-123 髋关节斜冠状位、斜矢状位 MRI 定位图
A. 髋关节斜冠状位定位图；B. 髋关节斜矢状位定位图

表 7-28 髋关节磁共振成像序列及推荐参数

序列	TR（ms）	TE（ms）	FOV（mm）	矩阵	层厚（mm）	层间距（mm）	平均次数	反转角（°）	抑脂方式
轴位 T$_2$WI	3000	60	350×280	384×288	3	0.6	3	150	FATSAT
轴位 T$_1$WI	580	11	350×350	384×288	3	0.6	2	90	/
冠状位 T$_2$WI	3000	60	340×280	384×288	3	0.3	2	150	FATSAT
冠状位 T$_1$WI	700	12	340×280	640×512	3	0.3	2	180	/

（2）3D 序列：3D T$_1$WI 可做 MPR 重组获取矢状位、冠状位及任意方位图像，重组层厚一般为 2～5mm，间距 0～1mm。

6. 图像优化技巧 为避免冠状位大血管搏动干扰，冠状位成像方位可将相位编码方向改为上下方向，同时应用去卷褶伪影技术。轴位和冠状位成像还可添加上下饱和带以消除动脉搏动伪影。为提高信噪比，可以选用小的接收带宽。抑脂序列的脂肪抑脂程度选择"轻度"。为使抑脂效果更好，可添加局部匀场。

五、膝关节磁共振检查

（一）适应证

外伤导致的各种急性或慢性关节内结构或功能紊乱及关节周围软组织的损伤；退行性骨关节病、骨髓病变、感染性病变及肿瘤性病变等均是磁共振成像的适应证。

（二）检查技术

1．线圈　采用膝关节专用线圈或柔线圈，以膝关节专用线圈为最佳。

2．体位　被检者仰卧，脚先进，双手自然放于身体两侧，人体长轴与床面长轴平行，脚尖向前。被检侧膝关节屈曲10°～15°，以使前交叉韧带处于拉直状态，置于膝关节线圈内或用柔线圈包绕，并用软垫和沙袋固定，线圈中心对准髌骨下缘。定位线对准线圈中心确认位置后进入磁体中心。

3．成像方位、序列及参数

（1）成像方位：膝关节磁共振成像以矢状位、冠状位和轴位为主。矢状面定位线在横轴面像上与股骨内、外侧髁后缘的连线垂直，在冠状面像上平行于股骨与胫骨的长轴，范围覆盖内、外侧髁（图7-124）。如怀疑前后交叉韧带损伤则扫描基线在横轴面上分别平行内外侧髁外缘，在冠状位像上分别平行于前交叉走行和股骨与胫骨的长轴（图7-125，图7-126）。冠状位定位线在轴位像上平行于内、外侧髁后缘的连线，矢状面像上平行于胫骨的长轴，与胫骨平台关节面垂直，范围前至髌骨前缘，后达股骨内、外侧连线后方或覆盖病灶（图7-127）。轴位定位线在冠状面像和矢状面像上平行胫骨平台关节面，范围上包髌骨，下达胫骨粗隆或病灶（图7-128）。

（2）序列：非增强膝关节磁共振成像常规做矢状位抑脂PDWI、T_1WI，冠状位抑脂PDWI和轴位抑脂PDWI。观察后交叉韧带加做斜矢状位PDWI，欲更好的观察关节软骨可加做矢状抑脂3DT_1WI或抑脂T_2^*WI。

（3）参数：膝关节磁共振成像各序列的参数可根据实际情况和具体要求在一定范围优化，推荐参

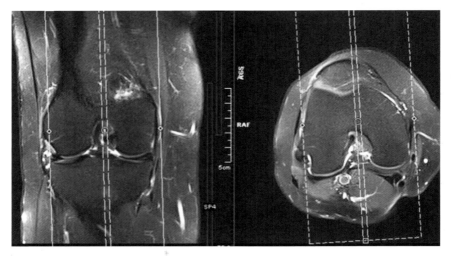

图7-124　膝关节矢状面MRI定位图

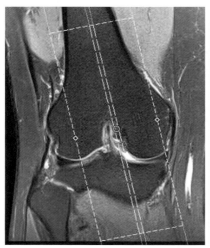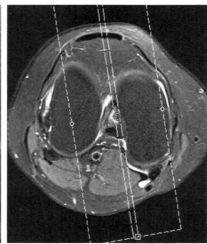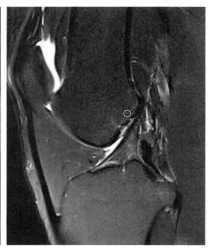

图7-125　膝关节前交叉韧带MRI定位图及相应图像

数见（表 7-29）。

4. 增强扫描 膝关节磁共振增强成像主要应用于关节良恶性病变的评估与鉴别。增强前做一病

变显示最佳的方位抑脂 T_1WI，以正确评估增强前后病变的强化程度。

增强成像对比剂用量为 0.1～0.2ml/kg，用高压注

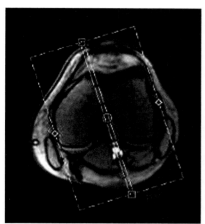
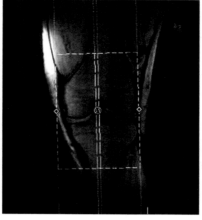
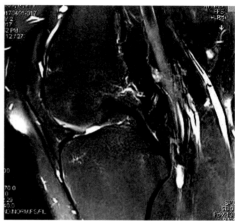

图 7-126 膝关节后叉韧带 MRI 定位图及相应图像

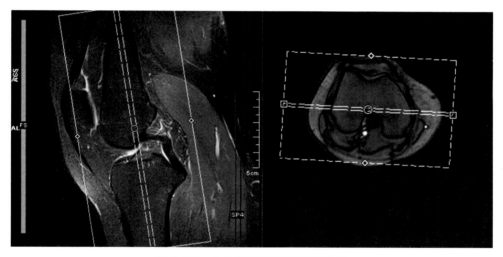

图 7-127 膝关节冠状位 MRI 定位图

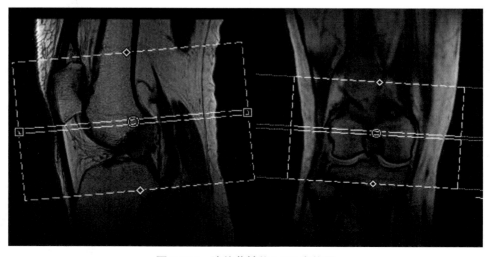

图 7-128 膝关节轴位 MRI 定位图

表 7-29 膝关节磁共振成像序列及推荐参数

序列	TR (ms)	TE (ms)	FOV (mm)	矩阵	层厚 (mm)	层间距 (mm)	平均次数	反转角 (°)	抑脂方式
矢状位 PDWI	2400	30	150×150	384×288	3	0.6	1	150	FATSAT
矢状位 T_1WI	550	15	150×150	320×288	3	0.6	2	90	/
冠状位 PDWI	3000	30	150×150	320×288	3	0.6	1	150	FATSAT
轴位 PDWI	4200	30	150×150	320×288	3	0.6	1	180	FATSAT

射器推注或直接经肘静脉快速推注。对比剂推注完毕后即行至少两个方位抑脂 T_1WI，且有一个方位与增强前抑脂 T_1WI 相对应，以利病灶强化程度的评估。

5. 图像后处理

（1）2D 序列：一般无需处理。

（2）3D 序列：$3DT_1WI$ 可做 MPR 重组获取矢状位、冠状位及任意方位图像，重组层厚一般为 2～5mm，间距 0～1mm。

6. 图像优化技巧 为避免冠状位大血管搏动干扰，冠状位、矢状位抑脂 T_2WI 及增强冠、矢位抑脂 T_1WI 要将相位编码方向改为上下方向，同时应用去卷褶伪影技术。轴位和冠状位成像还可添加上下饱和带以消除动脉搏动伪影。适当选用较小的接收带宽可提高信噪比。抑脂序列的脂肪抑脂程度选择"轻度"。为使抑脂效果更好，可添加局部匀场。

六、踝关节磁共振检查

（一）适应证

外伤导致的韧带、肌腱以及关节软骨的损伤；退行性骨关节病、感染性病变、肿瘤性病变及骨髓病变等。

（二）检查技术

1. 线圈 采用踝关节专用线圈或柔线圈。

2. 体位 被检者仰卧，脚先进。双手自然放于身体两侧，人体长轴与检查床面长轴平行。被检侧踝关节自然放松，脚尖向前，足跖屈约20°（减少魔角效应，显示腓骨长短肌腱及跟腓韧带更清晰）放置于踝关节线圈内或用柔线圈包绕。定位灯对准线圈中心及内、外侧踝连线，确认位置后进床至磁体中心。

3. 成像方位、序列及参数

（1）成像方位：踝关节磁共振成像以轴位、冠状位和矢状位为主。轴位定位线在矢状面像上平行于关节间隙，冠状面像上平行于内外踝连线，范围上包胫腓关节，下达跟骨中份（图 7-129）。冠状位定位线在矢状位像上平行胫骨长轴，与胫距关节面垂直，在轴位像上平行于内外踝连线并垂直于距腓关节面，范围覆盖踝关节前后缘（图 7-130）。矢状位定位线在冠状位像上平行胫骨长轴，与胫距关节面垂直，轴位像上垂直于内外踝连线并于距腓关节面平行，范围覆盖关节内、外踝（图 7-131）。

（2）序列：非增强踝关节磁共振成像序列常规应用轴位抑脂 T_2WI、冠状位抑脂 T_2WI 和 T_1WI、矢状位抑脂 PDWI。欲更好观察关节软骨病变可加做矢状抑脂 $3D T_1WI$ 或抑脂 T_2^*WI。

（3）参数：膝关节磁共振成像各序列的参数可根据实际情况和具体要求在一定范围优化变动，推荐参数见（表 7-30）。

4. 增强扫描 增强成像主要应用于踝关节良恶

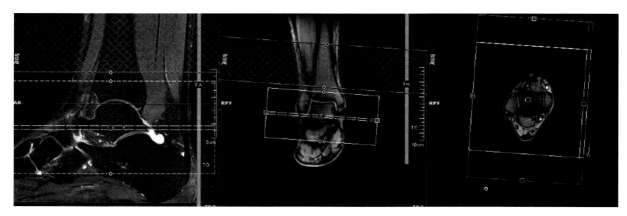

图 7-129 踝关节轴位 MRI 定位图

性病变的评估与鉴别。增强前做一病变显示最佳方位抑脂 T_1WI，以正确评估增强前后病变的强化程度。

增强成像对比剂用量为 0.1～0.2ml/kg，用高压注射器推注或直接经肘静脉快速推注。对比剂推注完毕后即行至少两个方位抑脂 T_1WI，且有一个方位与增强前抑脂 T_1WI 相对应，以利病灶强化程度的评估。

5. 图像后处理

（1）2D 序列：一般无需处理。

（2）3D 序列：3D T_1WI 可做 MPR 重组获取矢状位、冠状位及任意方位图像，重组层厚一般为～5mm，间距 0～1mm。

6. 图像优化技巧　为避免大血管搏动干扰，冠状位、矢状位抑脂 T_2WI 及增强冠、矢位抑脂 T_1WI 要将相位编码方向改为上下方向，同时应用去卷褶伪影技术。轴位和冠状位成像还可添加上下饱和带以消除动脉搏动伪影。适当选用较小的接收带宽可提高信噪比。抑脂序列的脂肪抑脂程度选择"轻度"。添加局部匀场可获得抑脂更均匀图像。

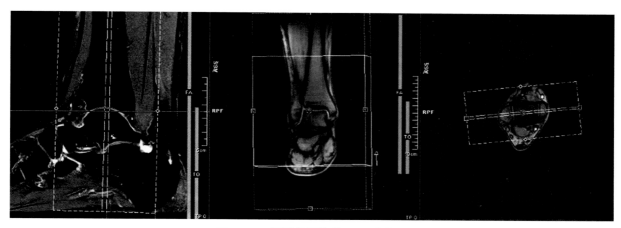

图 7-130　踝关节冠状位 MRI 定位图

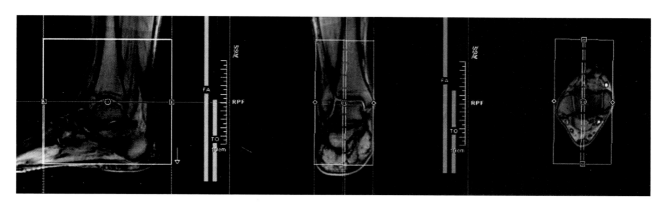

图 7-131　踝关节矢状位 MRI 定位图

表 7-30　踝关节磁共振成像序列及推荐参数

序列	TR（ms）	TE（ms）	FOV（mm）	矩阵	层厚（mm）	层间距（mm）	平均次数	反转角（°）	抑脂方式
轴状位 T_2WI	4000	75	150×150	384×288	3	0.6	2	150	FATSAT
冠状位 T_2WI	3500	60	150×150	384×288	3	0.6	1	150	FATSAT
冠状位 T_1WI	620	11	150×150	448×348	3	0.6	2	150	/
矢状位 PDWI	3000	31	150×150	320×288	3	0.6	2	150	FATSAT

第 八 章

磁共振图像质量评价及伪影

第一节 磁共振图像质量评价

MR 的原理比较复杂，涉及的技术颇多，其图像受多种因素影响，做好图像质量控制对提高 MRI 的临床应用价值非常重要。而且 MR 扫描序列参数选择灵活性较高，这使得 MR 图像的质量很大程度上受操作者的影响，因此必须了解 MR 图像质量及其影响因素的关系，以便在工作中选择适当参数，取得最佳 MR 图像。

可把影响磁共振成像的众多参数分为两大类：一类是在扫描序列中可以直接定义的参数，称为初级参数，如：FOV、TR、TE、TI、Flip angle、层数、层厚、层间距、NEX、相位编码步数等可以在序列中由用户定义的参数；第二类参数称为二级参数，由一级参数决定，如：信噪比、对比度、空间分辨力、均匀性、几何畸变等。

一、信噪比与影响因素

信噪比（signal to noise ratio, SNR）是指图像的信号强度与背景随机噪声强度之比，对一个体素而言，其 SNR 就是该体素的信号强度除以体素的噪声值，它是 MRI 最基本的质量参数。所谓信号强度是指图像中某代表组织的一感兴趣区内各像素信号强度的平均值；噪声是指同一感兴趣区等量像素信号强度的标准差。重叠在图像上的噪声使像素的信号强度以平均值为中心而振荡，噪声越大，振荡越明显，SNR 越低。噪声主要来源于人体的分子热运动、系统的电子元器件电气特性及外界杂散信号耦合进电路，是磁共振成像中应尽量避免的信号。

显然，高的 SNR 是获得优质图像的基本条件之一。在成像操作中除保证系统本身状态良好外，提高 SNR 的基本原则是提高受检组织的信号强度和降低背景噪声。

图像的 SNR 与多种因素有关，对于某一区域的 SNR 可以用下公式表示：

$$SNR = k \times 质子密度 \times 体素体积 \times 磁化矢量 \times (NEX)^{1/2}$$
公式（8-1）

1. k 是一个待定的比例系数，与线圈性能及后处理电路等有关，表面线圈采集的图像 SNR 高于体线圈采集的图像，多通道表面相控阵线圈采集的信号 SNR 更高。

2. 感兴趣区内的质子密度与信号量呈正相关，质子密度低的区域如致密骨、肺，仅能产生较低信号，导致 SNR 较低，MR 检查有局限性；质子密度高的区域如：脑、软组织，能产生高信号，故 SNR 高，MRI 检查有优越性。

3. 图像 SNR 与体素的体积呈正比。因为体积较大的体素所含质子量比体积小的体素多，故 SNR 高。FOV 相同，矩阵增大，体素体积减小，SNR 降低。层厚增加，体素体积增大，SNR 成比例增加，相同层厚时，3D 图像的 SNR 明显高于 2D 图像。

4. SNR 与 M_{xy} 呈正比，M_{xy} 与主磁场强度呈正比，同时依赖于所使用的脉冲序列的参数及特性。自旋回波类序列的 SNR 一般高于梯度回波类序列；多数序列中 TR 延长，SNR 提高；TE 延长，SNR 降低。

5. SNR 与 NEX 的平方根呈正比。因为多次激发扫描可以对噪声进行平均，减少噪声，提高 SNR，但增加 NEX 的同时会延长扫描时间。

需要注意的是，在各大厂家 MR 设备上，参数调整界面显示的信噪比都是相对信噪比（relative SNR），其本身并不能代表真正 SNR 的高低，所有序列经设置并储存后，重建调用时其显示的相对 SNR 均为 1（100%），随着参数调整，相对 SNR 发生相应变化。相对 SNR 的作用仅用于提示操作者该参数调整对 SNR 的影响。即如果原始序列 SNR 很高，那么经过参数修改，即使界面显示的相对 SNR 很低，最后得到的图像仍有足够的 SNR。

二、对比度与影响因素

对比度是组织之间信号强度的相对差异，差别越大则图像对比越好。两种组织的对比度 C 表示为：

$$C = \frac{|S_1 - S_2|}{|S_1 + S_2|} \qquad 公式（8-2）$$

（式中 S_1、S_2 分别为两种组织的信号强度）

MR 图像对比度主要包括 T_1 对比度及 T_2 对比度：

（一）T_1 对比度及影响因子

组织固有的 T_1 对比取决于组织中水分子的存在状态，不同状态其自由运动频率不同，T_1 值就不同，从而形成组织之间 T_1 对比。不同序列中影响 T_1 对比的因素不同。

SE 序列中 T_1 对比取决于 TE、TR、和接收带宽（BW）。TE 是决定图像的 T_2 弛豫成分的，而 TR 是决定图像的 T_1 弛豫成分的，T_1WI 需设置最短 TE，剔除 T_2 弛豫成分，增加 T_1 对比度，并且设置合适的短 TR 获取图像的 T_1 弛豫成分。在一定范围内 TR 越短 T_1 权重越重，但并不是 T_1 权重越重组织的 T_1 对比越好，TR 理论上选择在两种组织的 T_1 值的平均值附近时 T_1 对比最好。BW 是指系统读出回波信号的频率，即单位时间内能够采集的采样点数，增加带宽，可缩短最小 TE，降低化学位移伪影，但会降低 SNR。FSE 序列中，影响 T_1 对比的除了上述因素外，还有 ETL，ETL 的增加会使最大 TE 延长，故而直接影响 T_1 对比度。

GRE 序列中，影响 T_1 对比的有 TE、TR 和翻转角，使用小翻转角可获取图像的 T_2 弛豫成分，但产生的信号较弱，因此 SNR 较低；大翻转角可获取图像的 T_1 弛豫成分，产生信号较大，SNR 较高，但相对于 SE 序列，GRE 序列 T_2 软组织对比度较差。

（二）T_2 对比度及影响因子

T_2 是指组织横向磁化矢量由射频激发后最大值衰减到 37% 时的时间，T_2 对比取决于不同组织中水分子的排列。影响 T_2 对比的因素包括：TR、TE、ETL、BW 和某些成像参数选项。

T_2WI 需设置最长 TR，剔除 T_1 弛豫成分，并设置合适长的 TE 获取图像的 T_2 弛豫成分。同样，T_2 权重越重并不代表组织的 T_2 对比越好，应根据需要选择合适长的 TE 进行不同权重的 T_2WI。回波链长度（ETL）增加，可缩短成像时间，增加 T_2 权重，但由于回波数增多，图像模糊效应增大。在 MRCP 中，为获得足够的 TE 时间，ETL 通常设定得很长。缩小 BW，可提高 SNR，但会使回波间隔扩大，回波差别增大，图像模糊，T_2 对比度下降。

（三）对比噪声比

由于 MR 图像对比度有时受到严重的噪声影响，而不能真实反映图像质量，因此必须把噪声考虑在内，临床上常用对比噪声比（contrast to noise ratio，CNR）来评价图像质量。CNR 是指两种组织信号强度差值的绝对值与背景噪声之比。在实际测量中，计算公式如下：

$$CNR = SNR_1 - SNR_2 \qquad 公式（8-3）$$

式中 SNR_1 与 SNR_2 分别代表两种不同组织的 SNR。

而 CNR 主要受三个方面因素影响：

1. 组织间的固有差别，即两种组织的 T_1 值、T_2 值、质子密度、运动等差别，差别大者则 CNR 较大，对比越好。如果组织间的固有差别很小，即便检查技术用的再好，CNR 也很小。

2. 成像技术　包括场强、所用序列、成像参数等。选择合理的序列并采用合理的成像参数可以提高图像的 CNR。

3. 人工对比　有的组织的固有差别很小，可以利用注射对比剂的方法增加两者间的 CNR，提高病变检出率。

CNR 与 SNR 有关，但 CNR 代表的是 SNR 的差值，所以即使两个组织的 SNR 较低，CNR 也可能会很高。

三、空间分辨力及其决定因素

（一）空间分辨力

空间分辨力是指 MR 图像对解剖细节的显示能力，实际上就是成像体素的大小，体素越小，空间分辨力越高。层厚代表层面选择方向的空间分辨力。

体素的大小取决于成像层面厚度、FOV 和像素矩阵的大小。成像层面减薄，空间分辨力提高，信号所代表组织厚度减小，流动物体的信号强度增加，噪声增加，SNR 降低；反之则相反。

层面内的空间分辨力可表示为：

$$像素尺寸 = FOV / 矩阵 \qquad 公式（8-4）$$

所以，当 FOV 不变时，矩阵越大则体素越小，空间分辨力越高；当矩阵不变时，FOV 越大则体素越大，空间分辨率越低。若空间分辨力太低有产生截断伪影及部分容积效应的危险。

（二）空间分辨力与 SNR

SNR 与体素的大小呈正比，因此空间分辨力直接影响 SNR 的大小。FOV 不变，矩阵增大，空间分辨力提高，体素体积减小，所含质子量减少，接收到的信号降低，噪声不变的情况下，SNR 降低，同时扫描时间延长。矩阵不变，减小 FOV，空间分辨力提高，SNR 降低，同时还有产生卷褶伪影的危险。

在设置成像参数时应注意 SNR 是影响图像质量最重要的因素。一般情况下，图像 SNR 很高时，能同时满足对 CNR 的要求，不应为追求过高的空间分辨力而牺牲 SNR。有时层厚减少 1mm 并不能明显提高空间分辨力，却可能造成 SNR 的严重下降，而当 SNR 很低时，再高的空间分辨力也将失效。

四、均匀性及其决定因素

（一）图像的均匀性

图像的均匀性非常重要，均匀性是指图像上均匀物质信号强度的偏差，偏差越大说明均匀性越低。均匀性包括信号强度的均匀性，SNR 均匀性，CNR 均匀性。

影响图像均匀性的因素有：①静磁场的不均匀性；②射频磁场的不均匀性；③梯度场的涡流效应；④梯度脉冲校准；⑤图像处理方法；⑥穿透效应。

在实际测量中可用水模来进行，可在视野内取 5 个以上不同位置的感兴趣区进行测量。

（二）磁场均匀性

磁场 B_0 的均匀性是指其随空间位置的改变而发生 B_0 的大小变化。生物大分子中不同组织成分中的氢核由于所处化学环境不同，所以共振频率略有不同，即生物组织存在着化学位移现象，这种化学位移所产生的频率差范围约在所加 B_0 的 $10^{-6} \sim 10^{-5}$，所以从分辨力的角度考虑 MRI 对磁场均匀性的要求，最低要在组织体积成像范围内达到百万分之几。

在整个扫描空间上能够产生并维持强而均匀的 B_0 是 MRI 的基础，B_0 的均匀性是磁场的重要参数之一，非均匀性将引起所测信号频率的差异，而且影响 T_2 弛豫过程。由于 MRI 是用梯度场人为地引起频率的变化，从而提供空间位置信息，因此 B_0 的非均匀性所能引起的场强变化，应远小于梯度场所引起的变化。否则，所得图像的空间分辨力将明显下降。一般磁场的均匀性偏差应为 10^{-5} 量级左右。即为获得 1mm 的空间分辨力，B_0 均匀性的偏差不应大于梯度场的 1/10。换句话说，若均匀性偏差的量级为 10^{-4}（如在 1000G 的场内，1cm 变化 0.1G），

所需的梯度场应为 1G/cm。

MRI 系统无论采用哪类磁体，都不可能使整个磁场范围内达到一致的磁场均匀度。此外在磁体周围存在的铁磁性物体（金属支架、患者义齿等）能够影响磁场的磁感应线分布，也会进一步降低磁场的均匀度。实现磁场修正的方法可以有三种途径：

1. 可在磁场适当部位加入金属材料。
2. 可采用补偿线圈的方法来实现。
3. 进行 MR 扫描前进行匀场。

五、几何畸变及其决定因素

几何畸变是 MRI 系统描述设备再现物体真实距离或形态的参数，也是描述设备空间定位是否准确的标志。所谓几何变形程度是指图像中两点的距离与被测物体相应两点实际尺寸的偏差，它体现 MRI 系统重现物体几何尺寸的能力。几何畸变产生的原因是主磁场的不均匀性和梯度场非线性，以及化学位移不同和磁化率不同，产生的结果是图像发生扭曲。

图像的几何畸变又称空间线性，线性的畸变反映了主磁场的不均匀性和梯度磁场的非线性变化。图像的线性不好，即所得图像有几何形状失真，就不能真实反映成像物体的真实几何形状。图像线性的好坏一般用畸变百分率来表示，畸变越大，图像线性越差，畸变越小，图像线性越好。按照国家标准要求，几何畸变率最大不应超过 5%，当畸变率 > 5% 时，则需调整主磁场和梯度场。磁场或进动频率不稳定时，对线性度会产生不利影响，当磁场整体的不均匀性 > 100ppm 时，图像会产生模糊和失真。

导致图像几何变形的主要因素包括：

1. 静磁场不均匀；
2. 梯度场线性不佳；
3. 信号不完全采集；
4. 磁敏感性改变，如软组织与气体或骨骼的交界面，或存在铁磁性物质等；
5. 脉冲序列，一些对磁敏感性变化比较敏感的脉冲序列如 EPI 序列等图像上容易发生几何变形。

第二节　磁共振伪影

磁共振伪影是指在 MR 扫描或图像重建的过程中产生了图像中与实际解剖结构不相符的信号，可以表现为图像变形、重叠、缺失、模糊等。与其他医学影像技术相比，MRI 检查由于扫描序列及成像参数多，成像过程复杂，是出现伪影最多的一种影像技术。

由于出现磁共振伪影的图像不能正确反应组织的解剖位置、形态及组织特征。绝大多数的情况下，这些伪影将影响医生对图像的判读、对病变的诊断。识别和设法消除/减小这些伪影非常的重要，从而也要求我们对 MRI 的物理原理和基本硬件构造有所了解。伪影出现的原因及分类众多，包括：

1. 图像处理相关伪影　与脉冲序列、扫描参数及软件等有关，包括卷褶、化学位移、截断、部分容积效应等伪影；

2. 硬件相关伪影　由于静磁场不均匀（磁体）、射频不均匀（线圈、射频部件）、非线性梯度及梯度场不均匀（梯度部件）等原因，出现磁场不均匀、射频相关（层间交叉、拉链伪影、射频馈通、射频噪声）、梯度相关（涡流、非线性、几何变形）、线圈相关（信号丢失、灯芯绒样、不均匀、马赛克）等多种伪影；

3. 患者相关伪影　由于患者运动、生理性运动、血流、脑脊液搏动、金属植入物、化妆材料及解剖部位等相关伪影，包括运动伪影、金属伪影及磁敏感伪影等；

4. 环境相关伪影　由于射频泄漏或和射频干扰、运动的金属、温度突然改变等原因导致的拉链伪影等；

5. 操作相关伪影　由于摆位制动、线圈选择、金属异物、屏气控制、定位线交叉、匀场中心偏差等原因，造成包括低信噪比、信号不均匀及运动伪影等。

一、运动伪影

在 MR 信号采集的过程中，由于受检者的宏观运动或运动器官在每一次激发、编码及信号采集时所处的位置或形态发生了变化，因此会出现相位的错误，在傅立叶转换时其信号的位置即发生错误，出现伪影。运动伪影主要出现在相位编码方向上。

人体组织的运动分为生理性运动和自主性运动，其伪影的表现形式各异。

生理性运动伪影（physiological motion artifacts）：又称"非自主运动伪影（involuntary movement artifacts）"。一种具有周期性的生理运动且受检者不能够自主控制的运动造成的伪影，如心跳（图 8-1）、血管搏动（图 8-2）、胃肠道蠕动、血流以及脑脊液波动等引起的伪影。

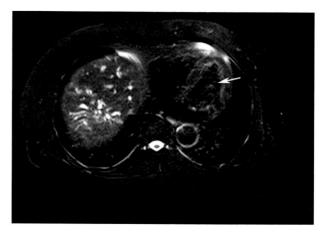

图 8-1　心脏搏动伪影

自主运动伪影（autonomous motion artifacts）：又分"随机自主运动伪影和不随机自主运动伪影"。随机自主运动伪影是一种不具有周期性且受检者能够自主控制的运动造成的伪影如吞咽运动、眼球转动、肢体运动等造成的在图像上产生的各种不同形

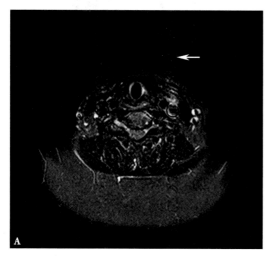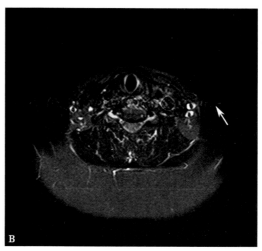

图 8-2　血管搏动伪影

A. 相位编码方向为前后；B. 相位编码方向位左右。血管搏动伪影（白色箭头）覆盖的解剖区域随着相位编码方向的改变而改变

状的伪影。不随机自主运动伪影主要指的是胸腹部的呼吸运动产生的伪影。

（一）运动伪影的特点

1. MRI 图像采集过程中，频率编码方向数据采集速度快、时间短（毫秒级），而信号的相位差信息不容易被识别（只有当相位差达到 180°时才能被识别），相位编码则需要多次编码，持续时间较长（秒或分）。因此，相比频率编码方向而言，相位编码方向上的运动伪影更严重。

2. 运动伪影的强度与运动结构的信号强度、运动幅度及所使用的磁场强度呈正比，因此运动伪影在高场强 MRI 系统表现得更为明显。

3. 运动伪影与运动周期及设置参数如 TR、NEX 等相关。

（二）运动伪影的解决对策

1. 针对随机的自主运动产生的伪影如吞咽运动（图 8-3）、眼球转动、肢体运动（图 8-4）等造成的伪影　①在检查前，嘱咐病人能够充分配合检查。例如：在做颈部检查的时候嘱咐病人不做吞咽动作、不咳嗽；②对于意识不清或躁动的病人，检查前给予镇静剂；③使用螺旋桨技术或刀锋技术进行运动校正；④使用快速成像序列，缩短成像时间，减小此类运动伪影发生的概率；⑤改变相位及频率编码方向，使运动伪影避开目标区域。

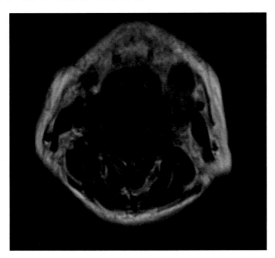

图 8-3　患者吞咽导致的伪影

2. 针对不随机自主运动如呼吸运动伪影①采用快速可屏气扫描的序列。②采用呼吸门控技术，使数据采集与运动同步：扫描前对病人进行呼吸节奏训练，以保持呼吸频率均匀一致。③采用膈肌导航技术。膈肌导航与呼吸门控的共同点是两者均利用呼气末的平台期进行图像采集。膈肌导航的

关键点在于：导航条要垂直于膈肌面并且放在膈肌面最高处即呼气末的膈肌平面上；④采用呼吸补偿技术；⑤利用腹带束紧腹部减轻呼吸运动的幅度；⑥增加激励次数也可减轻相关伪影，但同时会增加扫描时间；⑦采用脂肪抑制技术，减轻腹部的信号强度，减轻运动伪影。

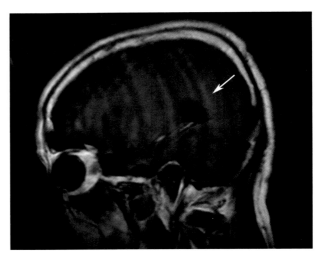

图 8-4　患者头部不制动导致的伪影

3. 针对心脏搏动伪影　①采用添加心电门控技术的序列采集图像；②采用单次激发的序列缩短成像时间减弱心脏搏动伪影；③改变频率及相位编码方向，使目标部位避开心脏搏动伪影；④在心脏区域添加饱和带，饱和掉心脏的组织信号。

4. 针对胃肠部蠕动产生的伪影　①使用抑制胃肠蠕动的相关药物让其蠕动减弱；②嘱咐病人检查前保持空腹状态，待胃肠排空后再行磁共振检查，减轻胃肠部的信号影响；③对不属于目标成像区域的运动组织，使用饱和带抑制相应的运动信号；④改变相位及频率编码方向使目标部位避开胃肠部蠕动干扰。

5. 针对血管搏动、血液流动伪影及脑脊液流动伪影　①对成像区域上游或下游的血流施加预饱和脉冲，可以降低血液的信号和血流伪影；②改变相位和频率编码方向（如图 8-2 所示，改变相位及频率编码方向后，血管搏动伪影涉及的解剖结构区域发生改变）；③合理使用流动补偿技术，纠正流动质子的相位漂移；④添加心电门控技术使流动质子同相运动；⑤增加 TR、NEX 和相位编码数可以加大伪影间隔使伪影移出解剖部位。

二、卷褶伪影

卷褶伪影是指在 MR 信号采集的过程中，当受检部位的大小超出所设置的 FOV 大小，FOV 外的

组织信号将折叠到图像的另一侧,这种折叠的图像称作卷褶伪影。

MR 信号的相位和频率决定了其在图像上的位置,而信号的相位和频率分别由相位编码和频率编码梯度场获得。在 FOV 确定后,信号的相位和频率也限制在一定范围内,有限的相位和频率范围仅能对 FOV 内的信号进行空间编码,但 FOV 范围之外的氢质子也会产生信号,其信号的相位和频率超过设置的采集范围,高于相位和频率既定范围高值部分的信号被卷褶到低值部分,低于相位和频率既定范围低值部分的信号则被卷褶到高值部分,从而出现如图 8-5 及图 8-6 所示的图像表现。

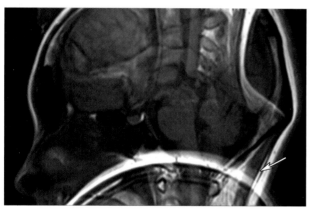

图 8-5 相位编码方向为上下时发生的卷褶伪影
FOV 外的颅顶部分卷褶到颅底下方,而颅底下方的颈椎部分卷褶到图像上半部

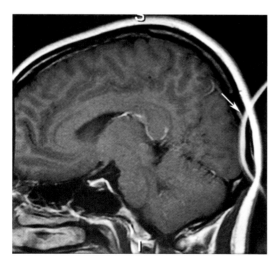

图 8-6 相位编码方向为前后时发生的卷褶伪影
FOV 外的前额部组织卷褶到颅脑枕部后方

卷褶伪影既可以发生在频率编码方向,也可以发生在相位编码方向。由于不会增加图像采集时间,目前的 MRI 机器均采用频率方向超范围编码技

术,因此频率编码方向一般不出现卷褶伪影。在实际工作中,出于减少扫描时间的考虑一般都会采用矩形 FOV,所以发生在相位编码方向的卷褶伪影更常见。在三维 MR 成像序列中,由于在层面方向上也采用了相位编码,卷褶伪影也可以出现在层面方向上,表现为第一层外的组织信号重叠到最后几层的图像中或最后一层外的组织信号重叠到前几层图像中。大 FOV 梯度回波成像时,在相位编码方向还可出现另一种如斑马状条纹或波纹状卷褶伪影。

(一)卷褶伪影的特点

1. 主要出现在相位编码方向上;

2. FOV 设置小于目标部位所致;

3. FOV 外一侧的组织信号重叠在 FOV 内图像的另一侧;

4. 在三维成像序列中表现为层面方向两端的部分层面上出现对侧端容积块外的组织折叠插入的现象。

(二)卷褶伪影的解决对策

1. 增加 FOV 设置的 FOV 大小至少应覆盖整个目标扫描部位,这是临床常用的也是最简单的应对方法。

2. 使用表面线圈 表面线圈只能接收线圈作用范围内的组织信号,线圈作用范围外的组织不会产生信号,因此一般不会出现卷褶伪影。

3. 相位编码方向过采样技术 对 FOV 外的组织进行相位编码,但不对其产生的信号进行图像重建,因为 FOV 外的组织也具有自己相应的位置信息,所以不产生卷褶伪影。如进行前列腺的冠状位扫描时,频率方位为上下,相位方向为左右,为了保证在适当的扫描时间内使前列腺成像具备足够的分辨率,FOV 一般较小,此时只能在相位方向采用过采样技术来防止卷褶的发生。

4. 使用预饱和脉冲 使用预饱和脉冲使相位编码方向 FOV 外的组织信号饱和而不产生信号。这样线圈在接收信号时,几乎接收不到 FOV 外组织的信号,所以混淆伪影减弱甚至消除。

5. 切换频率编码方向和相位编码方向 在采集图像时,尽可能的把目标层面中径线较短的方向设置为相位编码方向。如进行颅脑矢状位扫描时,常把上下方向设置为频率编码方向,把前后方向设置为相位编码方向。

三、化学位移伪影

由于化学位移现象,脂肪中的质子与水中的质子进动频率存在差异,在图像上表现为脂肪与水的界面上出现黑色和白色条状或月牙状阴影。化学位移伪影常发生在频率编码方向上,随着主磁场强度增加伪影表现严重。

化学位移伪影是由于氢质子在不同化学环境中的共振频率不同造成的。人体内脂肪和水的氢质子的化学位移差导致两者的进动频率有轻微差别,水内氢质子比脂肪内氢质子进动快 3.5ppm,相当于 150Hz/T。当在 1.5T 场强的 MRI 扫描仪器上,进动频率之差为 225Hz。

MRI 图像本质上是空间频率的分布。图像采集时,在 MRI 图像的频率编码方向施加频率编码梯度场,造成不同位置的氢质子的进动频率的差别,进一步完成空间定位编码。MRI 成像一般把水中氢质子的进动频率定义为中心频率。但由于化学位移导致的频率差异,在定位时就会出现位置的偏移。脂肪中氢质子的进动频率低于水中氢质子的进动频率,会被误认为空间位置较低的质子,那么脂肪信号会整体往低频方向偏移。如图 8-7 所示当频率编码方向为左右,并左侧为高频方向右侧为低频方向时,紧邻肾脏左侧边界的脂肪组织向右侧偏移,并与肾脏左侧边界的肾脏组织信号形成叠加,表现为肾脏左侧边缘一条信号较高的白色亮带。肾脏右侧边界的脂肪信号同样向右侧偏移,导致紧邻肾脏右侧边界的脂肪信号缺失,表现为一条黑色条带。

(一)化学位移伪影的特点

1. 化学位移伪影随着主磁场强度增加而表现严重,化学位移伪影还受频率带宽、频率编码方向的编码步级的影响,当主磁场强度为 1.5T 时,脂肪内氢质子与水氢内质子的进动频率相差 225Hz。设置频率编码带宽 SW=±12.5kHz 时,图像矩阵 256×256 时,则相当于 100Hz/ 像素,225Hz 的频率偏差会导致(225Hz/100Hz/ 像素)2.25 个像素的位置偏移,在 3T 场强下将产生 4 个半像素的位置偏移,而在 0.5T 场强下,则只出现不到 1 个稍多像素的位置偏移;如果主磁场强度为 1.5T 不变,仅仅将频率编码带宽设置为 SW=±25kHz 时,则相当于 200Hz/ 像素,225Hz 的频率偏差会导致(225Hz/200Hz/ 像素)1.13 个像素的位置偏移即增加频率编码带宽可以减低化学位移伪影;如果主磁场强度(1.5T)及采样带宽(SW=±12.5kHz)不变,仅仅将频率编码方向的步级减低到 125,则 225Hz 的频率偏差会导致(225Hz/200Hz/ 像素)1.13 个像素的偏移,即减低频率编码方向的步级数目可以减低化学位移伪影。

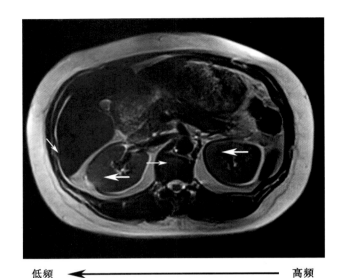

低频 ← → 高频

图 8-7 化学位移伪影

白色线形箭头所示为脂肪信号缺失带,即黑色条带;白色实心箭头所示为脂肪重叠带,即亮色条带

2. 化学位移伪影出现在脂肪组织与其他组织的交界处,当两者的界面的垂直方向与频率编码方向一致时,伪影更明显。

3. 由于水中的氢质子进动频率快于脂肪中的氢质子,使得同一体素中的氢质子的共振频率不同,所以化学位移伪影通常出现在频率编码方向。但当使用 EPI 序列时,相位方向也可出现该伪影。

(二)化学位移伪影的解决对策

1. 使用脂肪抑制方法除去脂肪信号,没有了脂肪信号,就不会出现化学位移伪影。

2. 增加单个像素对应组织的尺寸,保持 FOV 不变,并降低频率编码步数,可减少化学位移伪影,但会导致空间分辨力降低。

3. 主磁场强度一致时,增加频率编码带宽可增加单个像素可容纳的化学位移,减弱化学位移伪影。

4. 使用长 TE 长 TE 可使脂肪信号产生更多的散相,降低脂肪信号,可以减少化学位移伪影。

5. 改变频率编码方向,使脂肪组织与其他组织的界面与频率编码方向平行,可减弱甚至消除化学位移伪影。

四、截断伪影

截断伪影又称环状伪影或"RING(环状)"伪影,系因数据采样不足,在空间分辨力较低的图像上高、低信号差别大的交界区因信号强度失准所产生的多条同心的弧线状高低信号影。主要出现在有高对比度的两种组织的边界处如脑组织与颅骨、脊髓与脑脊液等(图 8-8)。截断伪影常发生在相位编码方向上。

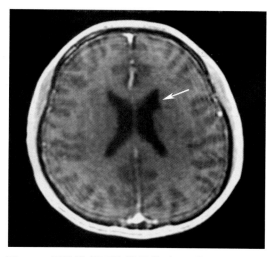

图 8-8　颅脑横断面的截断伪影，图像采集矩阵为 128×128（白色箭头所示）

　　MRI 图像实际上是由很多像素组成的阵列，组成图像的像素越小，数字图像就能更精确的呈现真实解剖结构。但如果在采集图像时，采集矩阵过小，从而导致图像与实际解剖结构存在差别即截断差别，这种差别较为明显时表现为肉眼可见的明暗相间的条纹即为截断伪影。

　　由于 RF 的回波信号是一个正弦波形，其理想的傅立叶变换是矩形，但是在实际工作中是在有限的时间内对信号进行有限的采样，也就是将回波信号中强度较弱的边缘部分去掉，使得裁剪后的傅里叶变换具有波纹效应。当描述阶梯状信号强度（信号强度突然变强或弱）变化的界面时，波纹效应就会在界面产生交替的亮带和暗带，其强度随着界面的距离增加而降低（图 8-9）。

（一）截断伪影的特点

　　1．截断伪影常出现在空间分辨率较低即采集矩阵较小的图像上。

　　2．截断伪影在信号对比差异比较大的两组组织交界处较为明显。

　　3．截断伪影既可以出现在频率编码方向，也可以出现在相位编码方向，为了缩短成像时间，常常降低相位方向上的分辨率，因此通常截断伪影在相位编码方向更明显，如图 8-10 所示扫描水模采用的频率编码方向为前后而相位编码方向为左右，如果仅仅减低相位编码方向的步级，如图 8-10A 所示在左右方向可看到明显的弧形条带状伪影，如果同时减低频率及相位方向编码步级，如图 8-10B 所示在前后及左右方向均可看到明显的弧形条带状伪影，因为两个方向编码步级相同，伪影表现为同心圆形。

　　4．截断伪影表现为数条明暗相间的弧形条带影。

（二）截断伪影的解决对策

　　1．增加空间分辨率使图像尽可能的显示真实解剖结构，从而减少截断伪影。

　　2．在满足图像采集要求的情况下，尽可能地减小 FOV 尺寸，间接提高空间分辨率，减小截断伪影。

　　3．通过增加相位编码步数增加相位编码方向的分辨率减小截断伪影。

五、磁敏感伪影

　　磁化率即指某种物质进入外磁场后的磁化强度与外磁场强度的比率，是各类物质的必备特性之一，不同物质具有不同的磁化率。磁敏感伪影产生在不同磁化率物质的交界面，因为磁化率不同会导致局部磁场环境的变形，造成自旋失相位，产生信号损失或错误描述。在组织 / 空气和组织 / 脂肪界面（包括副鼻窦、颅底、蝶鞍等部位）出现异常信号。这种由磁化率差异所导致的伪影即为磁敏感伪影。

　　铁磁性物质有很大的磁化率，当被检者身体表面或内部有金属异物尤其为铁磁性金属异物时，金

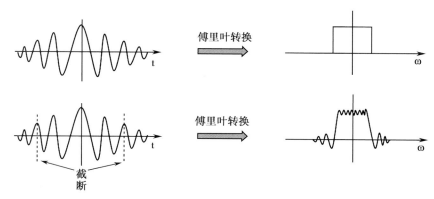

图 8-9　为截断伪影产生示意图

上图为理想的正弦函数傅里叶变换，下图为实际工作中经裁剪后的正弦函数傅里叶变换

属异物与人体组织的交界处存在明显的磁化率差异，使得局部信号不均匀，图像上产生黑洞、极为明亮的伪影，同时相邻组织会发生扭曲变形，我们把这样的伪影称为金属异物伪影，金属异物伪影为磁敏感伪影的一种。临床常见的产生伪影的金属异物包括体外的金属发夹（图8-11）、金属扣、胸罩、拉链、项链、金属义齿；以及体内金属夹、骨钉、固定用金属板、金属吻合器以及节育环；甚至包括日常所用的发胶、睫毛膏、假睫毛、假发等。

　　磁敏感伪影还表现为人体组织自身的磁敏感性差异伪影，常出现在具有两种不同磁敏感性组织的交界处，如在脑脊液与颅骨交界处及气体与组织的交界处（图8-12示为肠道气体导致的磁敏感影），一般在自旋序列上多表现为高信号或低信号区，而在

梯度回波序列中多表现为低信号区。

（一）磁敏感伪影的特点

　　1. 在梯度回波序列图像中磁敏感伪影比在自旋回波序列中明显，但在EPI序列中显示最为明显。

　　2. 在频率编码方向产生的磁敏感伪影相比在相位编码方向的明显。

　　3. 磁化率的程度与TE值呈现正比关系，因此磁敏感伪影在T_2加权成像上相比T_1加权成像上明显。

　　4. 场强越高两种组织的磁化率差异导致的磁化程度差值就更大，磁敏感伪影越严重。

（二）磁敏感伪影的解决对策

　　1. 检查前尽量去除受检者身上所有的金属异物。体内有不能去除的金属异物时尽量使用低场强的机器进行扫描。

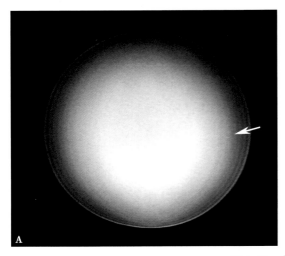
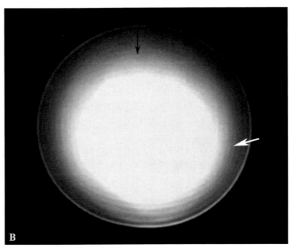

图8-10　截断伪影表现
A. 采集矩阵为384×160，相位方向左右，截断伪影仅在相位方向比较明显（白色实心箭头所示）；B. 采集矩阵为160×160，相位方向左右，截断伪影在频率方向（白色线样箭头所示）及相位方向（白色实心箭头所示）均比较明显

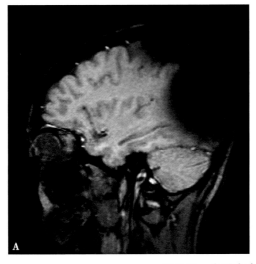
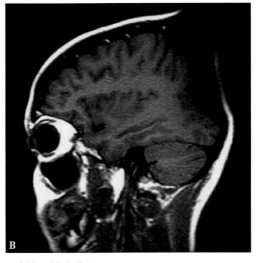

图8-11　金属发夹导致的磁敏感伪影
A. 梯度回波序列；B. 同一患者的自旋回波序列图像。图A伪影较图B明显

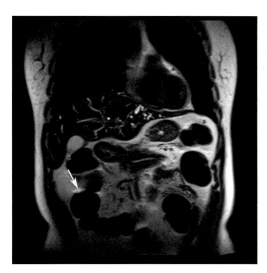

图 8-12　肠道气体与脂肪组织交界处的磁敏感伪影（白色实心箭头所示）

2．改变频率和相位编码方向，使频率编码方向与伪影相关的两种组织的交界面相垂直。

3．利用手段降低相邻组织的磁化率差别；如可以嘱患者口服低剂量顺磁性对比剂，可减少胃肠道内气体与其周围组织的磁化率差别，减低磁敏感伪影。

4．用自旋回波序列代替梯度回波序列及 EPI 序列。同时缩短 TE 值也可减低磁化率伪影。

5．做好匀场工作，磁场越均匀，磁化率伪影越小。

6．增加频率编码梯度场强或增加采集矩阵。

六、拉 链 伪 影

拉链伪影是与设备硬件和环境相关的伪影，如射频泄漏或和干扰；突然的温度改变；运动的金属等因素均可出现拉链伪影。在 MR 图像中出现了人体本身不存在的类似拉链状条带样的伪影，致使图像模糊质量下降。

1．射频拉链伪影　呈现为沿频率编码方向（0 相位）交替的亮点与黑点组成的中心条带或噪声带。产生于：自由感应衰减还没有完全衰减之前，180°脉冲的侧峰就与它产生重叠（图 8-13），或者邻近层面不精确的射频脉冲造成一个未经相位编码就激励的回波。

解决此类伪影的方法有：①增大 TE，增大自由感应衰减与 180°射频脉冲之间的间隔，来减少重叠程度，减少拉链伪影；②增大层厚，通过选择更宽的射频带宽，使射频信号在时间域内变窄，可降低产生重叠的机会；③使用梯度破坏脉冲，破坏受激回波的形成；④调节传输器，减少伪影。

2．RF 馈入拉链伪影　用于激发的射频脉冲在数据采集阶段还没有完全关闭的情况，它就"馈通"至接

受线圈。另一种可能性是 RF 脉冲通过空间电磁感应进入接收机，图像上出现在相位编码方向 0 频的拉链带。

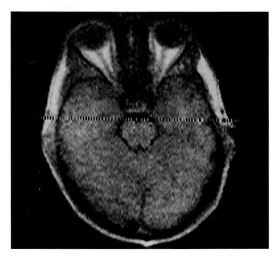

图 8-13　FID 信号与回波重叠产生伪影

解决此类伪影的方法有：

（1）可交替对连续采集的激发射频脉冲进行 180°相位变化。

（2）对相位变化进行平均来消除射频馈通伪影。

3．由于屏蔽室屏蔽缺陷，外界其他的 RF 噪声（如电视频道，电台，荧光灯等）串扰到磁共振信号上，从而在图像上出现明显的雪花斑点（噪声）。与 RF 馈入类似，除了在 0 频外在其他特定频率也产生 RF 噪声（图 8-14）。

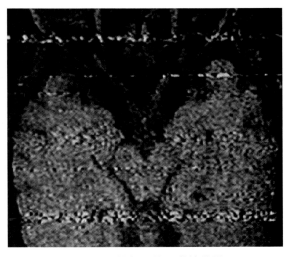

图 8-14　射频干扰形成的伪影

解决此类伪影的方法有：

（1）提高 RF 屏蔽性能。

（2）尽量移走电子设备，如监护装置，减少周围电子设备对 MRI 设备的影响。

（3）关闭磁体室门，如果屏蔽室的门没有关严

会导致设备受外界干扰严重。

七、部分容积效应

与其他断层图像一样，MR 图像同样存在部分容积效应。

它是由于像素过大，导致像素内信号平均，使一个体素内混合多种组织对比，降低了图像分辨率及图像对比。其特点是同一像素中显示多种组织，造成病灶的信号强度不能得以客观表达，易对临床诊断造成混淆。复杂的部位容易发生部分容积效应。

最有效、最直接的解决方法为降低层厚，增加分辨率（图 8-15）。

八、层间干扰伪影

MR 成像需要采用射频脉冲激发，由于脉冲的频带不是精确的矩形，而是有侧峰或波纹，实际上

MR 图像二维采集时扫描层面内及其周围的质子也会受到激发，就会造成层面之间的信号相互影响，我们把这种效应称为层间干扰或层间污染。层间干扰的结果往往是偶数层面的图像整体信号强度降低，而出现同一序列的 MR 图像一层亮一层暗相间隔的现象（图 8-16）。

由于梯度线性和射频脉冲选择性的限制，层面邻近的质子将同样受到激发，当层间距较小时，邻近层面内的质子受到激发因而出现层间干扰。增加了层间距后，层间干扰减少或基本消失。

层间干扰伪影的对策包括：①设置适当的层间距；②应用隔层扫描方式采集各层图像信号，如总共有 10 层图像，先激发采集第 1、3、5、7、9 层，再激发采集 2、4、6、8、10 层；③采用三维采集技术。

层面交叉伪影是由于层面内组织受到其他层面额外的射频脉冲激发，提前饱和，不能产生信号。

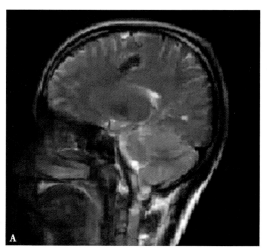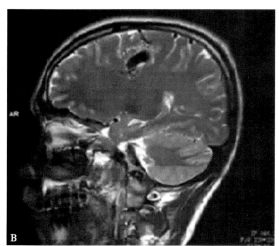

图 8-15　部分容积效应及纠正
A. 层厚为 12mm；B. 层厚为 6mm。可见当层厚下降后，对病变及脑组织的细节显示更加清晰

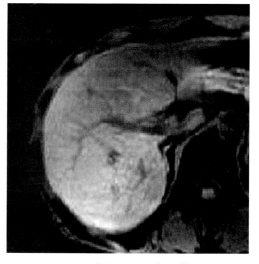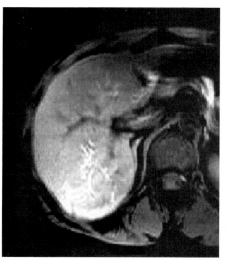

图 8-16　层间干扰伪影，可见同一序列图像一层亮一层暗

往往在斜位定位时出现，有时预置饱和也可能带来同样的伪影。其特点是层面交叉部位（或有饱和脉冲的部位）信噪比非常低（图8-17）。

同个体上表现出的伪影严重程度不同，不同序列伪影严重程度不同。

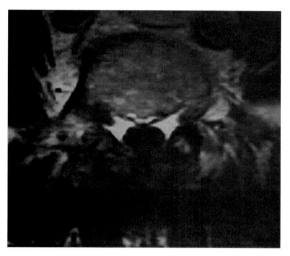

图8-17　层间交叉伪影

解决方案为：①定位时注意层面交叉让开要观察的部位；②必要时进行分组采集，如间隔采集，注意图像排序；③FOV内预置饱和带时，注意手动调整位置，避开要观察的部位。

九、电解质伪影

又称为电解质效应，是指如果成像物体的直径与B_1场的波长接近，造成成像物体中心信号高、边缘信号低的现象。

电解质效应存在于所有场强的磁共振。其特点是随着场强增高，电解质效应越明显，特别是3T的腹部、盆腔部位（图8-18）。并且，电解质效应在不

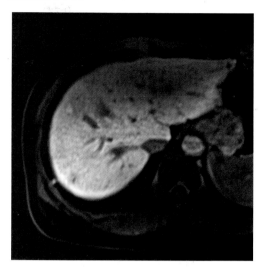

图8-18　电解质伪影

解决方案为：①多点驱动射频系统；②多源射频系统；③优化多通道表面线圈结构；④抗饱和垫的使用（图8-19）；⑤成像参数方面可以考虑缩短回波链，减小TE时间。

十、并行采集技术伪影

空间并行采集成像技术（ASSET），是在K空间增加采样位置的距离，从而减少K空间的采样密度，在小视野（FOV）内通过专门的重建算法，在保持空间分辨率不衰减的情况下，使采集时间减少的一种快速成像技术。在启用并行采集技术采集K空间时，在相位方向上可实现隔行采集。每一个线

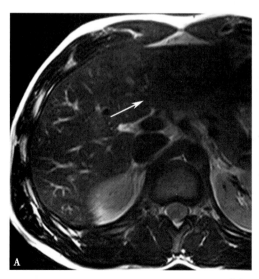
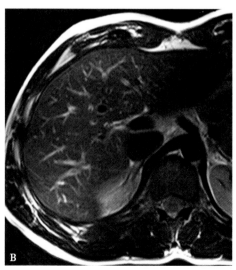

图8-19　电解质伪影及纠正
A. 未使用抗饱和垫，可见明显电解质伪影（箭头）；B. 使用抗饱和垫后。应用抗饱和垫，伪影减轻

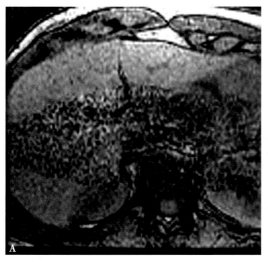
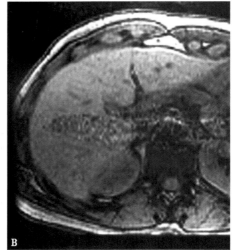
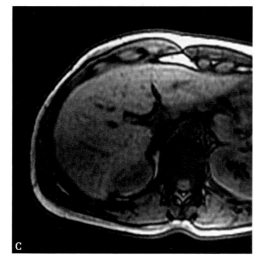

图 8-20　并行采集技术伪影
A. FOV=22cm×17cm；B. FOV=26cm×20cm；
C. FOV=34cm×26cm。可见小 FOV 时，并行
采集技术伪影更重

圈单元采集一半的相位方向的信息，所采到的信息
存在明显的相位卷褶，需要利用线圈敏感性数据重
建图像并去掉每个线圈单元的卷褶，重建出一个完
好的图像。

　　并行采集技术伪影正是基于运用并行采集
技术时出现的伪影，亦称阵列空间灵敏度编码伪
影。当 FOV 过小、偏中心校准扫描、扫描范围太
小、线圈摆放不正确、线圈通道或接收通道损坏、
校准屏气与扫描序列屏气方式不一致时，将导
致伪影出现，其特点是类似卷褶伪影，亦可见马
赛克状的伪影，有时范围较大，形成很明显的分
界线。

　　根据 ASSET 技术的原理，消除 ASSET 伪影，
必须做到以下几点：①FOV 要足够大；②扫描定位
要准确；③线圈摆放位置要正确；④校准屏气与扫
描序列屏气均采用相同的屏气程度；⑤确定线圈无
损坏等；⑥必要时请工程师检修。

十一、其 他 伪 影

（一）金属伪影

　　铁磁性物质具有很大的磁化率，可能导致明显
的磁场变形，从而引起金属伪影（图 8-21）。在不同
的序列上，金属伪影大小不同：FSE<GRE<EPI。其
特点为：图像变形，或明显异常高/低/混杂信号。
解决方案是去掉病人身上或磁体洞内的金属物品，
尽量使用 FSE 序列。

（二）非线性梯度伪影

　　理想的梯度磁场应该是线性的。但是，在实际
中梯度存在非线性，即梯度磁场的中心线性较好，
越靠近边缘，线性越差。非线性梯度造成局部磁场
变形，使空间定位不够准确，造成图像扭曲变形。
其特点与硬件相关，为图像变形（图 8-22）。解决方
案是使用大 FOV，对图像进行校正，或者请工程师
检修。

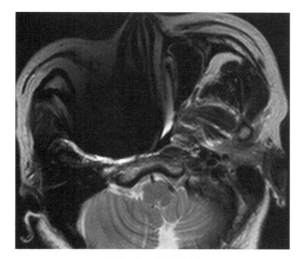

图 8-21　金属伪影

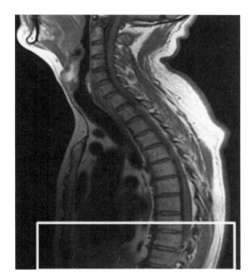

图 8-22　非线性梯度引起的图像变形

（三）细线状伪影

为硬件相关的伪影。因封闭磁体间内某些放电辐射产生。来源于射频脉冲的受激回波对图像采集的回波产生干扰。伪影较细小，出现在图像的局部，可能比较模糊，甚至需要在特殊窗（宽窗）位下才能发现（图 8-23）。

解决方法：采用真正的偶数 NEX。

（四）灯心绒伪影

为硬件相关伪影。是封闭磁体间内某些放电辐射所造成。为覆盖整个图像的棘刺状伪影。可为单一方向，也可为多个方向相交排列。可出现在序列的某一幅图像中，也可出现在整个序列。

解决方法：请专业人员检查噪声滤波器、检查内部有无松动部件，检查内部电缆等。

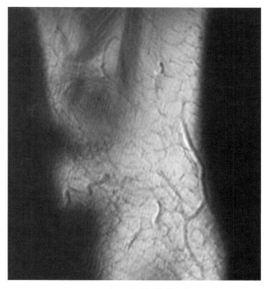

图 8-23　细线状伪影

（五）鬼影

为图像处理相关的伪影。因回波中心偏移、持续相位编码偏移，或回波幅度不稳定。往往可由于系统不稳定或者患者运动所致。常出现在相位编码方向。患者运动的伪影只出现在运动的部位，而系统原因的伪影可在整个 FOV 中出现伪影（图 8-24）。

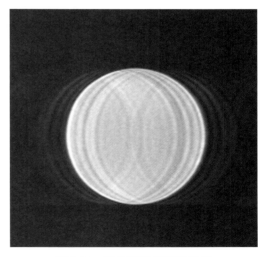

图 8-24　系统不稳定所致鬼影

解决方法：病人制动，或请工程师帮助检修。

此外，MR 伪影还有梯度伪影、斑马状伪影、外周信号伪影、脂肪抑制伪影、线圈故障伪影、乳腺弥散成像伪影、模糊伪影、魔角效应、侧脑室黑边等等，通常不常见，这里就不再赘述。

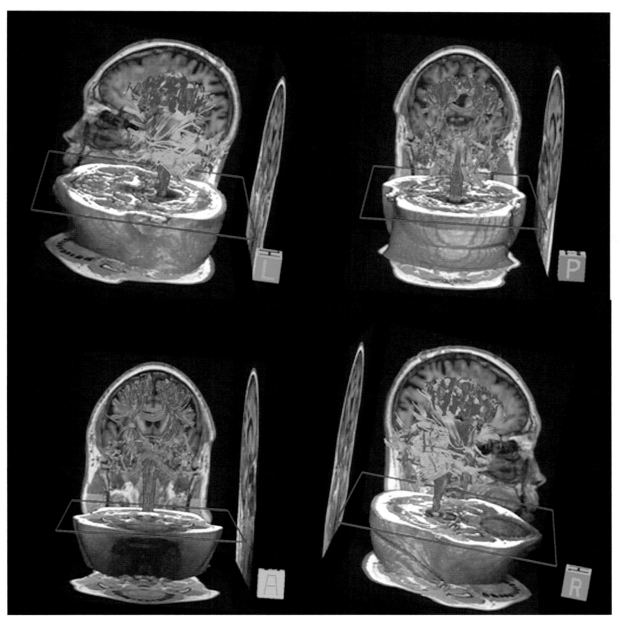

图 6-18　白质纤维束成像显示白质纤维素走行

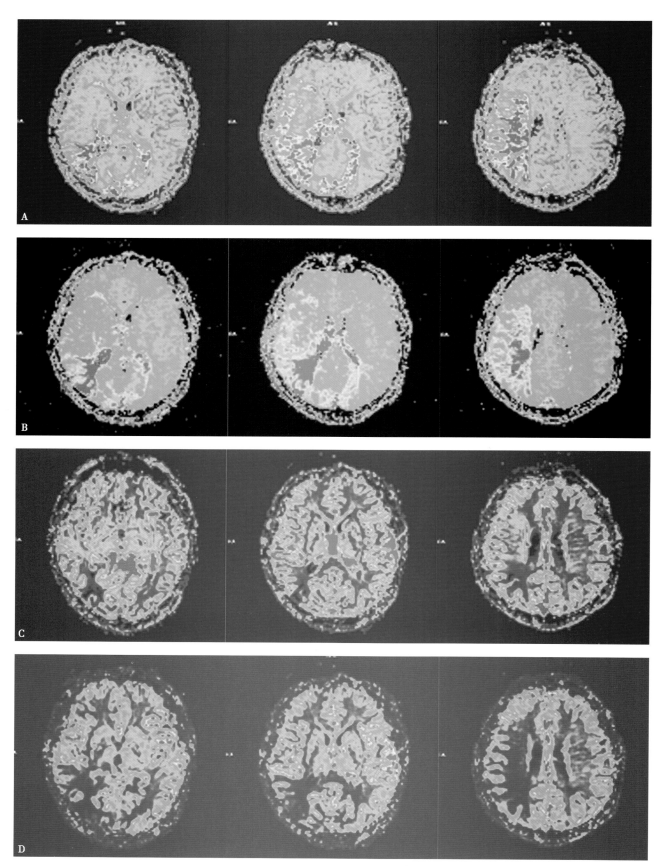

图 6-20　PWI 后处理图像

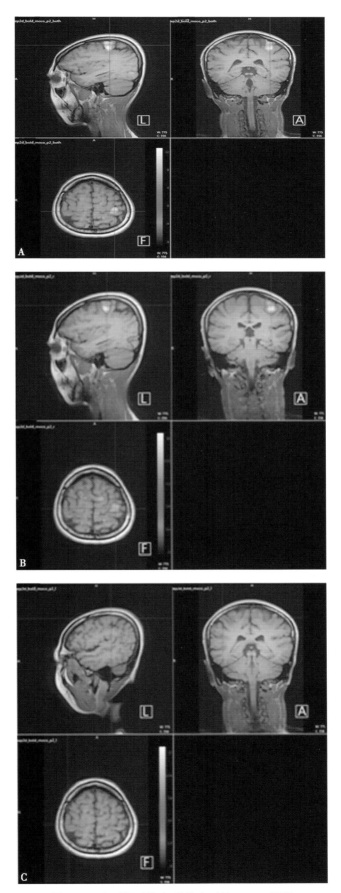

图 6-23　上手运动和各手静止时的 BOLD 图像

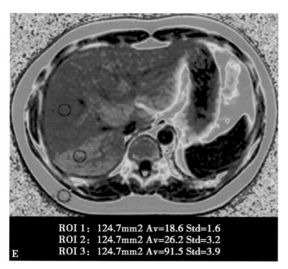

ROI 1：124.7mm2 Av=18.6 Std=1.6
ROI 2：124.7mm2 Av=26.2 Std=3.2
ROI 3：124.7mm2 Av=91.5 Std=3.9

图 6-26 脂肪肝患者脂肪测量图

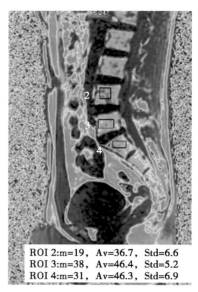

ROI 2：m=19，Av=36.7，Std=6.6
ROI 3：m=38，Av=46.4，Std=5.2
ROI 4：m=31，Av=46.3，Std=6.9

图 6-27 腰椎脂肪分数测量

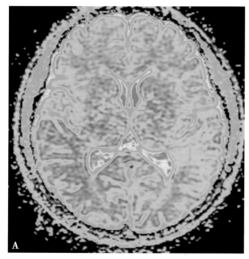
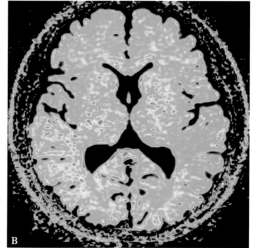

图 7-25 头部 ADC 和 EADC

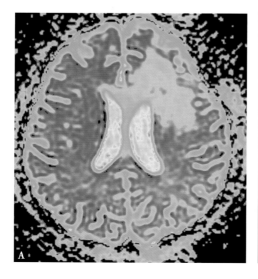
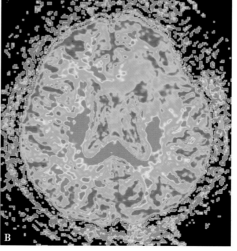

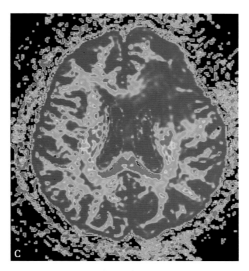

图 7-28　DTI 后处理得到的 MD 图、FA 图及 VR 图

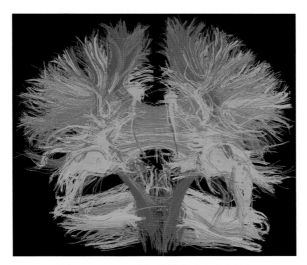

图 7-29　DTI 对白质纤维走行的显示

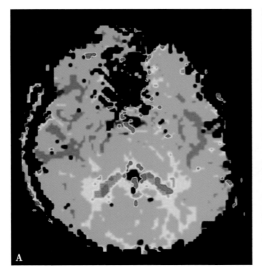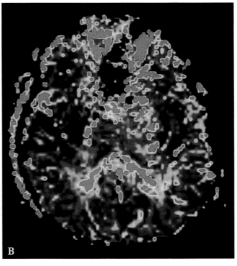

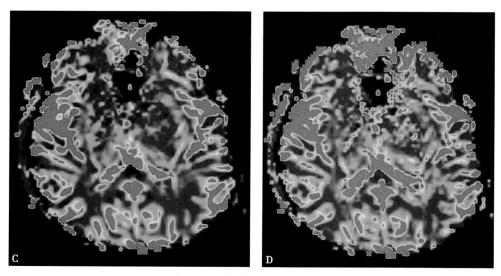

图 7-30　颅脑 DSC 灌注成像

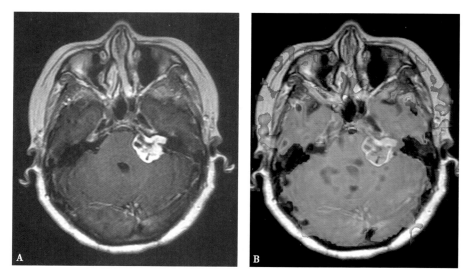

图 7-31　颅脑 ASL 灌注成像获得的 CBF 图

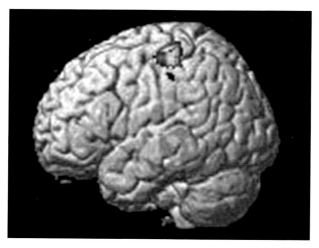

图 7-32　右手触觉刺激 BOLD 图